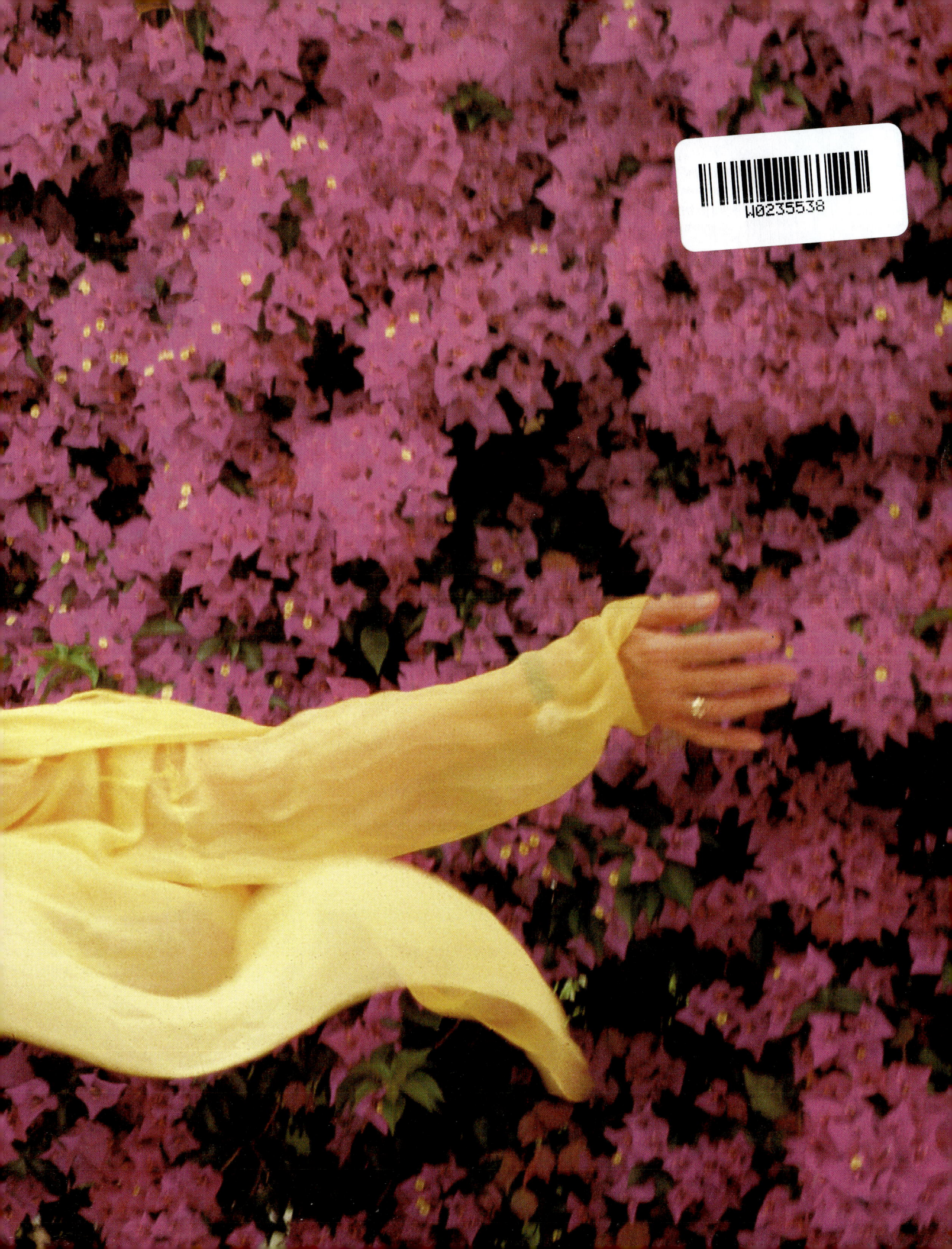

christine kaufmann
wellness
care

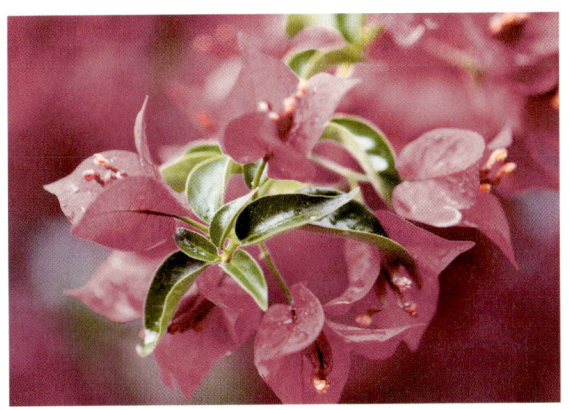

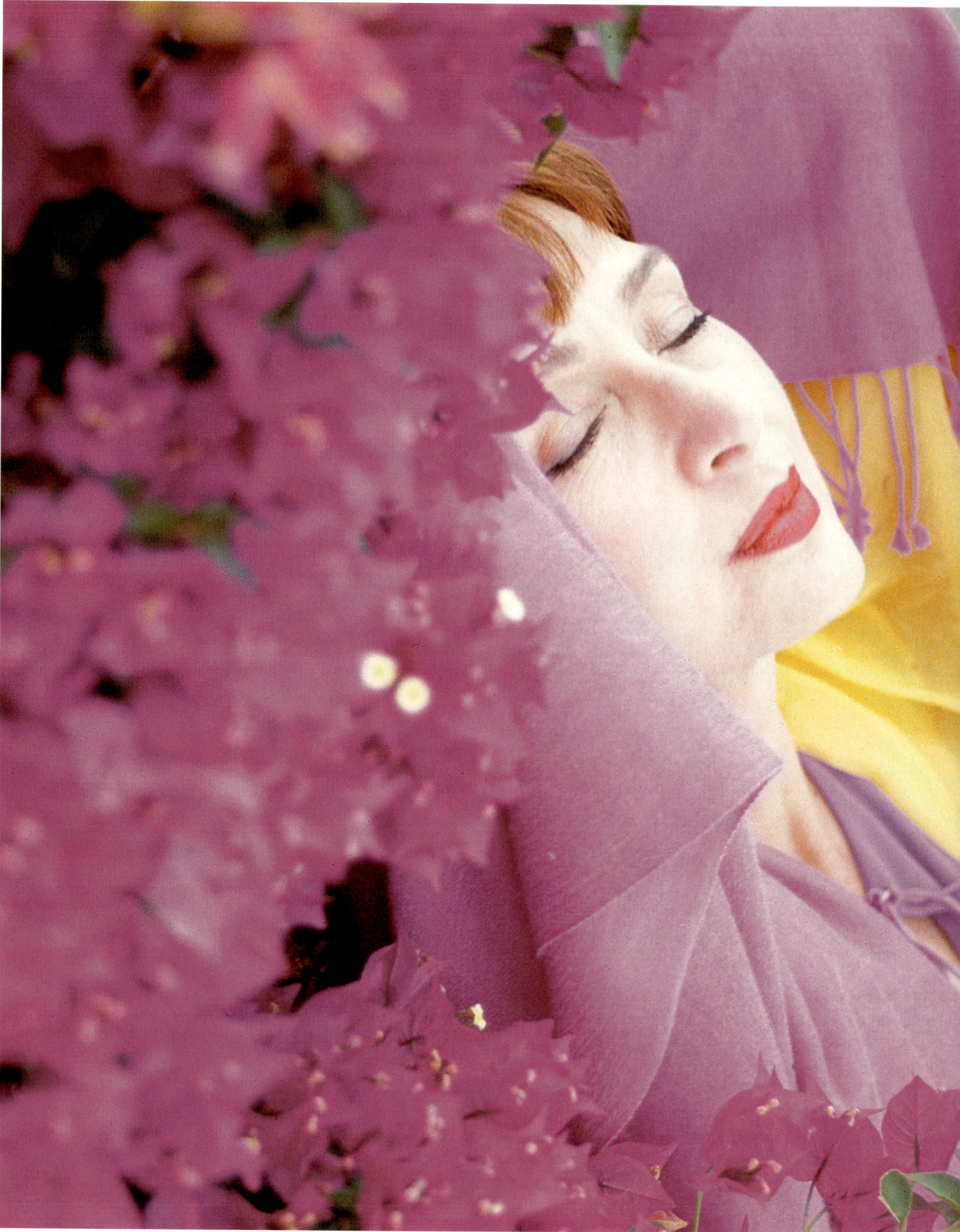

christine kaufmann

wellness care

Der sinnliche Weg
zu mehr Wohlbefinden

Marion von Schröder

Ganzheitlich leben

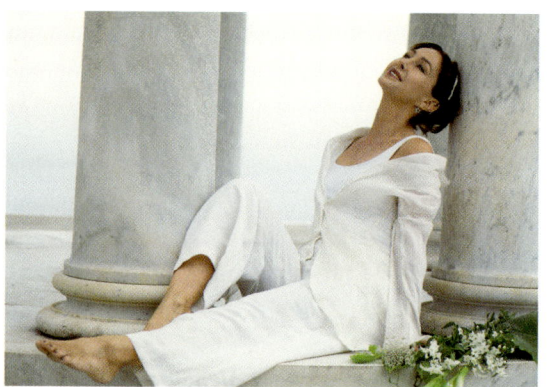

Klugheit der Sinne

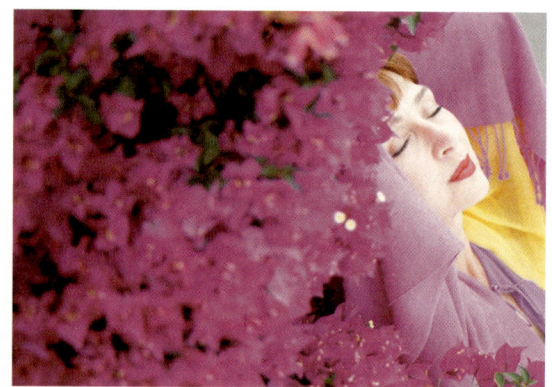

Magie der Ernährung

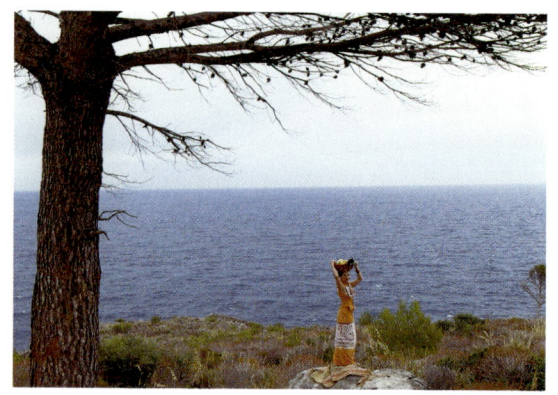

Bodybalance

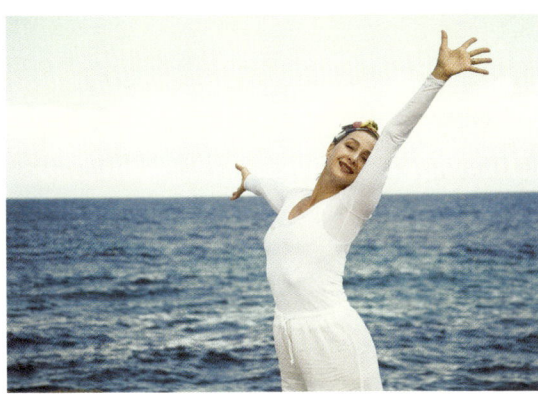

Immer in Bewegung

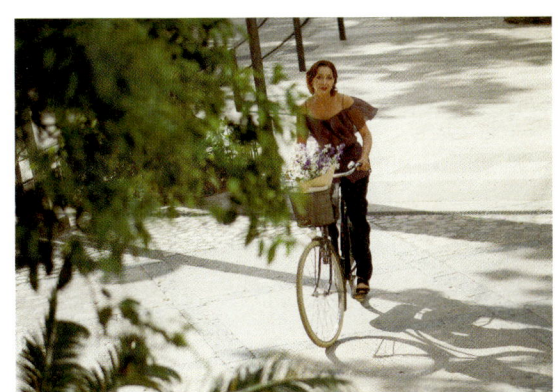

Meine persönlichen Wellness-Rituale

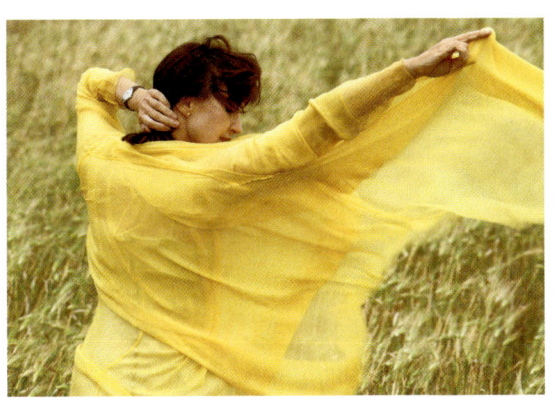

Ganzheitlich

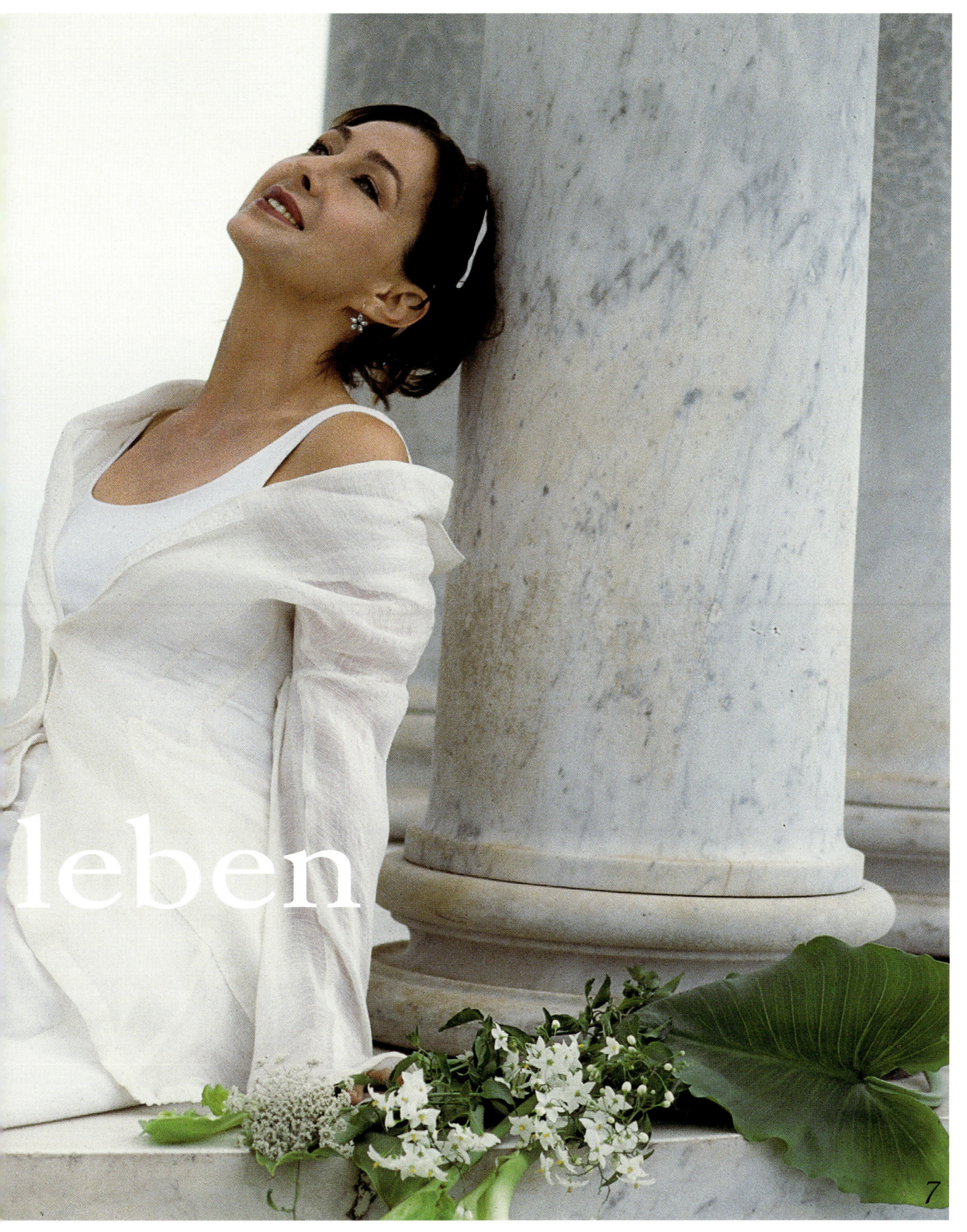

leben

Die Haut als Seismograph

Die Haut ist das äußerlich sichtbare Organ, ein uns einhüllendes Schutzorgan, dessen Funktion weiter reicht, als man denkt. Sie schützt, ist eine Klimaanlage, atmet. Darüber hinaus ist sie eine Art Seismograph, der penibel abbildet, was sich im Inneren des Körpers abspielt, der verläßlich ankündigt, wenn unsere inneren Organe von Disharmonien befallen sind und das Blut verschlackt ist. Wer dieses Frühwarnsystem des Körpers nicht kennt und daher nicht darauf achten kann, wird krank. Das Erkennen oder Lesen äußerlicher Anzeichen war über Jahrtausende ein wesentlicher Bestandteil der medizinischen Diagnose. Eine Harmonie der Geist-Körper-Einheit zeigt sich in einer strahlenden und elastischen Haut und klaren Augen.

Die Augen mögen der Spiegel der Seele sein (romantisch gesehen, biologisch lassen sich leider oft Vitamin-A- und Zinkmangel, also Leberdisharmonien und ähnlich unromantische Faktoren erkennen), die Haut ist auf jeden Fall der Spiegel der Gesundheit. Schönheit ist immer das Ergebnis funktionierender Organe – das ist prosaisch, aber wahr.

Auch Veränderungen, die man als altersbedingt hinnimmt, sind es oft nicht. Sie haben gar nichts mit dem biologischen Alter zu tun und sind keineswegs unabänderlich.

Schlaffe Scheußlichkeiten, fahles Aussehen und Tränensäcke sind in 99 Prozent der Fälle nur äußerlich sichtbare Zeichen für eine chronische Überlastung der Organe.

Um diese These zu verstehen, braucht man sich nur einmal vor Augen halten, wie man vor, während und nach einer Grippe aussieht. Je nach Konstitution zeigen sich die Auswirkungen so einer Attacke auf verschiedene Weise. Ein Angriff auf den Organismus, sei es eine Erkrankung, anhaltende Fehlernährung oder einfach „sumpfen", zeigt sich auf jedem Teil unseres Äußeren, das mit dem befallenen Organ korrespondiert. Zum Beispiel Tränensäcke bei schwachen Nieren oder ein aufgedunsenes Gesicht bei einem trägen Darm.

Wenn man nun von ganzheitlicher Schönheitspflege spricht, so bedeutet dies nicht die Suche nach einer magischen Lösung zur Beseitigung der Symptome, sondern die Behebung der Ursachen oder zumindest die Linderung konstitutioneller Prädispositionen. Ganzheitlich heißt, nicht nur das Augengel zur Reduzierung der Tränensäcke benützen, sondern die ursächlichen Zusammenhänge erkennen und in der Folge eine persönliche Strategie entwickeln und umsetzen.

Bei Tränensäcken würde die Strategie so aussehen:

1. Änderung der schädlichen Gewohnheiten, also zum Beispiel eine Ernährungsumstellung.
2. Entgiftung und Belebung durch regelmäßiges Körpertraining.
3. Und schließlich die richtige Anwendung von Augengel.

Bei so einem „Bodycheck" ist es auch wichtig, nicht zu vergessen, daß der Mensch in seinem Körper Mitbewohner hat, ohne die er nicht leben könnte. Zum Beispiel die „guten" Bakterien, die als Gastarbeiter in unserem Körper wichtig sind für Gesundheit und Schönheit (siehe Mikroökologie, Seite 64).

Als Teil des Pflegeprogramms wird von mir der Begriff „feinstofflich" verwendet. Damit sind weder Geister noch irgendein Hokuspokus gemeint, sondern es geht um Materie, die nicht mit dem Nudelsieb einzufangen ist. Wie so oft ist die Wirklichkeit fantastisch und grenzenlos, denn Luft, Licht und Farbe sind im Prinzip Nahrungsmittel, die ganz schnell wirken, weil sie eben nicht auf dem üblichen Weg gegessen und verdaut werden. Wer die Wirkung des Feinstofflichen bezweifelt, der denke nur an Laserkanonen und Atomenergie.

Ein Wellness-Programm für das dritte Jahrtausend muß als Teil des Konzepts neben dem Grobstofflichen, also der richtigen Ernährung, den Nahrungsergänzungen und kosmetischen Präparaten, auch unbedingt Licht, Luft und Farbe einschließen. Gelegentlich sogar den Ton (das versteht jeder, der die Erfahrung des tropfenden Wasserhahns oder einen Schlafversuch über einer Diskothek hinter sich hat). Das Wellness-System setzt sich aus der chinesischen, indischen und europäischen Heilslehre zusammen. Ich selbst habe mit dieser Vorgehensweise positive Erfahrungen gemacht. Alle Personen, die ich kenne und die sich sinnvoll pflegen, tun dies im ganzheitlichen Sinn. Nur weil diese Informationen aus der östlichen Hemisphäre zu uns kommen, bedeutet das nicht, daß es in Europa oder anderen Kulturen keine ähnlichen Erkenntnissysteme gab. Es hat sich nur mittlerweile diese Richtung auch bei uns etabliert, und die Zusammenarbeit zwischen West und Ost hat sich als äußerst fruchtbar erwiesen. Die auf den folgenden Seiten enthaltenen Schönheits- und Gesundheitsinformationen sind von mir so systematisiert:

Wie liest man am Äußeren die Merkmale organischer Disharmonien ab?

Was können die Ursachen dieser Überbelastung sein?

Wie pflegt man diese speziellen Probleme? Ausführlich behandle ich die Themen Haare, Augen, Gesichtsschwellungen, Falten, Übergewicht und unreine Haut. Ich versuche, sowohl auf die organischen Ursachen als auch auf die Heilmethoden einzugehen. Und zwar nach folgendem Schema: ich beschreibe das Problem und erkläre Ihnen, wie Sie Falten fein- und grobstofflich harmonisieren können.

Diese Zeichen deuten auf eine Überforderung der Organe hin.

„Schönheitsprobleme" und ihre möglichen Ursachen

Haare: Hormonstörungen, Stoffwechselstörungen, Darm, Leber Nieren
Rötung der Stirn, schuppende Haut: Blasse Falten auf der Stirn: Dünndarm

Entzündliche, gerötete Haut: Dünndarm

Stirn, blaß nach dem Essen: Herz

Geschwollen, druckempfindlich: Leber

Geschwollene Augen: Nieren, Darm
Fältchen: Leber

Schwellungen seitlich der Nase und unter den Augenwinkeln: Magen

Tiefe, vertikale Falten auf der Wange: Atemorgane (Raucherhaut)

Schwellungen seitlich der Nase: Dickdarm, Nebenhöhlenentzündung

Schweißperlen auf der Oberlippe: Herz

Graue, bräunliche Haut: Unterleib, hormonell

9

Kosmetische Probleme – ganzheitlich gelöst

Falten

Ohne die Fähigkeit, das Gesicht in Falten legen zu können, könnte man über den Gesichtsausdruck keine subtilen Nachrichten signalisieren und hätte die Mimik eines Insekts. Außerdem würde uns – ohne Faltenwurfmöglichkeit – nach dem ersten Lächeln das Gesicht in Fetzen herunterhängen.

Deshalb rufe ich auf, der „Falte an sich" dankbar zu sein. Es gibt schließlich solche und solche. Die guten Falten sind diejenigen, die dem Gesicht im Lauf der Jahre eine Art Patina verleihen.

Der Alterungsprozeß ist ein Veränderungsprozeß. Dieser Prozeß verläuft bei jedem unterschiedlich – je nach Veranlagung und nach Lebensführung. Die genetische Veranlagung spielt eine Rolle, man kann ihr jedoch nicht alles in die Schuhe schieben. Nicht was man hat, zählt, sondern was man daraus macht.

Es ist möglich, den Alterungsprozeß hinauszuschieben, aber das Ende kommt auf jeden Fall, auch wenn man es theoretisch schaffen könnte, mit hundert noch wie dreißig auszusehen und sich auch so zu fühlen. Ich will damit sagen, daß auch das Jung-und-elastisch-sein-Wollen in einem angemessenen Verhältnis zum Alter stehen muß. Vor die Wahl gestellt, sich jung zu fühlen und alt auszusehen oder umgekehrt, sollte jeder vernünftige Mensch das erste wählen.

Ganzheitliche Pflege

Vermeiden Sie folgendes:

❖ Zuviel Sonne (besonders schädigend bei heller Haut), Zerstörung der Hautstruktur durch freie Radikale droht (siehe Seite 21).

❖ Smog, Sonnenlicht, Rauchen, chemische Substanzen.

❖ Medikamente, Schlaf- und Schmerztabletten (alle Medikamente, auch Aspirin, haben eine Auswirkung auf das Hautbild).

❖ Erschöpfung durch Streß.

❖ Zuviel Alkohol.

❖ Überbehandlung mit Kosmetika. So kann Vitamin-A-Säure die Haut überfordern: Zuerst wird sie glatt und rosig, dann kann das Gewebe „ausdünnen".

❖ Erkrankungen.

❖ Übertriebene Mimik. Manche Menschen stehen unter dem Druck, witzig und amüsant sein zu müssen (Partyclown). Diese Gesichter reflektieren oft nur eine innere Zerrissenheit.

❖ Spannungen. Die Unfähigkeit, sich durch Meditation und Besinnung zu entspannen, führt zu Kummerfalten.

❖ Sauerstoffmangel. Zu wenig frische Luft vermindert die Hautelastizität.

❖ Milchkaffee. Er ist nur schwer verdaulich und fordert Schwerstarbeit von der Leber. Die Leber bildet Vitamin A, wenn sie überfordert ist, wird diese Aktivität eingeschränkt und die Haut in der Folge nicht richtig von innen ernährt.

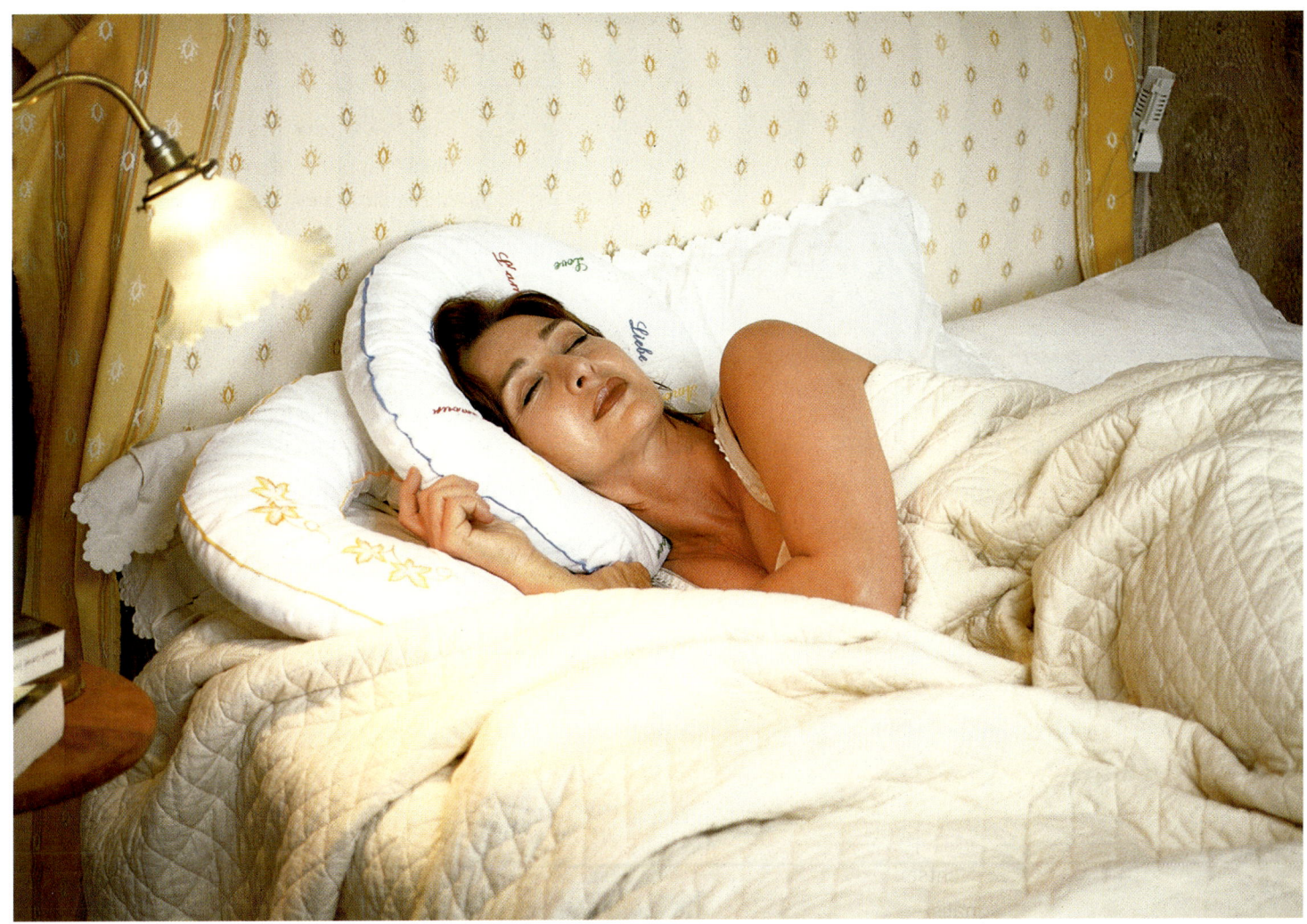

❖   Schlaffalten. Die normalen europäischen Schlafkissen stützen den Nacken nicht optimal. Die Falten am Hals und Dekolleté sind eine Folge der Schlafweise. Manch eine Frau, die sich eine teure Nachtcreme ins Gesicht schmiert, würde sich wundern, mit welcher Akribie sie die möglichen Effekte, während sie schläft, zunichte macht.

Meiner Meinung nach entstehen fünfzig Prozent oder mehr aller Falten durch unsere Art des Schlafens und Liegens. Nachdem ich mir einmal den Hals verrenkt hatte, wachte ich danach regelmäßig mit Migräne auf. Nachdem ich alles, was es an Rollen, Knochen- und Spezialkissen gab, ausprobiert hatte, entschloß ich mich, mir selber ein Kissen für meine speziellen Befürfnisse zu nähen. Migräne bekomme ich, seit ich das Kissen verwende, nicht mehr. Ein Bonus des entspannten Liegens: Ich wache ohne nächtliche Quetschfalten und ohne die schon längst fälligen Halsfalten auf. Ich will hier nicht mein Kissen empfehlen, sondern Sie ermutigen, sich selber eins zu nähen oder eins zu suchen, das Ihren speziellen Schlafgewohnheiten entspricht und Ihren Nacken so anhebt, daß der Schlaf entspannt ist und Sie nicht wie ein kleines Tier in der Ecke wühlen müssen, um die richtige Position zu finden. Die richtige Schlafhaltung erspart Ihnen viele Cremes und Kopfschmerzen. Es gibt in der Zwischenzeit viele verschiedene Kissen auf dem Markt.

Das richtige Kissen ist wichtig für Gesundheit und Schönheit.

Liften

Es ist Unsinn zu glauben, man könne auf Pflege verzichten und sich einfach liften lassen. Die weiche, pralle und geschmeidige Haut ist einzig und allein das Resultat einer vernünftigen Lebenshaltung. Die Verjüngung und Regeneration kommt von innen, die Haut erneuert sich nur von dort. Es gibt keine schnelle Lösung.

Beachten Sie folgendes:

❖ Mindestens zwei Stunden täglich an der frischen Luft bewegen.

❖ Immer Sonnenschutz und Hut oder Kappe tragen, auch eine Kapuzenjacke ist optimal. Sonnenschutzcreme allein hilft nur gegen Falten, nicht gegen Hautkrebs.

❖ Einmal täglich mit Gymnastik (oder ähnlichem) ins Schwitzen kommen. Durchblutung ist wichtig für die Schönheit.

❖ Die Ernährung sollte überwiegend vegetarisch sein. Gemüse ist basisch und wichtig für die allgemeine Gesundheit. Wer seinen Organismus übersäuert, altert auf unschöne Weise (siehe Säuren und Basen, Seite 77). Zum Ausgleich für Übersäuerung ein Basenpulver aus der Apotheke (Basica oder Basenpulver Pascoe).

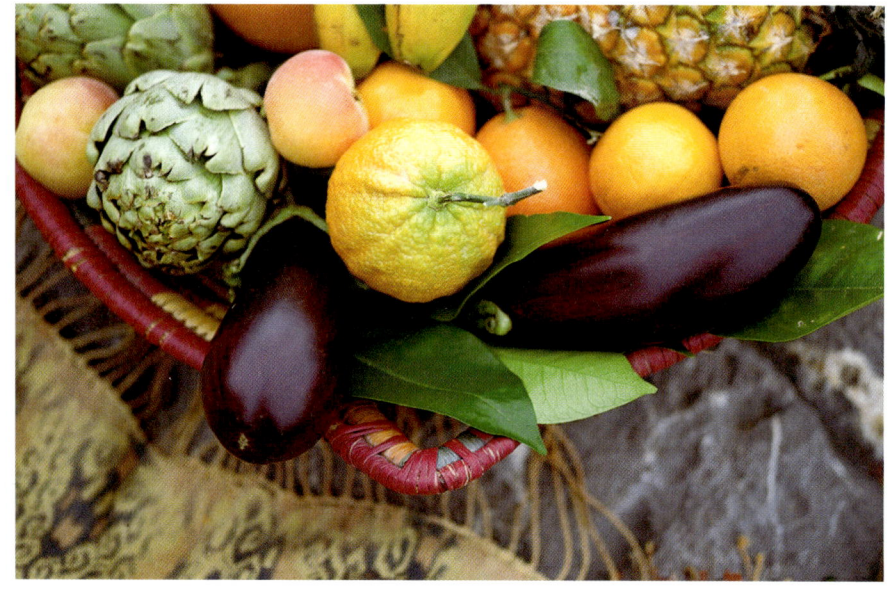

❖ Aromatherapie. Aromaessenzen sind in einige Kosmetika eingearbeitet. Glättend wirkt sich auf jeden Fall ein Bad mit einigen Tropfen Essenzen (Rosmarin, Rose, Lavendel, Geranie) aus.

❖ Nahrungsergänzungsmittel gegen Falten: Der Wirkstoff OPC. Dieser in Frankreich aus Traubenkernen und einer Baumrinde gewonnene Extrakt hilft dem gesamten Körper gegen freie Radikale und hilft somit dem Aufbau der kollagenen Fasern. Es gibt ihn in der Apotheke. Wichtig sind auch Vitaminkombinationen. Sie sind unerläßlich bei den meisten Ernährungsweisen, nur bei einer ausgeklügelten Kochweise sind sie nicht nötig (dann kommen Sie aber zu nichts anderem mehr als zum Kochen).

Vitamine sind auf gewisse Weise Medizin und daher richtig zu dosieren (siehe Vitamine und Aminosäuren, Seite 85). Für die Haut sind Vitamin A, C, L-Cystein, Zink und Folsäure sowie der B-Komplex wichtig. Vorsicht! Vitamin A kann leicht überdosiert werden.

❖ Sorgfältige Pflege der Haut gegen Falten. Ausführlich in „Schönheit: Wissen ist Macht", Seite 159.

Wichtig ist es, sich selbst im Älterwerden positiv wahrzunehmen, und da ist es elementar zu entscheiden, mit welchen Falten man gern lebt. Die meisten Falten sind heutzutage auch ohne Chirurgie zu glätten. Das geht natürlich nur im ganzheitlichen Sinn. Wenn zum Beispiel Ihr Zinkhaushalt verarmt oder gestört ist, wird es nicht helfen, sich mit einer teuren Creme das Problem vom Hals zu schaffen. Nach einer Harmonisierung (in diesem Fall des Zinkhaushaltes) werden sich jedoch selbst hartnäckige Krähenfüße wesentlich mildern.

Im übrigen sind es nicht die Falten, die alt aussehen lassen. Es sind Müdigkeit und ein Mangel an Ausstrahlung. Das vertieft sich natürlich, wenn man sich ständig Sorgen ums Älterwerden macht, statt sich über die Freiheit zu freuen, die einem das Vergehen der Zeit in Form von Wissen und Erfahrung bringt.

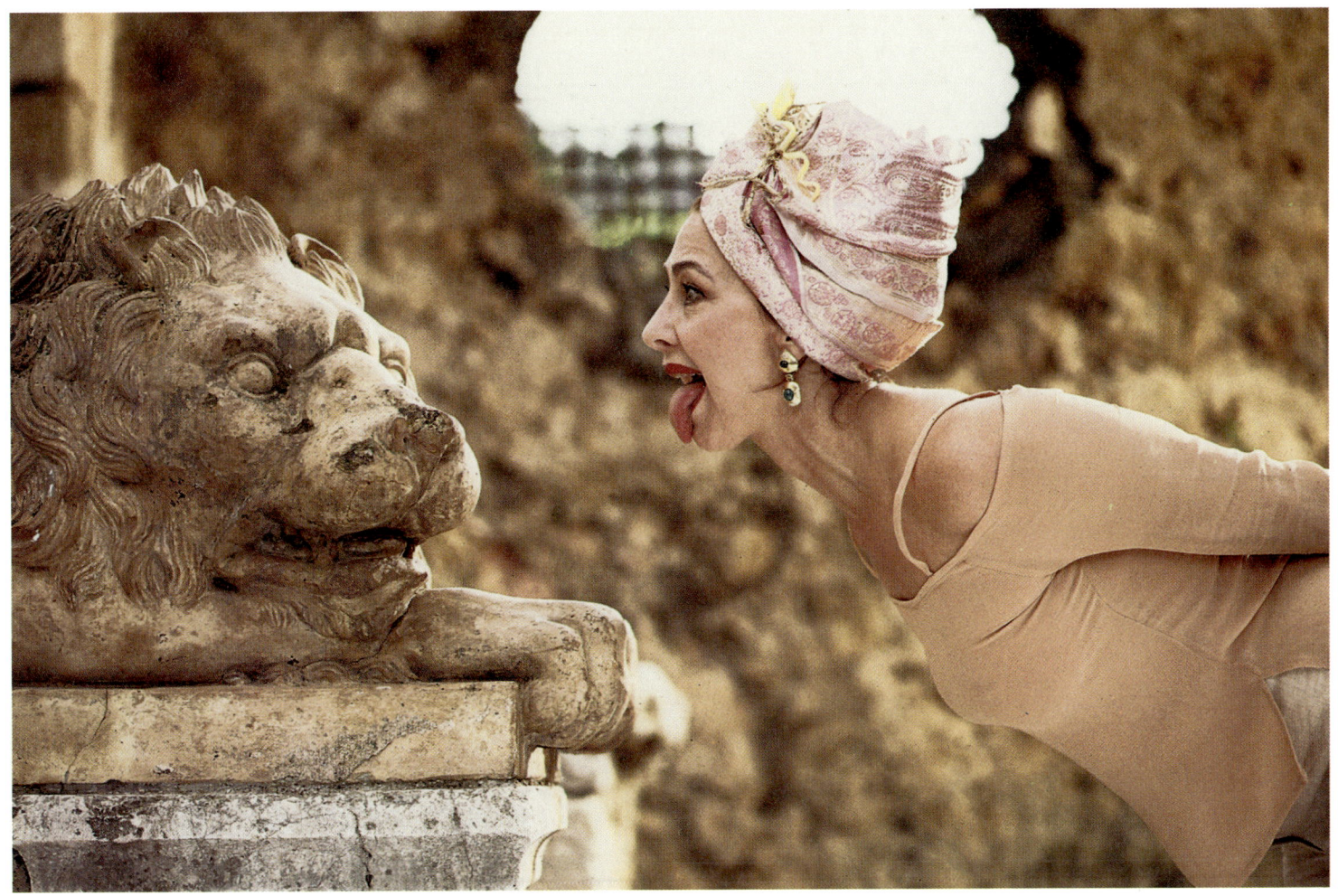

Ausführliches über Falten

Mimikfalten

Mimikfalten sind das Resultat der Lebenseinstellung und der Art, in der man das Leben meistert. Keine Mimikfalten könnte man nur haben, wenn Hirn und Seele amputiert wären, und wer will das schon. Zwei Möglichkéiten, die Auswirkung der Mimik in Schach zu halten, sind: Zum einen das Gesicht mit dem Schönheitsritual (S. 169) zweimal weich klopfen, das entspannt die Muskulatur und fördert die Durchblutung. Zum anderen zweimal täglich den „Löwen" machen, eine Yogaübung, die das Gesicht strafft und gegen Doppelkinn hilft.

Kleine Fältchen um die Augen

Abgesehen von Lachfältchen, die eigentlich immer schön sind, gibt es um die Augen kleine Krisselfältchen, die kommen und gehen. Bei Erkrankungen treten sie stark hervor. Das Gewebe um die Haut ist sehr fein, daher werden Unpäßlichkeiten gerade dort schnell sichtbar. Es gilt, viel heißen Kräutertee zu trinken oder den Saft von zwei Zitronen mit Honig und warmem Wasser, um dem Organismus bei der Entgiftung zu helfen. Hilfreich ist es, eine abziehbare Maske morgens dick unter den Augen aufzutragen. So entsteht ein lokaler Entschlackungsprozeß und eine Durchfeuchtung von innen.

Trinken Sie zweimal wöchentlich morgens den Saft einer Zitrone mit einem Löffel Olivenöl (klingt furchtbarer, als es ist).

Die Füße hüftbreit auseinandergestellt, beugen Sie sich mit hinter dem Rücken gefaßten Händen und gestreckten Armen vor. Strecken Sie die Zunge weit raus, dabei legen Sie den Kopf in den Nacken.

Sonnenfalten

Wenn Sie solche Falten haben, gehören Sie ausgeschimpft, das heißt nämlich, daß Sie leider nichts gelernt haben. In die Sonne zu gehen, birgt vor allem heutzutage weitaus mehr Gefahren als „harmlose" Falten. Der Schaden ist nicht reparabel. Weder Liften noch Collagenspritzen können wirklich helfen. Die neue „Wunderwaffe" Laser kann das Problem natürlich lindern, doch man muß sich klar sein, daß es für den Körper traumatisierend ist. Beachten Sie lieber folgendes:

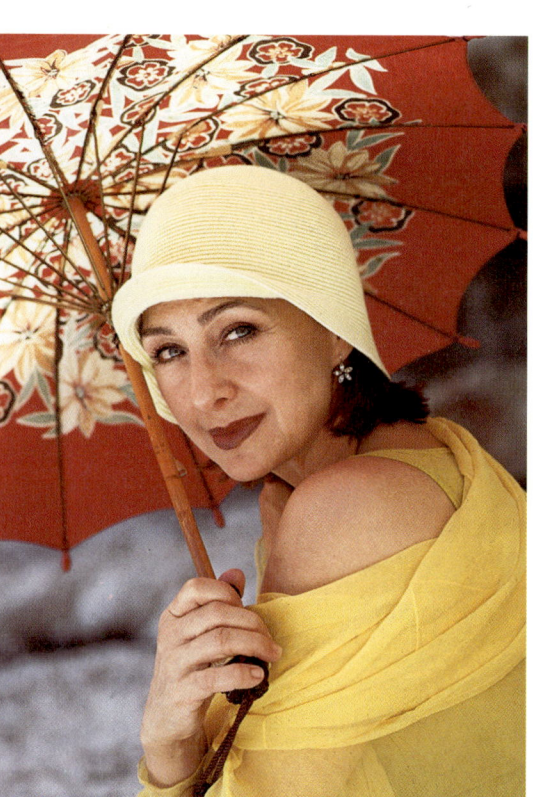

Schützen Sie sich vor der Sonne.

❖ Gehen Sie nur mit einem hohen Sonnenschutz ins Licht, aber nie in die direkte Sonne.

❖ Tragen Sie Hüte und kleine fingerfreie Handschuhe.

❖ Essen Sie reichlich Zink, Vitamin C, Cystein und Cystin (beides sind Aminosäuren), entweder in Tablettenform oder als Leber (biologisch) zweimal im Monat. Auch eine frische Zitrone und ein weichgekochtes Ei sind geeignet, einen Mangel auszugleichen.

❖ Gegen Sonnenflecke helfen nur ein tiefes Peeling oder eine Laserbehandlung.

Altersschub

Dieses Phänomen kann immer wieder gemildert werden. Allerdings hält das „schlecht Aussehen" ab Fünfzig länger an als in der Jugend. Ein guter Arzt in Mallorca hat mir gesagt: „Keine Angst, es ändert sich nicht viel, man muß nur mehr aufpassen und sich etwas anstrengen." Das heißt, mit mehr Sorgfalt Luftbäder, Gymnastik, basische Ernährung und Schönheitsrituale zum festen Bestandteil des Lebens machen.

Körperfältchen

Wenn Sie täglich mit Rubbelhandschuhen die Haut trocken massieren und einige Tropfen ätherischer Öle und Körpermilch auftragen, können Sie diesen winzigen Knitterfältchen am Körper vorbeugen und sie natürlich auch lindern. Wichtig ist vor allem eins: Die Haut ist ein Organ. Das heißt, wenn Sie nur einen Teil pflegen, zum Beispiel das Gesicht eincremen, wird sich das Organ Haut aus dem restlichen Körper die Nährstoffe ziehen, die es braucht. Ein Beispiel: Nach einem operativen Eingriff wird viel Zink zur Heilung der Wunde gebraucht. Zink wird aber auch zum collagenen Aufbau verwendet. Das heißt, Sie können Fältchen bekommen, weil das Zink „woanders" gebraucht wird. Ähnlich verhält es sich mit Cremes. Der ganze Leib, das komplette Organ Haut muß versorgt werden. Am besten wirken Fett- und Feuchtigkeitscremes. Wichtig sind sind zwei Dinge: Cremen Sie sich sorgfältig und meditativ ein, nicht hastig oder ängstlich. Achten Sie dabei auf den Verlauf der Lymphbahnen! Bei der Pflege wird der Hals gern vergessen. Wichtig ist es, die Creme vom Ohr bis zur Brust nach unten zu streifen; auf diese Weise wird die Lymphe entstaut.

Ansonsten gelten die Ernährungsrichtlinien dieses Buches auch zur Befeuchtung der Haut. Wie gesagt: Ernährung ist Kosmetik von innen.

Feinstoffliche Aspekte

Luft, Licht und Farbe sind auch Nahrung. Die „Verdauung" dieser Stoffe geht schneller, sie werden schneller aufgenommen. Daher der Begriff „Feinstoffliche Nahrung".

Luft

Sauerstoff ist das wichtigste Mittel gegen Falten. Eine Hautärztin hat mir einmal erklärt: „Schönheit ist eine Frage der Durchblutung." Deshalb ist die kosmetische Behandlung von Falten, sowohl vorbeugend als auch heilend, in erster Linie durch Atemgymnastik zu erreichen. Auch Radfahren und Spazierengehen sind hilfreich. Die Anreicherung des Blutes mit Sauerstoff entgiftet und ernährt (siehe Immer in Bewegung, Seite 132).

Licht

Zuviel Licht und vor allem zu viele UV-Strahlen machen alt und faltig. Man sollte sich unbedingt schützen, aber nicht mit irgendeiner Creme. Ich verwende stets biologischen Sonnenschutz. „Mainstream-Kosmetik" kann gefährlich sein, man muß genau aufpassen, welche Wirkstoffe die Sonnencreme enthält, weil die Wirkstoffe so fein gemahlen sind, daß sie problemlos in die Blutbahn eindringen können. Ich trage schon seit Jahren Hüte, und auch Sonnenschirm, wenn die Sonne vom Himmel sticht.

Duft

Für die „reife" Haut (wollen wir diese schonende Umschreibung für faltig und schlaff wählen) sind folgende Essenzen hilfreich: Zypresse, Salbei, Rosen- und Sandelholz, Geranie, Zitrone, Orange und Minze. Ich persönlich mag Rosenöl ausgesprochen gern.

Einmal wöchentlich ausgiebig baden. Dem Badewasser Öl und Essenzen beifügen.

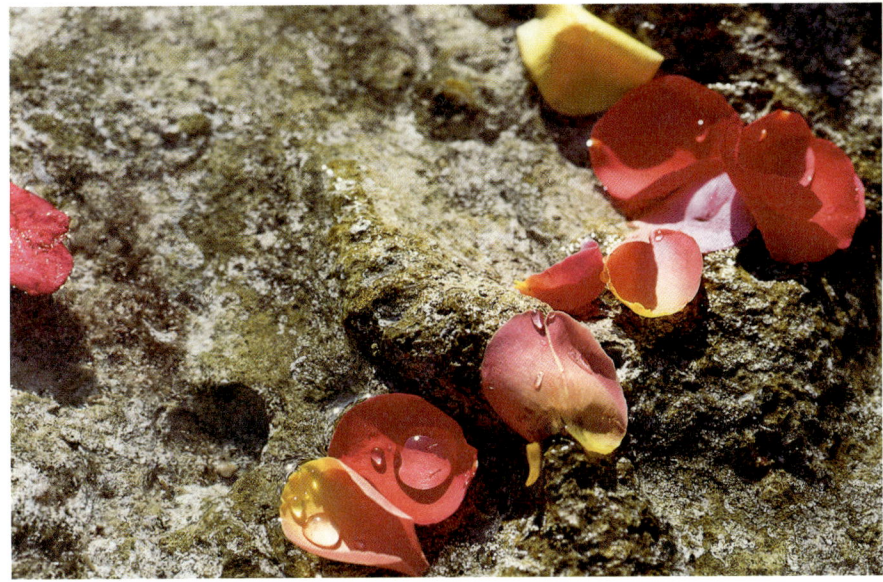

Grobstoffliche Aspekte

Siehe Magie der Ernährung, Seite 62.

Kräuter

❖ Da Heilen mit Reinigen beginnt, empfiehlt es sich, leber- und gallenreinigende Tees zu trinken. Erst danach macht es Sinn, aufbauende Präparate zu nehmen. Alle eisenhaltigen Kräuter helfen gegen Falten, weil Eisen zur Zellbildung und damit für Ihre permanente „Wiedergeburt" wichtig ist. Enthalten ist Eisen in allen grünen Blättern wie Spinat, Basilikum oder Petersilie.

❖ In der Apotheke gibt es ein Mittel namens „Cappillaron", das meiner Erfahrung nach sehr gut die Müdigkeit der Haut behebt, vor allem während der wechselnden Jahreszeiten.

Akupunktur

Als ich mich vor 30 Jahren in Amerika das erste Mal akupunktieren ließ, fingen gleichzeitig auch die Ärzte in Europa an, sich dieses Systems als Heilungshilfe zu bedienen. Es fällt keinem Asiaten schwer zu begreifen, was es damit auf sich hat, und auch hier fängt Akupunktur an, „normal" zu werden: Wenn es immer mehr Apotheken gibt, die sich auf „Chinesisch" spezialisieren, kann man das als Zeichen nehmen, daß in absehbarer Zeit der Akupunkteur zum Alltag gehören wird. Dann kann man getrost sagen, wir haben das Globale gelernt und den Umgang damit kultiviert.

Auf dem Gebiet der ganzheitlichen Kosmetik ist die Akupunktur eine Wunderheilerin, sie bewirkt ein sanftes, ganzheitliches „Lifting", indem sie die Organe wieder in Schwung bringt. Dieser Schwung im Körper ist auf der einen Seite elektrisch, auf der anderen flüssig. Der Akupunkteur entspricht dem Elektriker, der den „Saft" zum Fließen bringt und damit die beleuchteten Wasserspiele zum Funkeln.

Das System ist denkbar einfach: Alles im Körper ist mit allem verbunden. Jedes Organ hat seine entsprechenden Akupunktur-Punkte auf der Haut. Wenn diese Punkte stimuliert werden, wird die „Stauung" im entsprechenden Organ behoben, und die Energie kann wieder fließen. Das Organ wird quasi über diesen Knotenpunkt neu belebt.

Ganzheitliche medizinische Behandlung

Akupunktur ist für die Linderung von Falten sehr wirksam, weil es die Durchblutung fördert, die Körperflüsse zum Fließen bringt und damit die Ursachen behebt.

Neben den herkömmlichen Nadeln gibt es auch elektrische Akupunkturgeräte oder sogar Laser. Preiswerter ist die Akupressur.

Haut

Unreine Haut

Der Pickel! Der Fleck! Die Pustel! Sie sind natürlich nichts anderes als etwas, was Sie zu sich genommen haben – in irgendeiner Form – und das sich nicht auf dem üblichen Weg verstoffwechseln läßt. Es gibt kein Schönheitsthema, bei dem so dringlich daran erinnert werden muß, daß Schönheitspflege Hand in Hand mit einem gewissenhaften Umgang mit der Natur geht. Mir persönlich graut es vor dem Wort Umweltschutz. Es entspricht der träumerischen Vorstellung, daß wir souverän und gnädig die arme, kleine Umwelt schützen. Das ist absurd, vergleichbar nur mit der Vorstellung, die Welt sei eine Scheibe!

Jede Styroporverpackung, jede überflüssige Tablette, jeder Farbstoff einer Bluse werden sich irgendwann gegen uns wenden und uns zeigen, was Mutter Natur für uns bereithält, wenn wir nicht radikal umdenken und handeln. Die Natur ist nichts, was wir im eigentlichen Sinne schützen können. Alles, was passiert, ist, daß die Natur zu unfreundlicheren Lebensbedingungen gezwungen sein wird und uns abschüttelt wie ein Pferd eine lästige Bremse.

Ich habe schon an vielen Orten gelebt, aber auch ohne meine Wenigkeit, die diese Beobachtungen gemacht hat, steht eines fest: Soviel Akne wie in der westlichen Welt gibt es nirgendwo. Akne vom Scheitel bis zur Sohle und Fast food in der Hand. So entsetzlich aussehende Jugendliche habe ich in dem mir ebenfalls vertrauten „ärmeren" Marokko nicht beobachtet. Es ist eine Tatsache, daß in Ländern, in denen weder Alkohol getrunken noch Schweinefleisch gegessen wird, die Bevölkerung generell besser aussieht. Eine Ausnahme sind die Asiaten, die – zum Beispiel in Vietnam – auch Schweinefleisch essen. Solange sie sich an ihre eigene Eßkultur halten, sind sie bis zu ihrem Lebensende mit einer schönen Haut ausgestattet. Man kann deswegen Schweinefleisch nicht generell verteufeln.

Disharmonien als Ursache für unreine Haut sind vielfältig. Es kann an einer Entzündung des Darms liegen, eine hormonelle Störung sein, aber auch Pilze oder Infektionen tragen oft die Schuld. (Ich reagiere auf gespritztes Obst mit Pickeln, die sich auf dem Hals und dem gesamten Dekolleté breitmachen. Erdbeeren sind für mich deshalb tabu.)

Feinstoffliche Aspekte

Luft

Schadstoffe in der Luft können sehr wohl einen negativen Einfluß auf die Haut haben. Wenn Sie in einer Gegend wohnen, in der „dicke Luft" herrscht, sollten Sie unbedingt „grüne" Aktivitäten entwickeln.

Oft verursachen Menschen in ihrer eigenen Wohnung schlechte Luft, obwohl Sie eigentlich für gute Luft sorgen wollten. Wenn Sie ein Luftreinigungsgerät verwenden wollen, sollten Sie es gründlich überprüfen. Grundsätzlich sind solche Geräte eine gute Investition.

Bei unreiner Haut ist eine regelmäßige Atemgymnastik wichtig. Eine gute Durchblutung ist für die Schönheit der Haut das A und O, sie sorgt für die Reinigung und die Neubildung der Zellen.

Farbe

In bezug auf eine unreine Haut sind die feinstofflichen Faktoren besonders innig miteinander verwoben. Eine falsche Farbe (speziell eine eintönige „Überforderung", zum Beispiel im Schlafzimmer) kann einen Einfluß auf die Hormone haben – und damit natürlich auch auf die Haut.

Nicht zu empfehlen ist (entgegen etwaiger Trends) eine Beratung zu Ihrem persönlichen Farbhaushalt. Die Einstufung in vier Richtungen (Frühlings- bis Wintertyp) ist absurd. Selbst auf einem so spekulativen Feld wie der

Umgeben Sie sich mit den Farben, in denen Sie sich wohlfühlen.

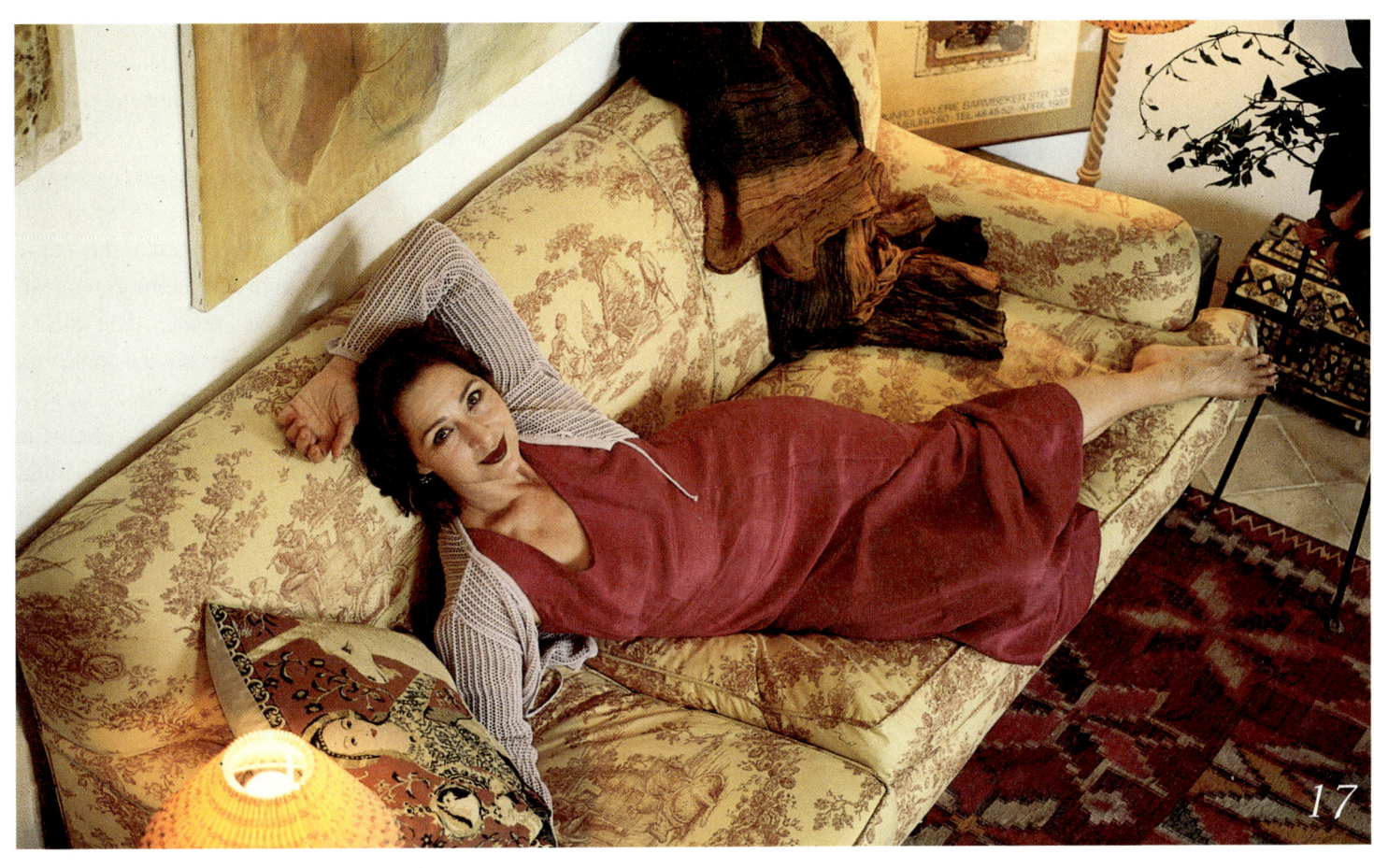

17

Astrologie wird man immerhin in zwölf „Typen" eingeteilt. Meine Bekannte Pia, eine sehr schöne Frau, die auf dem Gebiet der Kosmetik bewandert ist, antwortete einer „fachkundigen Farbberaterin" auf die Frage: „Sind Sie ein Winter?" mit: „Nein, ich bin ein Mensch."

Duft

Grundregel Nummer eins: Jede Essenz kann irritieren. Wählen Sie also bitte mit Vorsicht aus! Die Verbindung Luft-Duft ist essentiell für eine klare, reine Haut und immer dann wichtig, wenn das Zuhause, die Höhle, das eigene Nest als „Erholungsstation" dienen soll. Das Schlimmste, was ein Mensch sich antun kann, ist, das eigene Heim mit den Dingen zu „beschmutzen", mit denen man schon außer Haus zu kämpfen hat. Verbannen Sie, zumindest im Schlafbereich, in der Küche und im Bad, alle kritischen Gerüche.

Grobstoffliche Aspekte

Die gesunden Nahrungsprinzipien werden ausführlich im Kapitel Magie der Ernährung erklärt, siehe Seite 62.

„Schönheitsmörder"

❖ süße Getränke, vor allem alkoholische,
❖ reife, alte und scharfe Käsesorten,
❖ zuviel Fleisch,
❖ Wurst (vor allem fette und pikante),
❖ heißes Fett,
❖ weißer Zucker und alles, was mit Zucker gemacht wird (siehe auch Seite 107).

Fleckige Haut

Flecken auf der Haut sind, seit es die Antibabypille gibt, sehr weit verbreitet. Ist der Schaden einmal entstanden, ist er nur sehr schwer wieder zu beheben.

Es gibt aber auch andere Gründe für Pigmentstörungen: Fehlgeburten, parfümierte Cremes, Photosensibilität durch Medikamente, Pilze, Altersflecken, übermäßiger Kaffeegenuß, gestörte Darmflora.

Äußere Behandlung

Hydroquinon ist ein chemischer Stoff, der in Kalifornien und Australien, wo das Problem der Hautflecken sehr groß ist (wie überall dort, wo schottische, englische und sonst hellhäutige Menschen eingewandert sind und die Sonne sehr stark ist), häufig zur Behebung von Hautflecken eingesetzt wird. Dieser Stoff wird auf die Haut beziehungsweise auf die Fleckenpartie aufgetragen, und es entsteht eine Art Zertrennung, das heißt eine Reizung des Gewebes, wodurch sich von innen nach außen neues Gewebe bildet. Die Haut wird mit einem Sunblocker (LF 20 oder SPF 28) geschützt. Wenn also das neue Gewebe an die Oberfläche kommt, wird es überhaupt nicht von Sonnenstrahlen erreicht.

Eine berühmte Kosmetikerin in Beverly Hills hat bei mir sehr starke Pigmentstörungen folgendermaßen behandelt: fünfprozentiger Wasserstoff wird mit Bierhefe vermischt. Der Brei wird sorgfältig auf die Flecken (und nur auf die Flecken) aufgetragen und ungefähr zehn Minuten draufgelassen. Nicht in die Nähe der Augen bringen!

Altersflecken

Altersflecken sind Stoffwechselrückstände und Hautreaktionen auf Aktivitäten des freien Radikals, das für die Ansammlung von Lipofuscinpigmentation in Haut und Nerven mitverantwortlich ist. Die Flecken blockieren langsam den Zufluß von Nährstoffen. Eine weitläufig

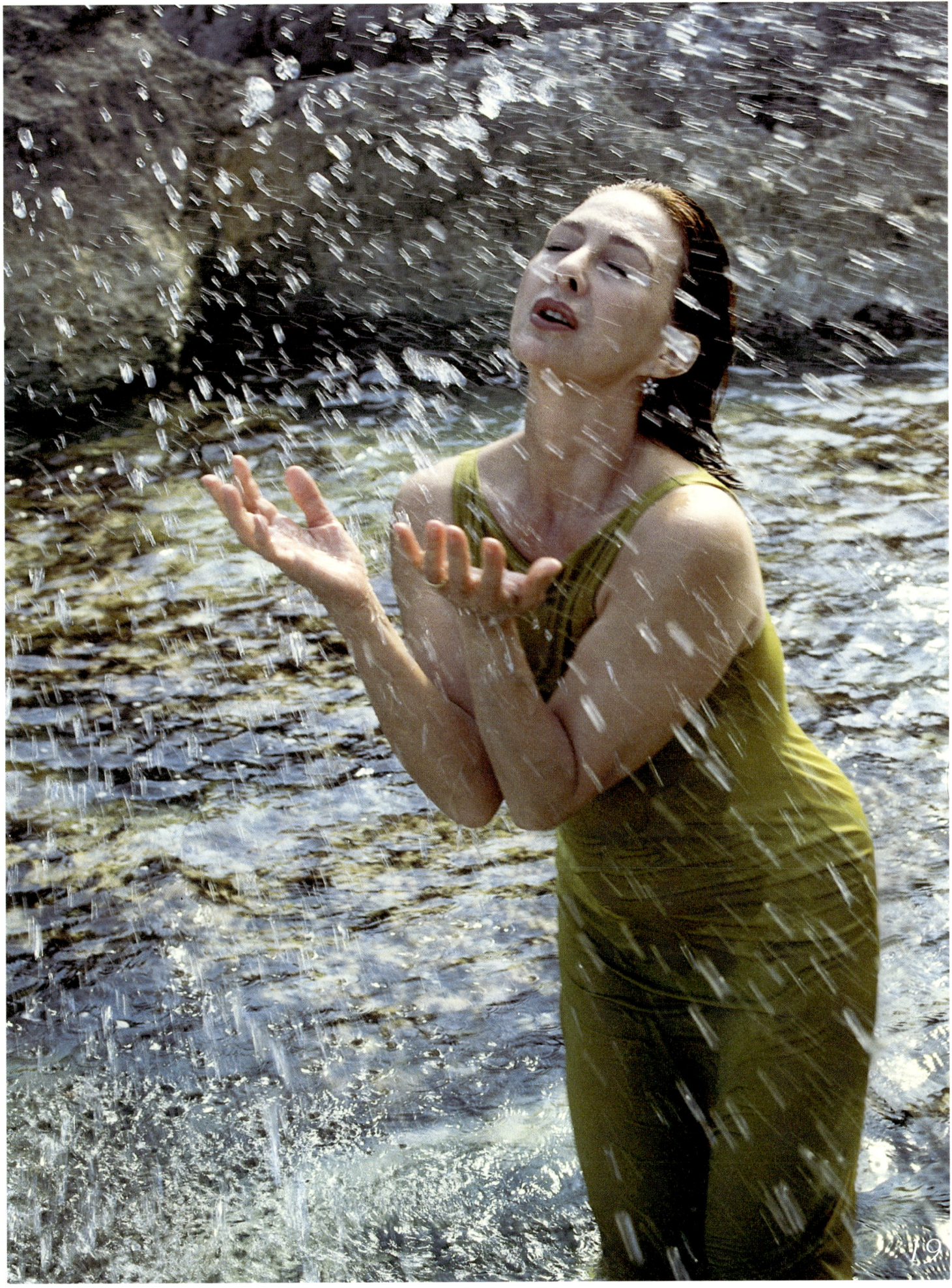

akzeptierte Theorie ist, daß Lipofuscin und Ceroid, ein anderes Alterspigment, durch eine peroxyde Reaktion in Strukturen innerhalb der Zelle gebildet werden. Man nimmt an, daß Lysosomen, Enzyme, die in den Zellen Gewebe auflösen, die zerstörten Membranen einhüllen. Das Material, das die Enzyme nicht auflösen können, bleibt als Lipofuscin- oder Ceroidabfall bestehen, also als Fleck. Dann erobern die braunen Flecken langsam die Zellräume, bis sie ihnen den „Garaus" machen.

Abgesehen von einer Entschlackung durch eine enzymreiche Kost (Ananas und Papaya) und einen Sonnenschutz, kann Ihr Hautarzt Ihnen bestimmt Mittel verschreiben, die die Bildung von Altersflecken verhindern oder sie wieder teilweise rückgängig machen können.

Das Tragen von Handschuhen und Hüten ist der beste Schutz.

Blasse Haut

Eine blasse Haut muß nicht ungesund aussehen. Entscheidend ist, daß sie lebendig ist. Lebendig heißt farbig, farbig heißt nährstoffreich. Eine gesunde Haut schimmert, das Blut mit seinen Nährstoffen bringt sie zum Leuchten. Eine fleckige, unebene Haut ist ein Zeichen für einen gestörten biochemischen Ablauf (siehe auch das Kapitel Mikroökologie, Darmflora, Symbioselenkung, Seite 64).

Unebene Haut

Unter der Haut sammeln sich oft Knötchen und andere kleine, unerwünschte Ablagerungen an. Für kosmetische Probleme immer zuerst eine Reinigungskur, bei der Sie sich selbst am wohlsten fühlen. Säfte, Früchte, Joghurt, Hefe, Mineralwasser, all dies reinigt die Haut von innen.

Von außen finde ich warmes Wasser und unparfümierte Seife und eine vorsichtige Behandlung mit einem Schwämmchen sehr effektiv. Die Haut wird zuerst mit einer guten Reinigungsmousse oder einem Öl leicht eingerieben. Das Waschbecken mit warmem Wasser füllen und eine gute feste oder flüssige Seife auf das Schwämmchen geben. Das Gesicht an Wangen, Nase und Kinn sanft einreiben, dann das Gesicht mit dem seifigen und öligen warmen Wasser gut spülen, dreißigmal mit dem Wasser im Becken und dann noch einmal fünfzehnmal mit fließendem lauwarmen oder kalten Wasser. Am besten gibt man sich während des Kaltspülens, wenn man keine geplatzten Äderchen hat, ein paar Ohrfeigen. Nicht zu fest. Das festigt das Bindegewebe und fördert die Durchblutung.

Cremen Sie nur um Augen und Mund, auf Hals und Hände, weil die Haut dort trocken ist. Die Wangen sollten, wenn Pustelchen vorhanden sind, vorerst nicht eingecremt werden, da die Unreinheiten eventuell von der Creme selber verursacht sein können.

Das Peelen der Haut kann auch durch sanfte Fruchtsäure-Masken bewirkt werden. Auf jeden Fall fördert das Entfernen der Hautschuppen die Neubildung von Zellen. Und wenn die Haut nicht durch dickes Fett oder Make-up verkleistert wird, bilden sich auch keine neuen Ablagerungen, die sich wieder entzünden könnten. Drücken ist auf jeden Fall abzulehnen (obwohl es wirklich Spaß macht), da es das umliegende Gewebe in Mitleidenschaft zieht.

Hautpilze

Aus eigener Erfahrung kann ich bestätigen, daß Hautpilze durch das Instandsetzen der Darmflora wieder verschwinden können. Eine Ärztin, die bei mir die Symbioselenkung durchführte, erklärte, daß bei einer gesunden Darmflora die Haut nicht anfällig ist für Pilze. Der Wirkstoff Neem, ein Extrakt von einem indischen Baum, gilt als Wundermittel.

Blasse Lippen und Lippenfältchen

Blasse Lippen entstehen durch Mangel an Pflege, Vitaminmangel und dauerndes Tragen von Lippenstiften. Eine Behandlung mit Honig, ein Tropfen auf die Lippen verteilt, durchblutet sie und läßt ihre eigene, natürliche Farbe durchschimmern.

Küsse wirken Wunder, aber falls niemand zur Hand ist, muß es die Zahnbürste tun. Sanfte Massage der Lippen, bis sie rot und gut durchblutet werden. Dann eine spezielle Lippencreme verwenden. Sehr zu empfehlen ist „Lipfix" als Unterlage für Lippenstift. Zur Lippenpflege eignet sich auch jede Augenpflege.

Krampfadern

Verstopfung ist oft die Ursache von Krampfadern. Gesunde Ernährung, Bewegung und 15 Minuten Atemgymnastik täglich können rasch helfen.

Medizinische Studien haben ergeben, daß die angespannte Sitzhaltung auf Stühlen ebenfalls eine Ursache für Krampfadern sein kann. Deshalb, so oft es möglich ist, im Schneidersitz sitzen. Im Büro kann man sich mit einem kleinen Fußschemel helfen. Stützstrümpfe sind, wenn man die ganze Zeit stehen muß, empfehlenswert, auch wenn man keine Krampfadern hat. Viele Firmen stellen sie jetzt in schönen Farben her.

Säfte haben ebenfalls eine große Wirkung. Natürlich ohne Zucker- und Salzzusatz. Ananas und Weintrauben im Mixer (bitte ungespritzt kaufen) verarbeiten. Sonnenbäder erweitern die Venen. Die Beine während eines Sonnenbades immer hochlegen. Bodenheizungen sind sehr ungesund für die Beine. Holzpantoffeln tragen oder, wenn es geht, ausziehen. Auch Autoheizungen sind schlecht. So weit wie möglich darauf verzichten, statt dessen warme Socken.

Enge Unterwäsche. Alles, was den Kreislauf hindert, meiden, dazu zählen auch enge Jeans. Einnahme von Bromelain. Das Enzym der Ananas hilft enorm. Wenn frische Ananas nicht vertragen wird, gibt es Tabletten auf Verschreibung. Viel gesünder und besser als Entwässerungstabletten ist es, mit Trennkost, Enzymen und basenreicher Kost die Stauungen im Körper zu vermeiden.

Warzen

Warzen sind auch für Ärzte noch eine geheimnisvolle Erscheinung. Es gibt bei kaum etwas anderem so viele verschiedene Behandlungsmöglichkeiten mit derartig variierenden Erfolgen.

Das freie Radikal

Es gibt Nährstoffe gegen den Alterungsprozeß, die vor allem eine Funktion haben: Schadstoffe einfangen. Die Schadstoffe benennt man mit dem Begriff „freies Radikal". Das freie Radikal ist ein von Dr. Harmann in den fünfziger Jahren zuerst entdecktes Phänomen. Er wird als Begründer der Theorie des „Alterns durch freie Radikale" angesehen.

Das freie Radikal ist ein Molekül mit außergewöhnlich großer Aktivität. Sein Nutzen oder Schaden ist eine Frage des Gleichgewichts, das heißt des Verhältnisses des freien Radikals zu anderen Substanzen.

Das freie Radikal ist ein fester Bestandteil unseres Körperhaushalts und unserer Umwelt. Es wird auch durch Stoffwechselprozesse im Körper selbst und durch Strahleneinwirkung frei. Durch seine Aktivitäten entstehen Schäden, die zu Krankheiten und Alterungserscheinungen führen können.

Eine gesunde Ernährung aber kann uns vor diesen Folgen schützen, indem sie das freie Radikal auffängt wie Löschpapier Tinte. Die Zerstörung der verschiedenen Körper- und Hautstrukturen durch das Radikal zeigt sich als Collagen- und Elastinveränderung, als Genveränderung, als Zusammenbruch großer Kohlehydratmoleküle, als Ansammlung von Altersflecken, als Störung der Schmiersubstanz, die die Gelenke geschmeidig hält. Das freie Radikal ist, wie gesagt, ein Bestandteil vieler Stoffwechselvorgänge. Alle sauerstoffabhängigen Organismen haben Mechanismen entwickelt, das Radikal in Schach zu halten. Die dunkle Haut der Afrikaner ist zum Beispiel eine Schutzvorkehrung gegen seine nachteiligen Wirkungen.

Die extreme Aktivität des Radikals entsteht durch seine ungepaarten Elektronen. Es greift Moleküle und Zellwände an und kann Blutzellen zum Platzen bringen. Vitamin E ist nun ein Antioxydationsstoff, der die Membran der Blutzellen schützt.

Auch Trägheit schafft den freien Radikalen ein ideales Angriffsfeld, da sie den Stoffwechsel ebenso negativ beeinflußt wie eine falsche Ernährungsweise. Ein richtig genährter und bewegter Körper kann die Untaten der freien Radikale mindern.

Ich empfehle Ihnen:
* OPC (gibt es in der Apotheke)
* Vitamin E
* Zink
* Vitamin C
* Selen

Gesicht

Ein Zeichen für Stauungen und Überforderungen eines Organs zeigt sich als Überschwemmung im Gesicht. Mund und Nase sind Teil des Verdauungsapparates. Wenn der harmonische Ablauf gestört ist, entsteht ein Rückstau. Die meisten Menschen verwechseln eine gesunde Darmflora mit der Fähigkeit, einmal täglich auf die Toilette zu gehen. Mitnichten – da besteht ein großer Unterschied. Ich erspare Ihnen die detailliertere Beschreibung des Zusammenbruchs unserer Darmflora. Eine Überprüfung dieser Ursache kann am besten über eine Untersuchung des Stuhlgangs in einem mikrobiologischen Fachlabor erfolgen. Eine Möglichkeit der Eigenbehandlung (allerdings ist es sehr wichtig, sich mit einer Fachkraft zu beraten): Trinken Sie nach dem Ayurvedischen System über den Tag verteilt heißes Wasser. Dies reinigt den Körper von innen. Es empfiehlt sich, ein paar Tage Einläufe mit schwarzem (möglichst biologischem) Kaffee zu machen. Die Nahrung sollte sich in dieser Zeit auf gedünstetes (nicht in Wasser gekochtes!) Gemüse reduzieren.

Eine weitere mögliche Ursache für ein geschwollenes Gesicht ist eine Nebenhöhlenvereiterung, deren Ursprung eine Grippe ist. Hier hilft nur eines: Ab zum Arzt oder zum Heilpraktiker.

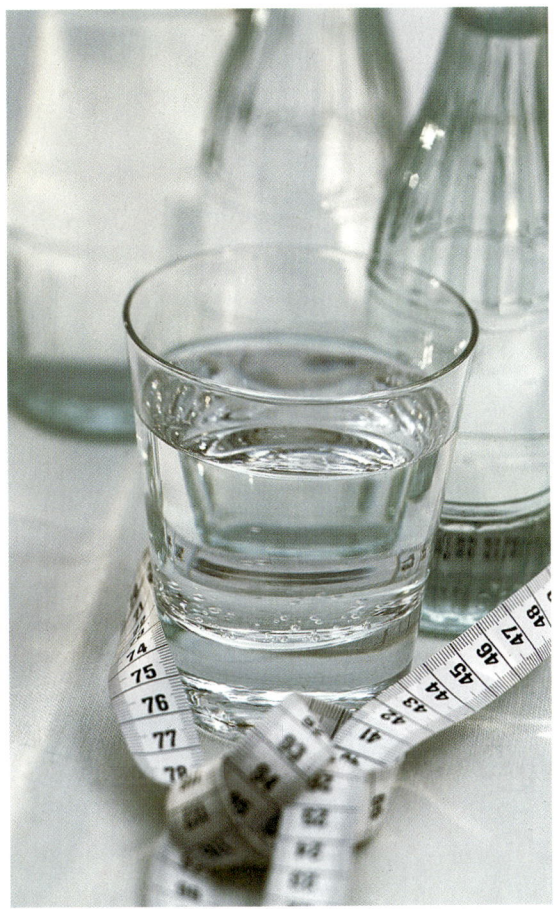

Grobstoffliche Aspekte

Es empfiehlt sich, Trennkost einzuhalten, und zwar die radikale Fassung. Das heißt: pro Mahlzeit nicht mehr als zwei harmonisierende Nahrungsmittel (siehe Trennkost, Seite 72).

Die Wirkung von Trennkost ist relativ simpel. Statt sich an biochemischen Fachausdrücken wund zu wundern, können Sie sich es so vorstellen: Jede Nahrung hat ein eigenes Temperament. So haben Sie vielleicht einen Freund, der sehr gesellig ist, dessen Kommunikation hauptsächlich auf Humor aufbaut. Ein anderer Freund ist ein tiefsinniger Poet. Ein Abendessen, zu dem Sie beide einladen, geht höchstwahrscheinlich schief, jeder für sich allein dagegen ist ein Gewinn. Ähnlich ist es mit der Nahrung. Auch Magen und Darm sind wie ein Salon, und jede gute Gastgeberin weiß, daß sich gewisse Temperamente nicht vertragen (siehe Säuren und Basen, Seite 77).

> Wechseljahre und Hormonbehandlungen können eine wesentliche Rolle bei Stauungen im Gesicht spielen.

„Schönheitsmörder"

❖ Alkohol, weil er einen ohnehin gestreßten Darm nur unnötig belastet,

❖ gemischte, schwer verdauliche Speisen, zum Beispiel Schweinebraten mit Bratkartoffeln,

❖ Fritiertes aller Art,

❖ Kaffee, egal ob mit oder ohne Milch,

❖ gezuckerte Säfte und Süßigkeiten lassen Pilze blühen und gedeihen,

❖ Essig und essighaltige Speisen,

❖ grobes Brot, am besten, man verzichtet für eine Weile vollständig auf Brot und ersetzt es durch Reiswaffeln (fad, aber bekömmlich),

❖ blähende Gemüsesorten (wie Bohnen),

❖ faseriges Fleisch.

Feinstoffliche Aspekte

Luft

Das Trainieren der Tiefenatmung (siehe „Atmende Mitte" der Atem-Acht-Übung, Seite 123) ist von großer Wichtigkeit, da sich der Darm durch nervöses Verhalten verkrampft. Dadurch wird die Nahrung nicht verdaut, sondern verfault und vergiftet so den Menschen von innen. Die Schwellung im Gesicht ist sozusagen nicht „verstoffwechseltes" Essen.

Duft

Wenn die Ursache behoben ist, helfen zusätzlich Bäder und Massagen mit: Majoran, Minze, Zypresse, Geranie, Kamille, Orange und Sandelholz. Die genannten Duftstoffe können sowohl als Massageöl als auch als Zusatz zum Badewasser verwendet werden.

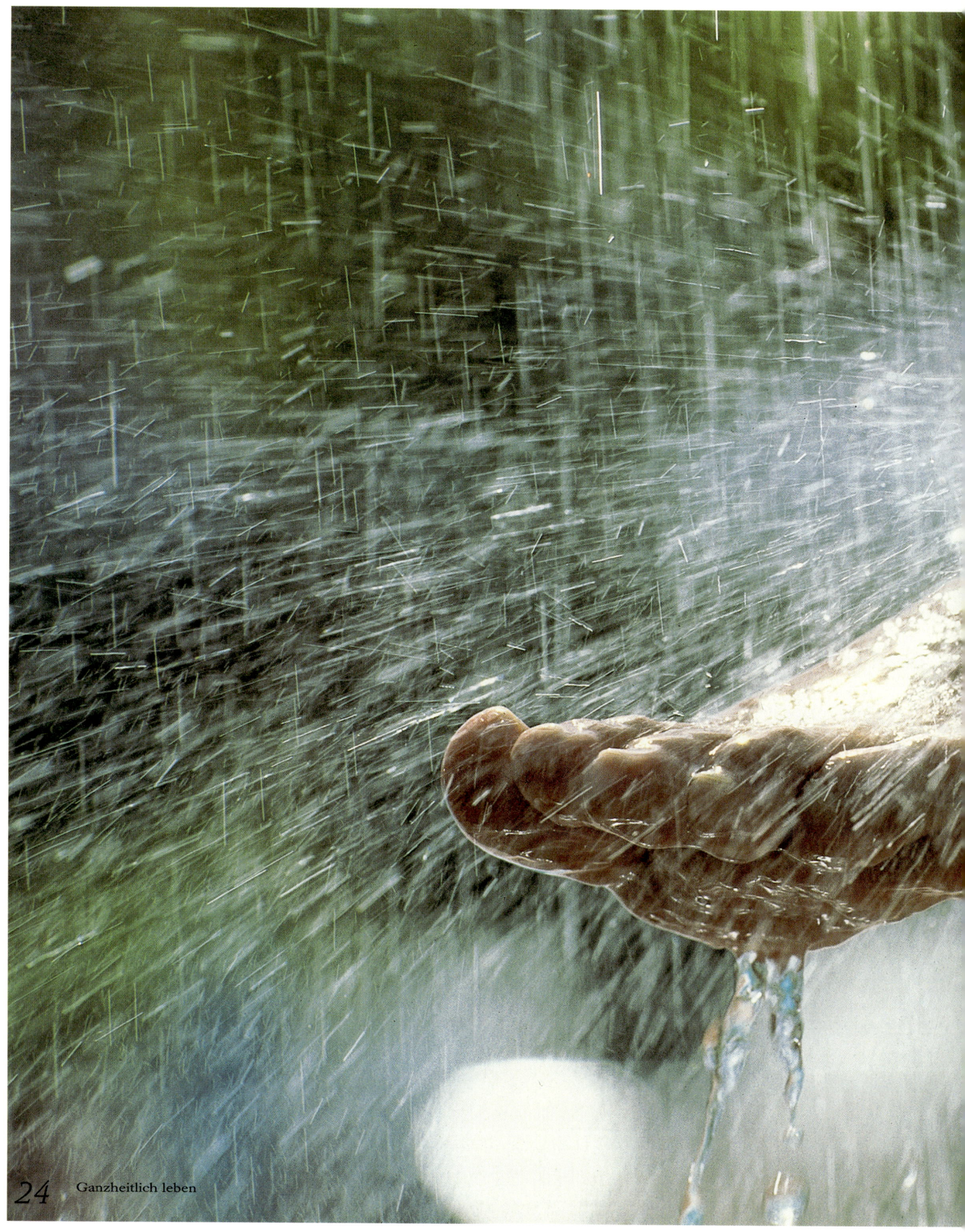

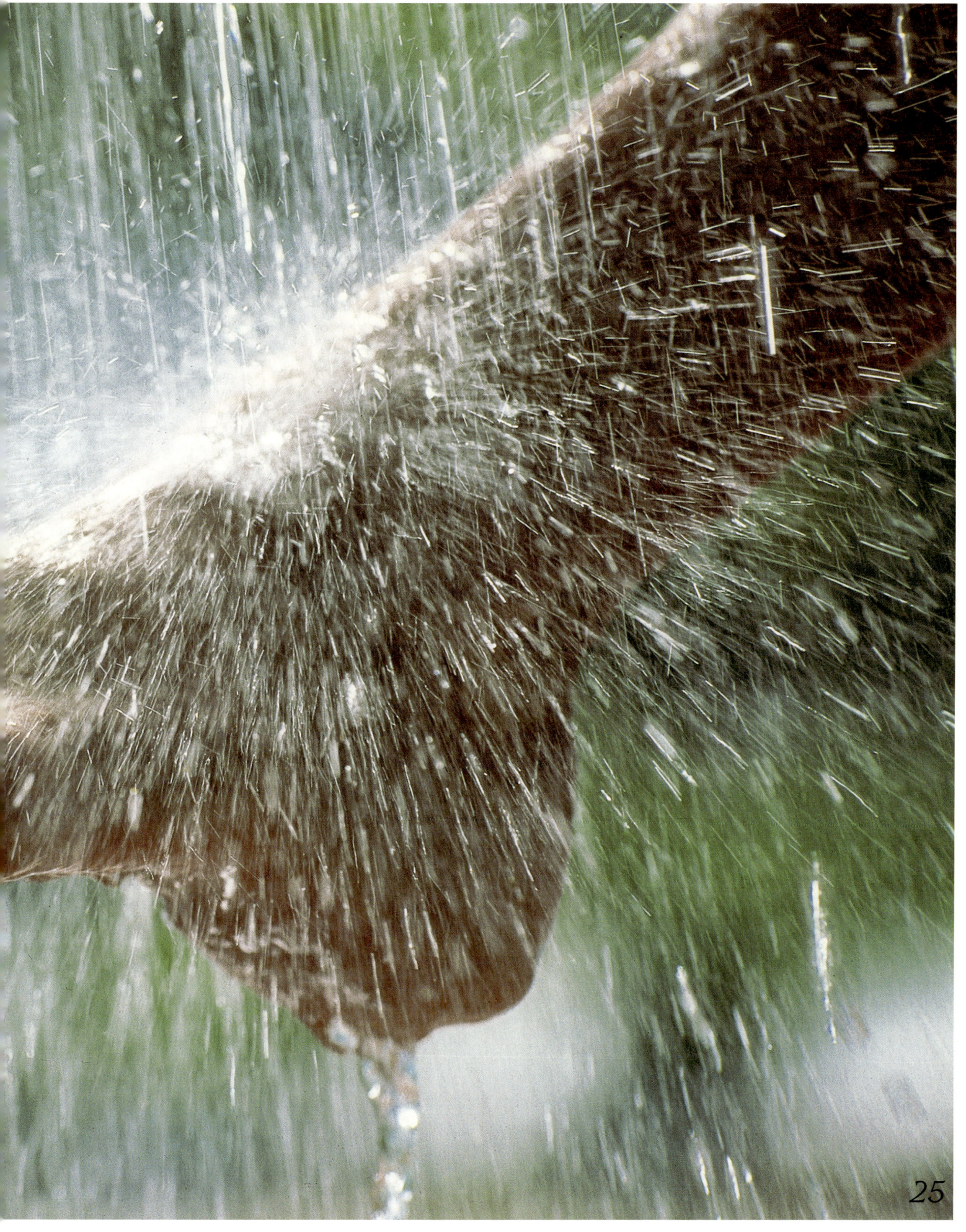

Haare

Die Haare sind der Wald unseres persönlichen Körperplaneten. Der gesunde Haarwald ist ebenso von Bodenbeschaffenheit und Klima abhängig wie sein grünes Gegenstück. Diese Tatsache wird von Menschen, die vom Wunsch nach schönem Haar beseelt sind, gern vergessen. So träumt manche feinhaarige Blondine von dicken, lockigen Haaren, während manche Dame mit gekraustem Haar sich in ihren Träumen mit im Winde wehenden feinen Haaren sieht, ohne daß beide ahnen, wie gerecht die Pflegeprobleme verteilt sind.

Die meisten „Haarprobleme" sind gar keine. Und wenn Werbung und Filmindustrie nicht so wilde Behauptungen aufstellen würden (Blondes have more fun!), wären die katastrophalen Auswirkungen auf Haare und in der Folge auf die Umwelt durch eine Vielzahl unsinniger Produkte nicht so groß.

Haare sind (und waren schon immer) ein sexuelles Signal. Ein Zeichen von Pracht und Stärke, und bei Frauen auch eine Auskunft über den Hormonhaushalt. Haare sind „freiwachsende Seide" und nicht nur ein herrliches Geschenk der Natur, sie deuten auch auf einen harmonischen Gesundheitszustand hin (oder eben nicht). Sowohl Körper- als auch Geisteszustand werden in der Frisur widergespiegelt. Die Verbindung von Sich-schlecht-Fühlen und Schlecht-Aussehen wird wohl nie so häufig beklagt wie bei Haaren. Vom Verlust der Haarfarbe bis zum Haarausfall bei Liebeskummer gibt es wenige Körperteile, die so nachhaltig geschädigt werden können. Und selten ist es so lange sichtbar, ganz einfach deshalb, weil sich das Haar eben seine Zeit nimmt, um nachzuwachsen.

Wenn Sie meinen, Ihre Haare wären in einem schlechten Zustand, sollten Sie, bevor Sie irgendwelche organischen Ursachen mutmaßen, genau überlegen, ob Sie mit ihnen nicht einfach übermäßig viel Unfug getrieben haben! Färben und Dauerwellen sind eigentlich – streng genommen – vollständig abzulehnen. Keine Pflege, auch wenn sie noch so gut und teuer ist, kann die Haare so schön glänzen lassen wie das Haar in seinem unbehandelten Zustand. Ausnahmen sind einfache Tönungen, zum Beispiel die neuen pflanzlichen Farben. Es ist also wichtig zu versuchen, die Haare bestmöglich in naturnahem Zustand zu erhalten. Selbst wenn die Haare ergrauen, ist es besser, nur ein paar Farbsträhnchen einzufärben. Eine stärkere Betonung der Augenbrauen läßt graues Haar sogar zum optischen Vorteil werden. Denn wenn das Gesicht faltig wird, macht nichts älter als eintönig gefärbtes Haar.

Organische Ursachen für Haarprobleme können sein: Schilddrüse und Leber, Pilze im Darm, Hormonstörungen, Vitaminmangel.

Die wichtigsten Nährstoffe zum Haar-aufbau sind: L-Cystein und Vitamin C. Sie sind synergetisch, das heißt, sie brauchen einander. Weiter Eisen und die B-Vitamine. Ein wahres Wundermittel ist Hefe. Immer wieder werden neue Nähr- und Wirkstoffe entdeckt, die in der Hefe stecken. Für die Haarpflege von innen spielt vor allem Inostol, ein B-Vitamin, eine sehr große Rolle. Auch das ist in der Hefe enthalten. Biotin, ein weiteres B-Vitamin, kann bei Mangel-erscheinungen Haarausfall verursachen. Doch passiert das äußerst selten, da das Biotin von den Darmbakterien hergestellt wird. Durch Einnahme von Antibiotika aber wird das Biotin zerstört. Auch rohes Eiweiß zerstört Biotin.

Feinstoffliche Aspekte

Luft

Eine regelmäßige Atemgymnastik und mindestens eine Stunde täglich an der frischen Luft sind für die Gesundheit der Haare wichtig, weil die Kopfhaut sonst wegen des Sauer-stoffmangels nicht richtig durchblutet wird. Wenn die Sonne stark scheint, empfiehlt es sich heutzutage aber, neben der Creme mit Licht-schutzfaktor für die Haut auch einen UV-Schutz für das Haar aufzutragen. Praktischerweise ist er häufig in vielen handelsüblichen Stylingpro-dukten enthalten, die man ohnehin „für die Optik" verwendet.

Licht und Farbe

Beides ist sehr wichtig für gesundes Haar. Ein Mangel an UV-Licht (auch wenn zuviel davon genauso ungesund ist) läßt das Haar nicht nur verblassen (so daß man im Winter oft mausgraue Haare hat), sondern kann auch zu Haarausfall führen. Aber gehen Sie nie ins direk-te Sonnenlicht, das UV-Licht im Schatten ist genauso wirksam.

Farbe kann aber auch unter einem anderen Gesichtspunkt heilend wirken: Die rich-tige Wahl der Kleiderfarben läßt in der Gesamtkomposition die Haare besonders schön strahlen. Statt die Haare mit ungesunder Chemie zu färben, kann man die gleiche Wirkung auch mit der Farbe drumherum erreichen. Der richti-ge Pullover kann die eigene Haarfarbe unterstüt-zen – wie man das ja auch macht, um die Augen besonders zu betonen.

❖ Blonde Haare werden durch kräftige Töne verstärkt, Beige kann leicht langweilig wirken.

❖ Rotblondes Haar kann durch Rosttöne oder Terrakotta zum Leuchten gebracht werden.

❖ Braunes Haar wird durch schokoladebraunen Samt und andere Brauntöne belebt, Braunrot und „Ochsenblut" gibt glamouröse Effekte.

❖ Graues Haar können Sie durch das Tragen starker Farben aufpeppen. Wirkt fein statt fad!

❖ Schwarzes Haar, speziell mit dunkler Haut, bekommt durch Pastellfarben einen besonderen Reiz. (Sehen Sie sich doch nur die indische Far-benpracht an.)

❖ Bei heller Haut und dunklem Haar sehen die Farben am besten aus, die mit den Augen korre-spondieren.

Duft

Eine Kopfmassage, die die Haarwurzeln kräftigt, wirkt Wunder. Sie ist gut für gesundes Haar – und für die Seele. Am besten wird sie morgens, eine Minute lang, liebevoll (den Partner in das Schönheitsprogramm einbinden) gemacht. Massieren Sie den Kopf in kleinen Kreisen von der Kopfmitte nach außen. Für trockenes Haar empfehlen sich Essenzen aus: Kamille, Rosmarin, Sandelholz, Lavendel, Geranie. Für fettiges Haar: Salbei, Zitrone.

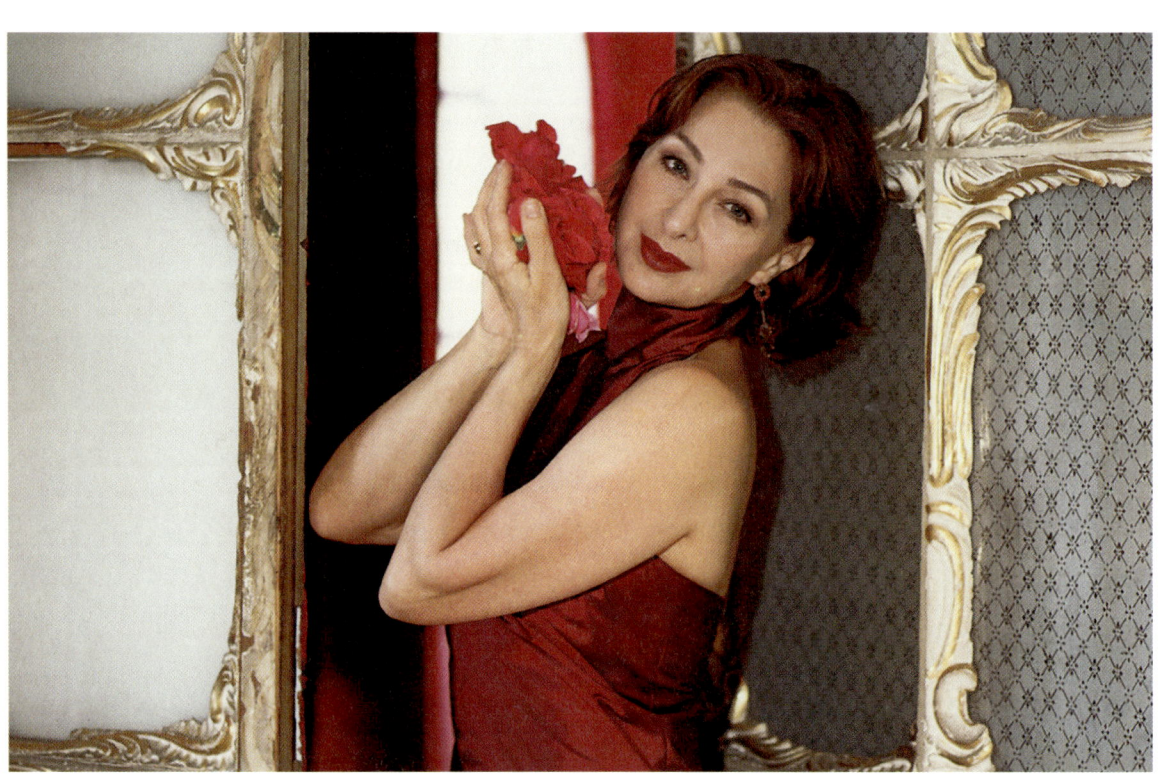

Düfte und Gerüche
sind Nahrung.

Grobstoffliche Aspekte

„Wundermittel" für die Haare

❖ Gelacet ist ein gutes, preisgünstiges Mittel zur Kräftigung der Haare.

❖ Ferro Folsan ist ein altbewährtes deutsches Eisenpräparat (wichtig bei vegetarischer Kost, da sehr oft Eisen und Folsäure nicht genug in vegetarischer Nahrung enthalten sind).

❖ Haferflocken, zum Beispiel zweimal wöchentlich Haferbrei. Ein billiges und gutes Mittel zur Stärkung der Haare.

❖ Goldhirse. Es ist nicht einfach, Hirse zuzubereiten. Zum Glück gibt es Tabletten, die Goldhirse enthalten.

❖ Algen und Algenprodukte sind für die Haare sehr zu empfehlen.

Ernährung

Im Prinzip kann man davon ausgehen, daß die normale Eßweise den Haaren alles gibt, was sie zum Wachsen brauchen. Es gibt deshalb auch kein Mittel, das die Grundstruktur Ihrer Haare verändert. Doch die Schönheit der Haare wird durch mangelnde Ernährung sehr negativ beeinflußt.

Für die Haare gelten die allgemeinen Regeln wie für die innere Gesundheit und die äußerliche Schönheit:

❖ Essen Sie schwerpunktmäßig Gemüse, Obst und Vollkorngetreide,

❖ nur gelegentlich Fisch und Fleisch,

❖ Nüsse sind generell gesund, aber nicht wenn man zu Übergewicht tendiert.

❖ Generell: je farbiger Gemüse und Obst sind, desto höher ist der Anteil an Vitaminen und damit ihr Nährwert (bitte nicht mit Kalorien verwechseln).

Äußere Behandlung der Haare

Jedesmal, wenn Haare gewaschen werden, entfernt man nicht nur den Schmutz, sondern auch den Schutzfilm der Haare. Eine Balsamspülung, mit Wasser verdünnt, ist unerläßlich.

Es empfiehlt sich, jene Shampoos und Spülungen zu verwenden, die tatsächlich pflanzliche Wirkstoffe enthalten. Die milden, natürlichen Haarshampoos (sehr gut sind Aveda und Rapunzel) sind oft teurer als die üblichen Drogeriemittelchen, doch sie sind auch einfach besser. Es ist wie mit dem Saft einer echten Zitrone und dem seltsam riechenden, zitronenähnlichen Extrakt, den man in Bahnhofsgaststätten oft als „Zitrone" zum Tee bekommt. Es ist einfach nicht das gleiche. Investieren Sie in diesem Fall lieber etwas mehr Geld. Welche Kräuterkompositionen für Sie die richtigen sind, richtet sich nach der Struktur und Farbe Ihrer Haare.

Brüchige, spröde, glanzlose Haare

❖ L-Cystein ist ein wichtiger Bestandteil der Haare, es ist wichtig für die Proteinstruktur beziehungsweise für die biologische Aktivität. Enthalten in Eiern.

❖ Eisen- oder auch Kupfer- und Eisenmangel können ebenfalls brüchige Haare oder sogar Haarausfall verursachen.

❖ Vitamin C, Kupfer, Folsäure einnehmen.

❖ Nicht zuviel Kaffee oder Tee trinken, denn beides behindert die Eisenresorption. Am besten die Eisentabletten abends mit Kräutertee ohne Zucker einnehmen, das heißt ohne andere Nahrungsmittel.

Haarausfall

Kann verursacht werden durch Cortison, falsch dosierte Schilddrüsenpräparate, Aspirin, Amphetamin, Antibiotika, Chemotherapie. Durch Medikamente bedingter Haarausfall kann erst längere Zeit nach Einnahme der Präparate auftreten und ist meist temporär, hört also auf, wenn die Medikamente abgesetzt werden.

Die Antibabypille hat für manche Frauen eine haarwuchsfördernde Wirkung, bei anderen verursacht sie den Haarausfall. Auch sehr starker Streß kann zu Haarausfall führen.

Schuppen

Zink hat einen Antioxydationseffekt. Durch Zink und Vitamin E und A wird die Oxydation der Lipide (Fette) der Kopfhaut verhindert.

Anspannung, Kopfschmerzen, Migräne

Kopfschmerzen entstehen häufig aufgrund scheinbar nicht zu bewältigender Probleme. Die meisten, wenn der Grund herausgefunden ist, lassen sich dennoch in Angriff nehmen und auch meistern.

Weitere Ursachen sind: zuviel Alkohol, Schokolade, reifer Käse, Zitrusfrüchte, Antibabypille, Allergene, zuviel Fernsehen, gute Miene machen zum bösem Spiel, falscher Biß (Kieferorthopäden aufsuchen), zuviel Kaffee.

Hilfen: Vitamine des B-Komplexes, Vitamin C, Magnesium und Kalzium. Tryptophan zur Beruhigung. Kalma gibt es in der Apotheke mit Rezept.

Überprüfen Sie Ihre Schlafgewohnheiten (siehe auch Seite 11).

Augen

Schwellungen um die Augen

Verquollene Augen am Morgen sind nichts anderes als ein Zeichen organischer Überlastung beziehungsweise Übersäuerung (siehe Seite 77). In jungen Jahren legt sich das meist von allein, später ist es häufig nur noch durch eine Operation zu „heilen". Verursacht wird das Problem durch eine Übersäuerung des Körpers, die die Nieren (und den Darm) so belastet, daß sie die Augenpartie „überschwemmen". Da jedoch im Körper alles mit allem verbunden ist, gibt das Erscheinungsbild am Morgen rotes oder grünes Licht für die Eß- und Trinkgewohnheiten.

Die Augenumgebung ist weich und knochenlos, Schwellungen des ganzen Körpers zeigen sich deshalb hauptsächlich hier. Angeraten ist in jedem Fall eine ärztliche Untersuchung von Nieren, Herz und Schilddrüse. Falls Sie eine Allergie im Verdacht haben: Bei mehr als einer gelegentlichen morgendlichen Schwellung Arzt aufsuchen. Bitte helfen Sie dem Arzt, indem Sie sich zwei Wochen notieren, welches Essen, welche Tabletten, welches Spray oder welche sonstigen Einflüsse die Schwellung verursacht haben könnten.

Schwellungen können auch wetterbedingt sein. Es gibt tatsächlich etwas, was als Quellwetter bezeichnet wird. Mit Akupressur und basischer Nahrung ist die Wetterempfindlichkeit wegzubekommen. Ganzheitlich gesehen ist ein wetterempfindlicher Körper biochemisch unausgeglichen.

Feinstoffliche Aspekte

Luft

Geschwollene Augen lindern sich bei einer „feinstofflichen" Behandlung schnell und effektiv. Bewegung, die damit verbundene tiefe Atmung und ein Einatmen beschwingender Aromen sind zur Entstauung unerläßlich. Da die Nieren schwach arbeiten, soll die Flüssigkeit auf sanfte Art durch Bewegung in andere „Bahnen" gelenkt werden. Bitte halten Sie sich bei diesen Übungen warm. Also nicht am offenen Fenster turnen, sondern das Zimmer vorher lüften und dann bei geschlossenem Fenster möglichst mit duftenden Essenzen zu beschwingender Musik tanzen und atmen, bis Sie sich gut durchblutet fühlen, also rote Backen haben und schwitzen.

Licht und Farbe

Da es darum geht zu „entstauen", sollten anregende Farben betrachtet werden, wie Gelb, Aprikose, Hellgrün, Hellblau – frische Töne eben, die helfen, den „Sumpf im Gesicht" zu bekämpfen. Ein schönes Tuch oder Blumen sind ein guter „Meditationspunkt".

Duft

Essenzen von Efeu, Eukalyptus, Geranie, Lavendel, Rosmarin, Wacholder und Sandelholz, eingeatmet oder einmassiert, helfen.

Grobstoffliche Aspekte

Generell gilt: Nach 18 Uhr sollten Sie nichts mehr essen, höchstens eine leichte Gemüsesuppe, die nicht zu salzig ist. Es sei denn, Sie gehen anschließend tanzen oder radfahren oder planen sonst irgendeine schweißtreibende Unternehmung. Auch auf Getränke aller Art sollten Sie abends lieber verzichten. Trinken Sie über den Tag verteilt 8 Gläser Kräutertee, doch nicht direkt vor dem Schlafengehen.

Wenn man dagegen nicht die ausreichende Menge trinkt, die der Körper zur Durchspülung braucht, hält er sich an das Wasser überall und auch aus dem Darm, was zu Verstopfung führt.

Zusätzliches Vitamin B6. Durch die Einnahme dieses Vitamins wird das Wasser leichter ausgeschwemmt.

„Schönheitsmörder"

❖ Tierisches Eiweiß wirkt negativ auf die Nieren. Vergleichen Sie (pardon für die Intimität) den Uringeruch am Morgen, wenn sie viel Fleisch gegessen haben, mit dem Geruch, wenn Sie am Tag davor nur Obst und Gemüse zu sich genommen haben. Der Duft spricht keine Bände – er singt Opern.

❖ Oxalsäure belastet durch Übersäuerung die Nieren ebenfalls. Sie ist in Schokolade, Spinat, Rote Beete, Mangold und Erdbeeren enthalten. Sie sehen, es gibt auch eine ganze Menge „gesunder" Dinge, die am nächsten Morgen „entstellen" können.

❖ Milchprodukte sind nicht so gesund, wie uns die Milchindustrie erzählen will. Einzige Ausnahme ist Joghurt: er ist für die meisten Menschen sehr bekömmlich.

❖ Zucker in jeder Form (leider auch Honig) kann Pilze im Darm sprießen lassen und ist daher schädlich.

❖ Spätabends Salz zu essen ist sicher keine gute Idee. Schon deshalb, weil es durstig macht und die Nieren nachts auch gern ausruhen. Ob Sie – außer im Krankheitsfall – ganz auf Salz verzichten sollten, müssen Sie individuell mit einem Arzt oder Heilpraktiker abklären.

❖ Zuviel Alkohol ist leider, leider furchtbar ungesund (so viel auch für einen guten Wein spricht). Wer morgens häufig mit verquollenen Augen aufwacht, muß seinen Alkoholkonsum reduzieren und auch dann nach Möglichkeit nicht vorm Schlafen trinken.

*Viel trinken unterstützt
Ihr gutes Aussehen.*

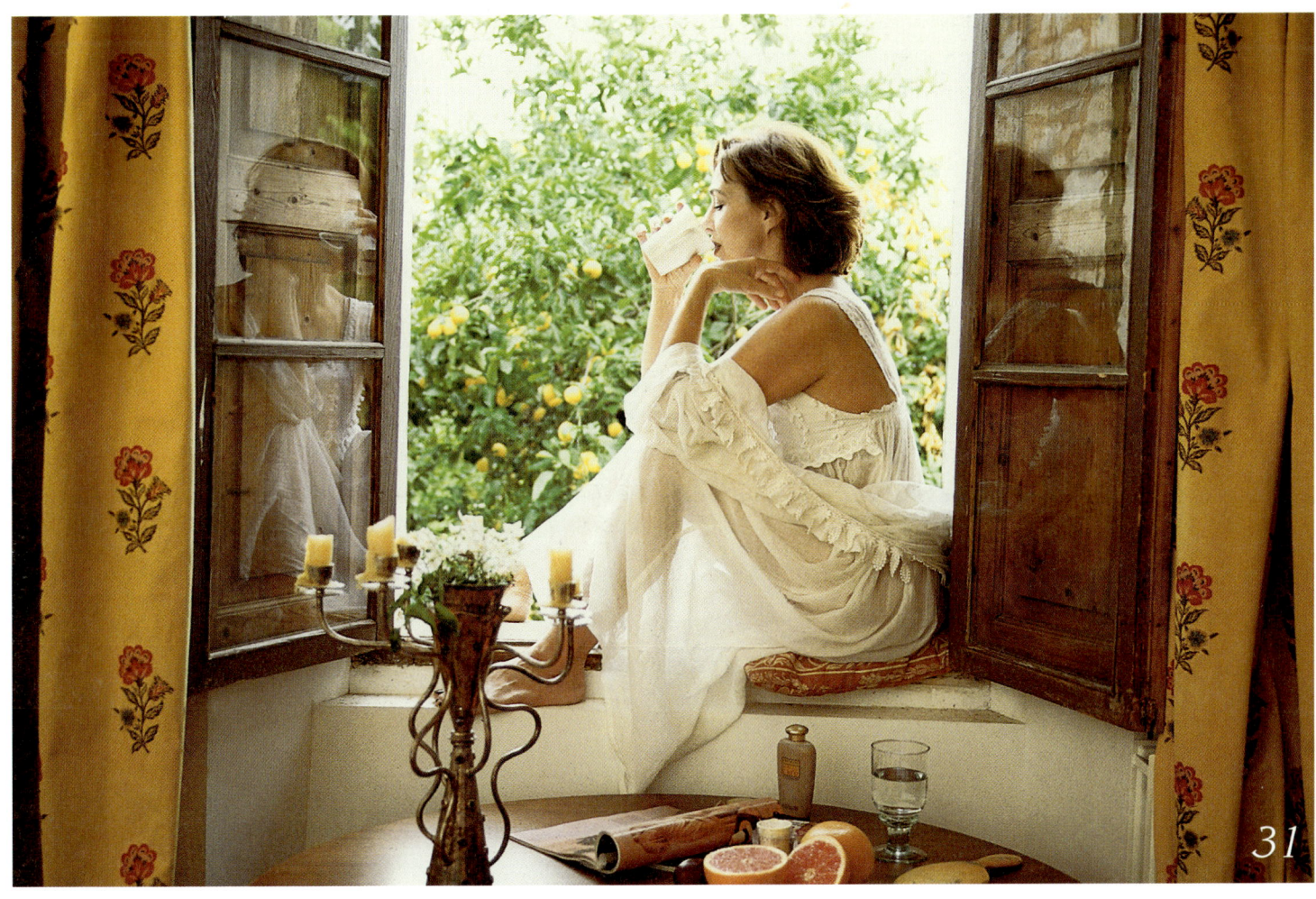

❖ Kaffee (ist meine einzige Sucht, und ich schreibe diese Zeilen sehr ungern) ist ein Genuß-mittel, das die Lymphe staut. Auch wenn er gut ge-gen niedrigen Blutdruck wirkt, sollte er nie mehr als eine Gelegenheitssünde sein. Schwellungen um die Augen kann man vermindern, wenn man statt des-sen auf Caro-Kaffee oder Kräutertee ausweicht.

„Wundermittel" gegen geschwollene Augen

❖ Basische Kost (siehe Seite 81).

❖ Haferflocken oder Reis: Eine dreitägige Monokur hilft als vorbeugende Maßnahme gegen Schwellungen im Gesicht, weil sie den Körper ent-giftet.

❖ Kürbis, in den verschiedensten Formen.

❖ Artischocken und das Wasser, in dem sie ge-kocht wurden (verwenden Sie einen vegetarischen, salzarmen Brühwürfel).

❖ Löwenzahnsalat mit Zitrone, Olivenöl und gerösteten Kürbiskernen. Das Ganze mit einem grünen Salat ist Futtermedizin par excellence.

Außeneinflüsse

❖ Nicht zu flach schlafen.

❖ Nicht zuviel fernsehen! Kurz vor dem Schla-fengehen duschen; die negativen Ionen aus dem Duschwasser gleichen aus.

❖ Keine schweren Fettcremes nachts auf die Augenpartie. Creme auftragen, 10 Minuten einwir-ken lassen, Überschüssiges abtupfen (mehr ist le-diglich fürs Kissen und die Hersteller).

❖ Vorsicht bei Wimperntusche! Eine Gelmaske, abends unter dem Auge aufgetragen, wirkt wie ein Korsett.

Kräuter

Weil die Ursachen für geschwollene Augen in der Regel in Nieren und Darm zu fin-den sind, halte ich einen Nierentee für sehr emp-fehlenswert. Ich möchte Ihnen mein persönli-ches Rezept verraten: Ich mische indischen Nierentee mit Birke.

Da in einer ganzheitlichen Behandlung der Geisteszustand nicht außen vor gelassen werden darf und eine Schwächung der Nieren durch Angst und negative Spannung verschlim-mert wird, sollten Sie diesen Tee am späten Nachmittag trinken, während Sie einer beruhi-genden Musik lauschen.

Hilfe gegen verschwollene Augen

Wenn die Augen und das Gesicht ver-schwollen sind, hilft das Schönheitsritual (Seite 159) oder: Das Waschbecken mit heißem Wasser füllen, Waschlappen oder besser ein kleines Handtuch hineinlegen, auswringen und mög-lichst heiß auf das Gesicht einwirken lassen. Das rote und erhitzte Gesicht mit Öl einmassie-ren zum Abtransport der Flüssigkeit. Danach erst mit kühlem Wasser spülen und dann gesichtsdurchblutende Gymnastik machen (siehe Kapitel Bodybalance, Seite 118).

Schatten unter den Augen

Wer sie hat, weiß, daß sie selten des-halb kommen, weil man schlecht geschlafen hat. Schatten unter den Augen sind eine Veranlagung, sie hängen mit der Haut-beschaffenheit zusammen – sie ist feiner. Auch wenn man sich als Betroffene oft ärgert, daß sie alle Gefühle, Ängste und Verdauungs-störungen sofort durchscheinen läßt, ist sie gleichzeitig auch eine Art Ampel, die einen, wenn man analytisch mit ihren Warnzeichen umgeht, ein phantastisches Warnsystem bietet: Vorsicht! Dieses Essen ist unbekömmlich! Dieser Raum ist ungesund! Dieser Mensch ist anstrengend!

Wer zu Schatten unter den Augen neigt, weiß, daß sich jede Anstrengung sofort an dieser Stelle zeigt. Wenn man richtig krank ist, zum Beispiel mit einer Nebenhöhlenvereiterung im Bett liegt, werden die Schatten zum ständigen Begleiter. Schatten unter den Augen sind ein Warnlicht im Körper, an dem Unbekömmlichkeiten abzulesen sind. Es gibt Menschen, denen Krankheiten nicht anzusehen sind, dramatische Störungen machen sich bei ihnen erst später und anders bemerkbar. Es sind die Menschen, die – immer noch vital aussehend – urplötzlich tot umfallen.

So gesehen hat eine feine, transparente Haut auch ihre Vorteile. Allerdings weiß ich, daß man sich über diese Durchsichtigkeit, diese Unfähigkeit, Dinge zu verbergen, mehr ärgert als freut. Außerdem kommt dazu, daß dieser Hauttyp schnell errötet. Doch sich über Unabänderlichkeiten zu ärgern ist sinnlos.

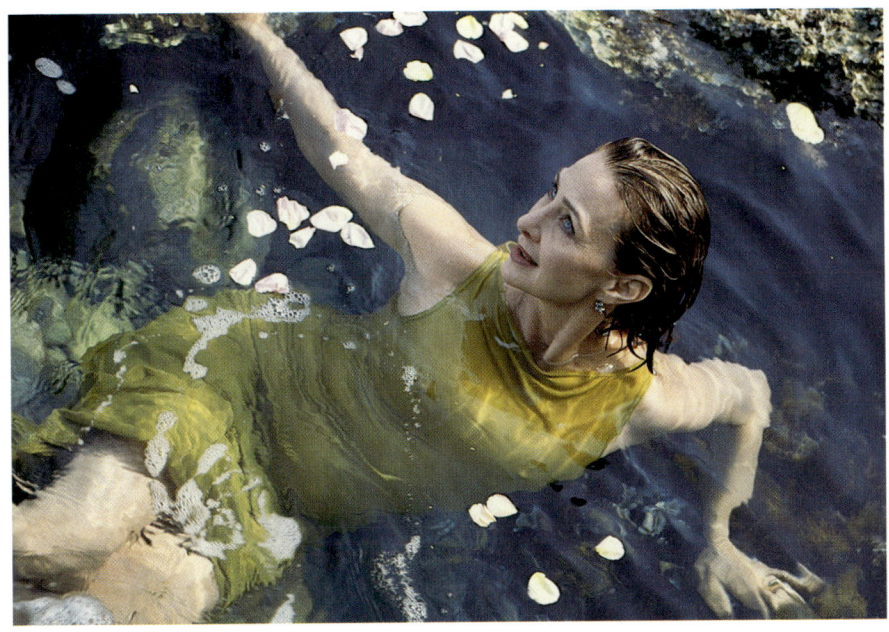

Eine mögliche organische Ursache können eine Nierenschwäche, eine Schwäche der Leber oder Pilze im Darm sein. Auch hier ist es sehr wichtig und unerläßlich, sich mit einer Fachkraft zu besprechen. Siehe auch Kapitel Mikroökologie, Seite 64.

Feinstoffliche Aspekte

Luft

Es ist unerläßlich und wichtiger als jede Behandlung von außen, mehrmals täglich ins „Schnaufen" zu kommen. Schatten unter den Augen sind fast immer ein sicheres Zeichen für Sauerstoffmangel.

Machen Sie regelmäßig die Atem-Übungen von S. 123 f. Sie pumpen sich dabei voll mit „Luft-Champagner". Während Sie sich vor- und zurückbeugen, wird das Gesicht durchblutet. Wenn Sie sich nach den Tanzübungen ansehen, wissen Sie, daß die Übungen erst dann beendet sind, wenn Sie tief atmen und ein wenig ins Schwitzen gekommen sind. Zählen und warten, bis es vorbei ist, nützt nichts!

Ihr tägliches Luftbad ist unerläßlich, Fahrradfahren ist dafür ideal. Wenn Sie nicht ohnehin Ihre Einkäufe damit erledigen, sollten Sie mindestens einmal am Tag im Freien und im Grünen eine Runde drehen. Im Winter ist es allerdings nur dann empfehlenswert, wenn Sie sich mit einem Schal, auf den Sie Ihre persönlichen aromatischen Essenzen geben können, gegen die kalte Luft abschirmen. Denn viele „Schattenmenschen" sind besonders kälteempfindlich.

Licht und Farbe

Der Niere wird die Farbe Blau (für das Wasser) zugeordnet. Mir persönlich – als „schattenträchtigem Menschen" – tun Spaziergänge oder Radtouren am Wasser sehr gut, sie reduzieren meine Schatten. Zimmer mit blauen Wänden mag ich hingegen nicht. Ich habe auch noch nicht erlebt, daß sich Farbe, fern von Luft und Bewegung, schattenvertreibend auswirkt.

Duft

Was gern vergessen wird, sind die Auswirkungen moderner Düfte auf die Organe. Gerade eine feinhäutige Person kann sehen (vor allem morgens, wenn man in einem Hotel-zimmer geschlafen hat, das vielleicht gerade mit einem dubiosen Mittel gestrichen, beklebt oder nur dekoriert wurde), wie sich gewisse unsichtbare Stoffe auswirken. Gründliches Lüften hilft ebenso wie die Behandlung mit aromatherapeutischen Essenzen. Zu Hause sollte man radikal auf alle Stoffe verzichten, die durch die Nase krank machen.

Bei der Pflege zur Verbesserung und zur Stärkung dieses Hauttyps sollte man sich zweimal täglich ein Sitzbad oder eine Waschung mit dem Schwamm gönnen. Ideal sind dafür Essenzen von Salbei, Wacholder, Efeu oder Sandelholz.

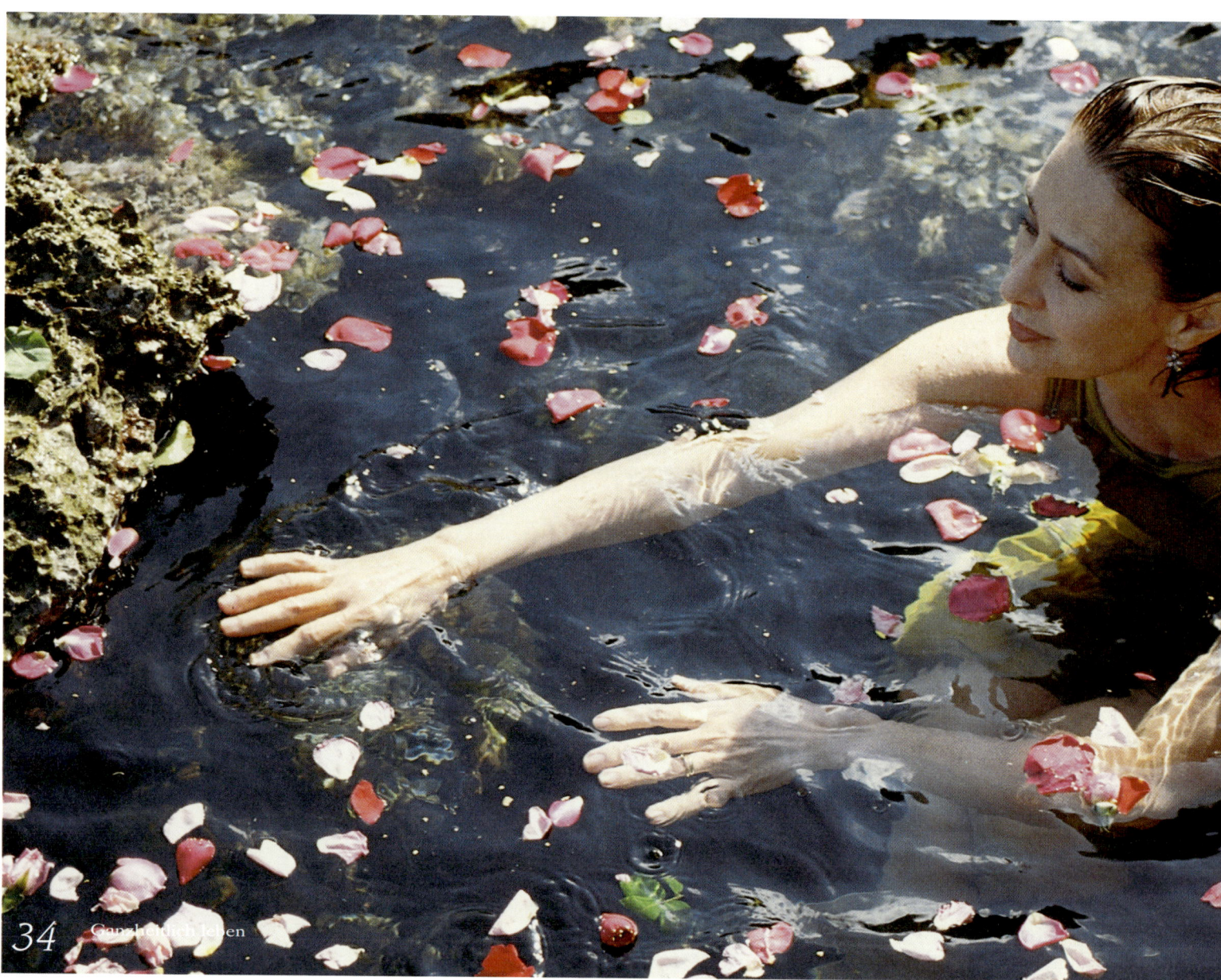

Grobstoffliche Einflüsse

❖ Es helfen die Ernährungsgrundsätze aus dem Kapitel Magie der Ernährung.

❖ Auch Pilze, die sich im Darm einnisten, können Schatten unter den Augen verursachen. Deshalb sollten anfällige Menschen vorsorglich jede Form von Süßigkeiten vermeiden.

❖ Wer eine Weizen-Unverträglichkeit hat, kann beobachten, daß sich nach abendlichem Brotverzehr am nächsten Morgen die Schatten unter den Augen verschlimmern. Die Wirkung ist ähnlich wie bei starkem Alkoholkonsum, dem man ja gemeinhin die Schuld für schlechtes Aussehen gibt. (Nicht ganz zu Unrecht.)

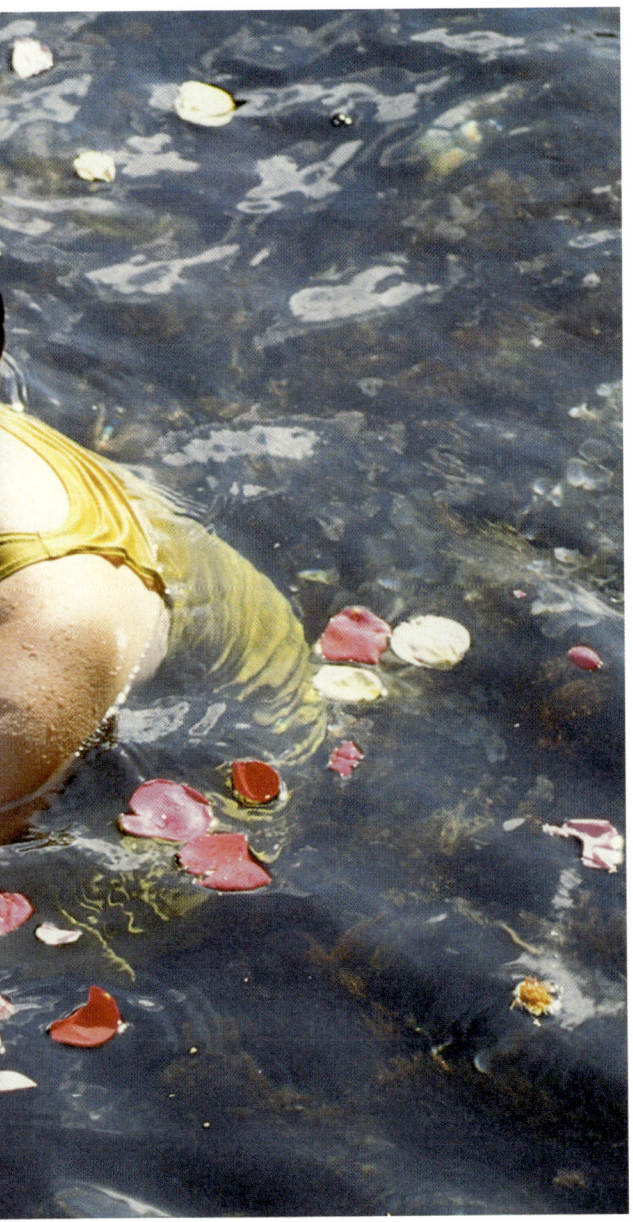

Gerötete Augen

❖ Vitamin-A-Mangelerscheinung trotz genügender Vitamin-A-Zufuhr.

❖ Streß und Kaffee fördern zudem Vitamin-B-Verlust durch Ausschwemmung.

❖ Bei Entzündungen, Arbeit bei Neonlicht, bei übermäßigem Alkoholgenuß immer ein hochdosiertes Vitamin- und Mineralstoffpräparat nehmen, vor allem Zink dazu.

❖ Test, ob die Rötung der Augen harmlos ist oder nicht: Ein Auge zudecken, anderes mit Taschenlampe anleuchten. Schmerzt das bedeckte Auge auch, sofort zum Arzt.

❖ Eine Augengymnastik (Augenrollen) sorgt für eine bessere Durchblutung der Augenpartie. Durchblutung heißt stärkere Nährstoff- und Sauerstoffzufuhr.

❖ Bei Arbeit bei Neonlicht zusätzliche Vitamin-A-haltige Nahrung oder Nährstoffe. Vitamin B2 und B6 helfen bei geröteten Augen, da sie die Neubildung von Gewebe fördern.

❖ Als Ursache kommen aber auch eine Stauballergie oder eine Schminkallergie in Frage.

Dünne und brüchige Wimpern

Zusätzliche Einnahme von Eisen, L-Cystein, Gelatin. Vorsichtiges Abschminken. Spucktusche statt Cremetusche benutzen, Pflegecreme für die Wimpern. Färben im Salon.

Augen-Absonderungen

Handelt es sich um eitrige Entzündungen, sofort zum Arzt gehen. Sind es keine Entzündungen, dann auf folgendes achten: Nicht zu spät essen, mindestens drei Stunden vor dem Schlafengehen, abends basisch essen. Am besten Kartoffeln mit Butter oder Früchte mit Joghurt oder Gemüsesuppe mit wenig Salz, doch gut gewürzt mit frischen Kräutern.

Übergewicht

Der Zusammenhang von Ernährung und Gewicht ist eindeutig. All die verschiedenen Faktoren, die zu Übergewicht führen können, sind in dem Kapitel zur Ernährung ausführlich erklärt. Da es sich in diesem Buch um Informationen handelt, die ich gesammelt habe, und vor meinem Kaufmann kein „Dr." steht, möchte ich an diese Stelle sehr persönliche Erfahrungen und Beobachtungen stellen.

Gerade die als spinös abgeurteilten feinstofflichen Auswirkungen auf das Gewicht habe ich schon immer als elementaren Bestandteil der gesunden und schlanken Kost erfahren und darüber geschrieben. Die Gerüche der Speisen und damit der Eßwaren sind nicht nur Luxus in unserer Kultur, der fehlende Geruch und Duft bedeutet weniger natürlich gewachsen und mangelndes Sättigungsgefühl, das logischerweise auch oder vor allem zuerst durch die Nase kommt.

Eine Studie in Amerika ergab, daß bei gleicher Kost die Probanden schneller abnahmen, wenn man ihnen starke Düfte, auch von Pommes frites, unter die Nase hielt.

Meine Erfahrung ist, daß ich, wenn ich viel selber koche, schlank bleibe, während ich, wenn ich viel außer Haus esse, schnell zunehme.

Faustregeln:

❖ Der erste Schritt ist immer geistig, also die Ursache für Frustessen beseitigen.

❖ Den Vitaminbedarf decken.

❖ Keine Diät (da denkt man nur ans Essen), sondern die Ernährung umstellen.

Wenn Sie ein rundlicher Typ sind und gesund, dann ist das auch gut. Nichts ist sinnloser, als sich von der eigenen Schönheit zu entfernen. Sehen Sie sich die Schönheiten aus dem 19. Jahrhundert an!

Feinstoffliche Aspekte

Luft

Atmen fällt übergewichtigen Menschen meist schwer, und damit bildet sich ein Teufelskreis. Oft ist ihre Muskulatur nicht mehr richtig entwickelt, es macht ihnen keinen Spaß mehr, sich zu bewegen, und damit schnaufen sie auch nicht mehr richtig durch. Die Luft, unsere feinste Nahrung, fließt nicht so leicht ein, und der Körper versucht, dies durch noch mehr grobstoffliche Nahrung zu kompensieren. Sicher ist, daß Hunger – oder genauer gesagt: Freßattacken – mit der richtigen Atmung zu bremsen ist, doch dies muß in Zusammenarbeit mit ausgewählten Duftstoffen geschehen.

Licht und Farbe, Duft und Ton

Statt eines Abendessens mischen Sie sich (immer der Nase nach) ein Potpourri aus folgenden Düften: Vanille, Orange, Sandelholz und Ylang Ylang (ein Blumenduft). Geben Sie die Ihnen angenehmen Essenzen in eine Duftlampe (wenn Ihnen mein Vorschlag nicht zusagt, experimentieren Sie, um Ihren Duft zu finden). Breiten Sie auf Ihrem Lieblingsplatz (Bett, Sofa, Sessel oder Fußboden) ein Tuch mit den Farben aus, die Sie als beruhigend empfinden.

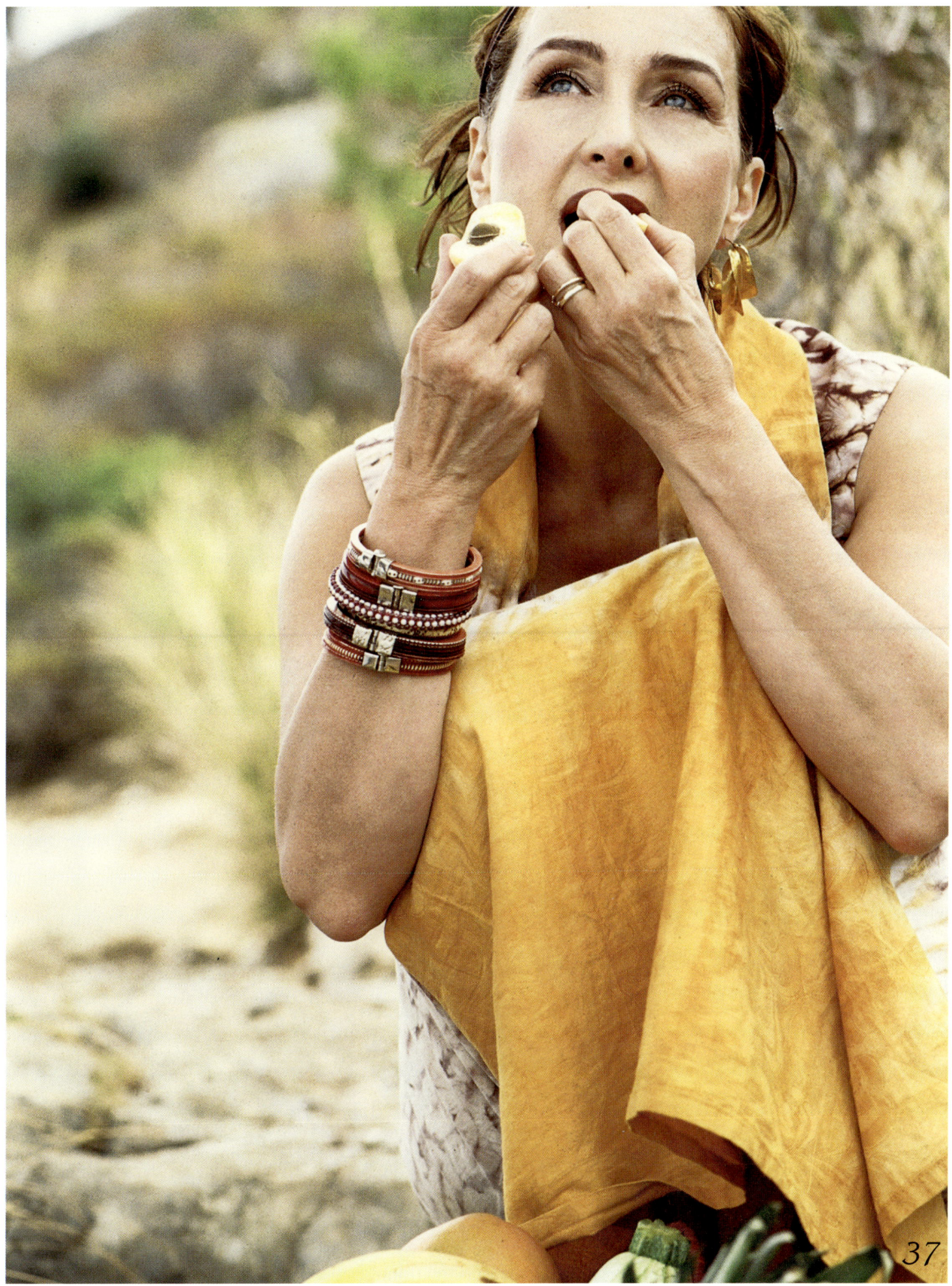

Spielen Sie Töne, die Ihnen angenehm sind. Es ist besser, auf gesungene Lieder zu verzichten. Lesen Sie! Fernsehen ist, auch wenn ich jetzt gegen meine eigenen Interessen spreche, für die Psyche nicht sehr erbaulich. 30 Leichen pro Abend und überflüssige Aufregung tun für Ihr seelisches Gleichgewicht gar nichts.

Wenn es keine einladenden Wege zum Spazierengehen gibt, sind auch die Atem-Acht-Übungen abends eine gute Möglichkeit, das Abendessen zu „vergessen".

Grobstoffliche Aspekte

Sie sollten sich auf jeden Fall mit einer ganzheitlich orientierten Fachkraft ein Bild über ihre biochemische Persönlichkeit erstellen lassen. Sie müssen sich das so vorstellen: Ein harmonischer Körper und seine Gesundheit (nichts anderes also als eine gut organisierte Armee, die die Feinde = überflüssige Fettpolster in Schach hält) sind wie die berühmte, aus einzelnen Gliedern zusammengesetzte Kette. Fehlt auch nur ein Glied, so taugt die ganze Kette nichts. Fehlt im Körper ein Stoff über längere Zeit, bricht das ganze Ensemble zusammen. Um zu erfahren, was nicht stimmt, gibt es Blut- und Stuhlanalysen. Sie sind zeitaufwendig, doch ein simpler Pilz im Darm kann einen Zusammenbruch oder – im Fall von Übergewicht – eine Überflutung zur Folge haben, die alles kollabie-

ren läßt. Und zwar schleichend. Man fühlt sich schlapp und unwohl, nichts macht Spaß! Nur auf dem Bett zu liegen und Pralinen zu naschen gibt dem Leben noch irgendeinen Sinn ...

Spätestens dann ist es dringend nötig, sich an die Ernährungsrichtlinien in diesem Buch zu halten. Ausführlich in Kapitel Ernährung und Essen beschrieben, daher hier nur die zwei wichtigsten Grundsätze:

Starke Düfte aus dem aromatherapeutischen Bereich sowie die Gerüche von Speisen sind, wenn sie tatsächlich als Duft genossen werden (und nicht als Geruchsstoß, kurz bevor man sich auf Fritten und Hamburger stürzt), immer das beste für eine realistisch schlanke und bewegliche Figur. Wenn Sie sich schon nicht gleich auf eine schlankheitsgünstige Lebensweise umstellen können (nur die wird auf Dauer helfen), sollten Sie sich zumindest um folgende Gewohnheiten bemühen:

❖ Essen Sie nicht mehr nach 18 Uhr. Davon wird man leichter und bekommt einen anderen Energiepegel.

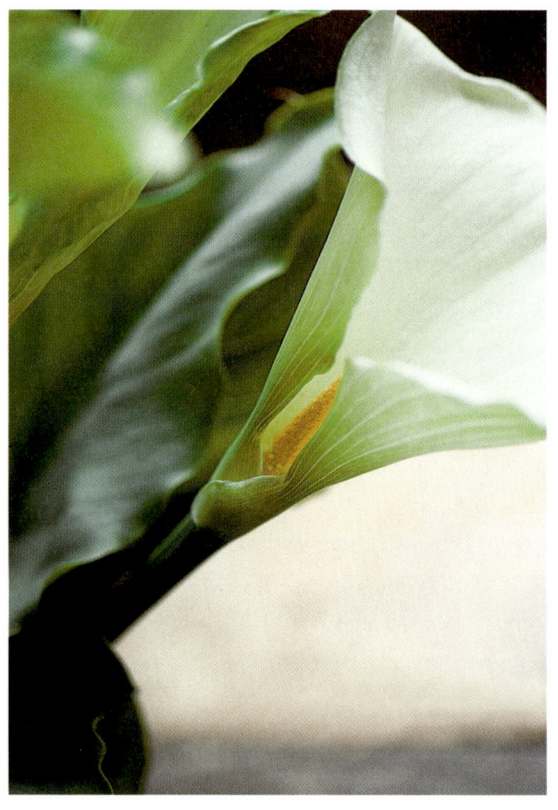

❖ Ein schönes, nach gesunden Ernährungsprinzipien zubereitetes Mittagessen, selbst mit gelegentlichem Weinkonsum, ist dabei unerläßlich.

❖ Der Genuß einmal am Tag muß sein. Das ermöglicht den Verzicht abends, man kann immer sagen: „Du wunderbare Speise, dich krieg' ich noch, doch erst morgen mittag." – statt: „Ich darf das nie essen, drum tu' ich es jetzt ..." Die Kunst des Lebens besteht eben auch aus der Wahl der richtigen Perspektive.

Cellulite

So, jetzt zu einem Thema, über das ich mich schon seit Jahren ärgere. Es betrifft die Eigenwahrnehmung der meisten Frauen. Wenn Frauen sich über Cellulite ärgern, ist es, als ob sich ein Hund über sein Fell ärgert! Es gibt Bücher mit sehr präzisen Anweisungen zur Behebung von Cellulite und andere, die behaupten, die Franzosen hätten die Cellulite erfunden, um damit dem Rest der Welt das Geld aus der Tasche zu ziehen.

Cellulite gehört bei vielen Frauen einfach dazu. Das weibliche Fett ist anders aufgebaut als beim Mann. Man muß deswegen nicht genoppt sein wie eine Matratze, trotzdem sind gewisse Veranlagungen, vor allem bei der betont weiblichen Frau, einfach da. Ein runder Po tritt einfach nur äußerst selten in Verbindung mit superschlanken Oberschenkeln auf. Wir müssen uns frei machen von diesem absurden Modediktat. Das heißt nicht, daß man jene scheußlichen Depots züchtet, die sich ansammeln, wenn man den Körper aus der Harmonie bringt.

Als ich mir mein Bein gebrochen hatte, habe ich durch das damit verbundene Ruhigstellen erfahren, wie schnell sich plötzlich besagte Cellulite ansammelt. Ich hatte ein normales weibliches Bein mit Muskeln und mit einer kleinen „Garnierung", mit der ich absolut leben konnte, und ein zweites Bein, das mir zeigte, was sich so alles deponiert, wenn man sich nicht bewegt. Sobald ich mich wieder aufs Rad traute, fingen diese Depots an zu verschwinden, doch selbst nach über einem Jahr war das rechte Bein immer noch etwas dicker als das intakte. Ich habe daran gearbeitet, aber in dem Bewußtsein, daß die Kräfte, die die sogenannte Cellulite auf mein Bein „hexen", auch meine Wangen rund und meine Haut am Körper weich zaubern.

Geholfen hat mir dabei folgendes: Nicht essen, während man trinkt, und umgekehrt. Möglichst alles frisch, nichts Fritiertes, keinen scharfen und reifen Käse, viel Ananas, viel frische Früchte (Enzyme): Papaya, Mango, Kiwi, Äpfel, Melonen, Quark, Joghurt, Hefe, Früchte- und Gemüsesäfte ohne Zucker. Wenig Alkohol, bis auf ein gelegentliches Glas Wein. So gut wie keinen Kaffee oder schwarzen Tee und keine Erdnüsse. Dagegen viel Kräutertee, ruhig zehn Tassen am Tag.

Warum sollte ich mich wegen meines weiblichen Körpers häßlich und schlecht fühlen? Natürlich bin ich froh, wenn durch regelmäßiges Tanzen und den Verzicht auf zuviel Kaffee meine Schenkel glatter werden, nur – sie werden nie sein wie die Schenkel von Jan Ullrich. Das gilt für viele Frauen. Also seien Sie realistisch und stoßen Sie sich nicht an gewissen Zeichen der Weiblichkeit. Sowohl Renoir als auch Modigliani haben noch Bewunderung für das Weibliche gezeigt. Die Männer, die heute für die Frauenmode verantwortlich sind, interessieren sich ohnehin nicht für Körperkontakt mit Frauen.

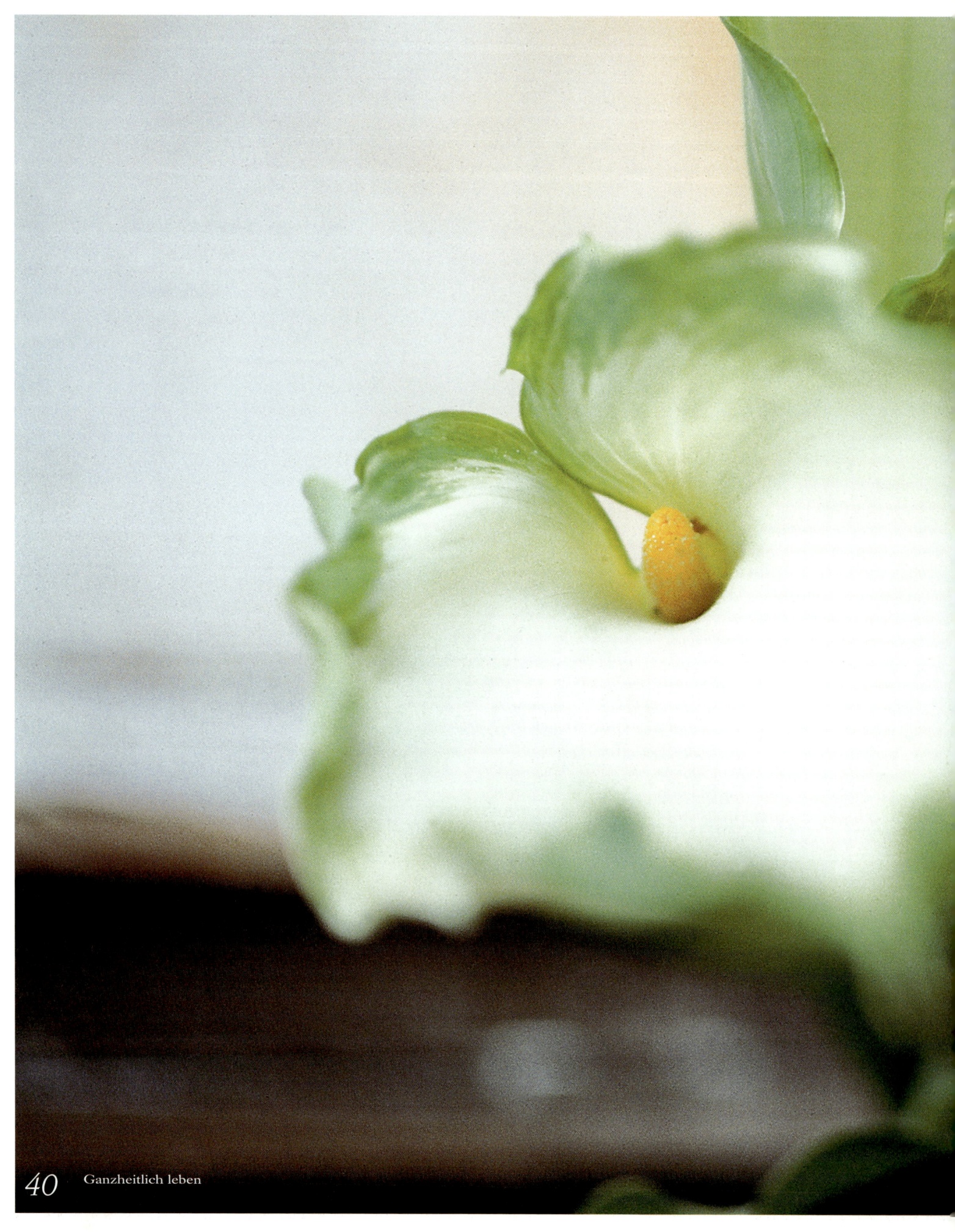

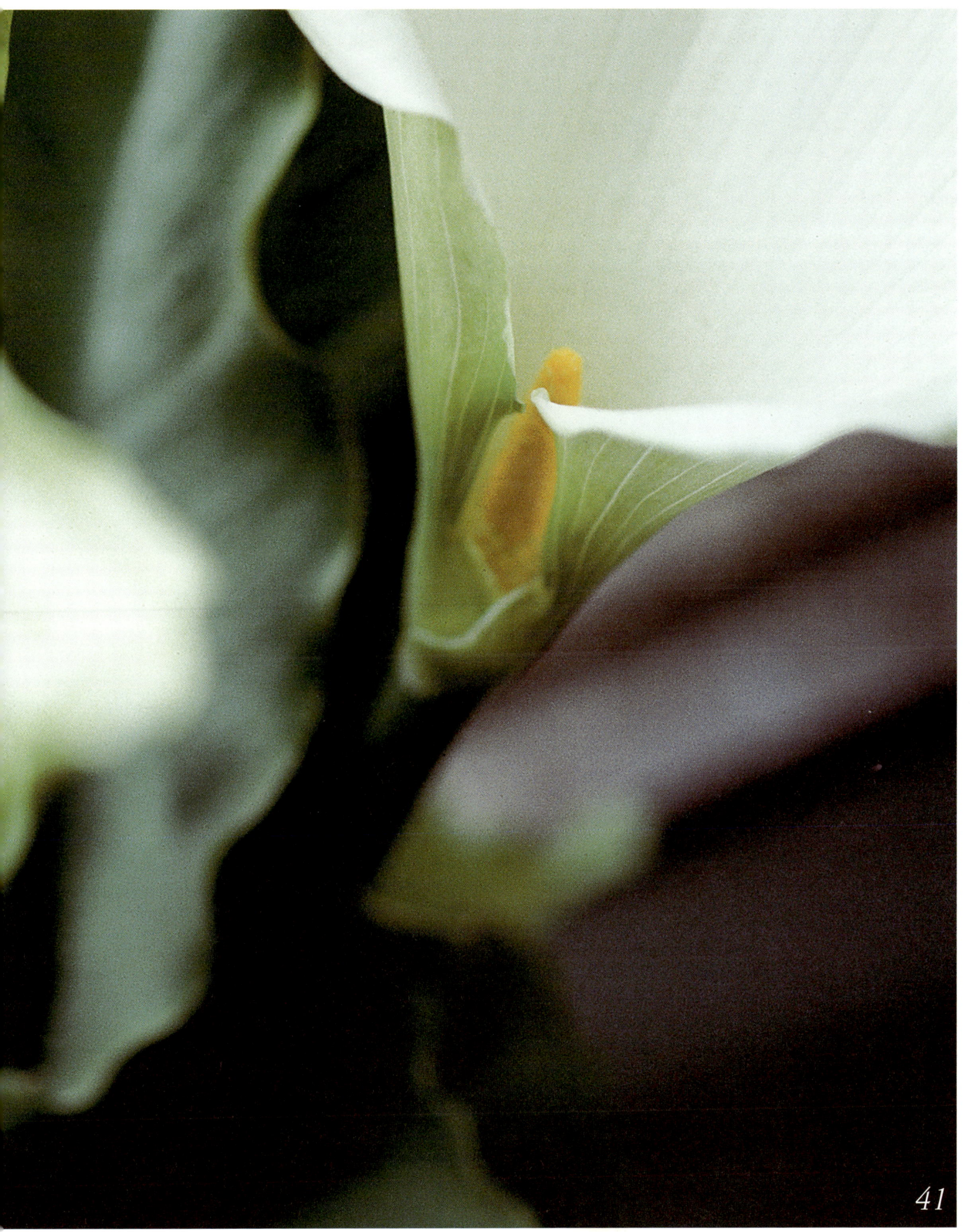

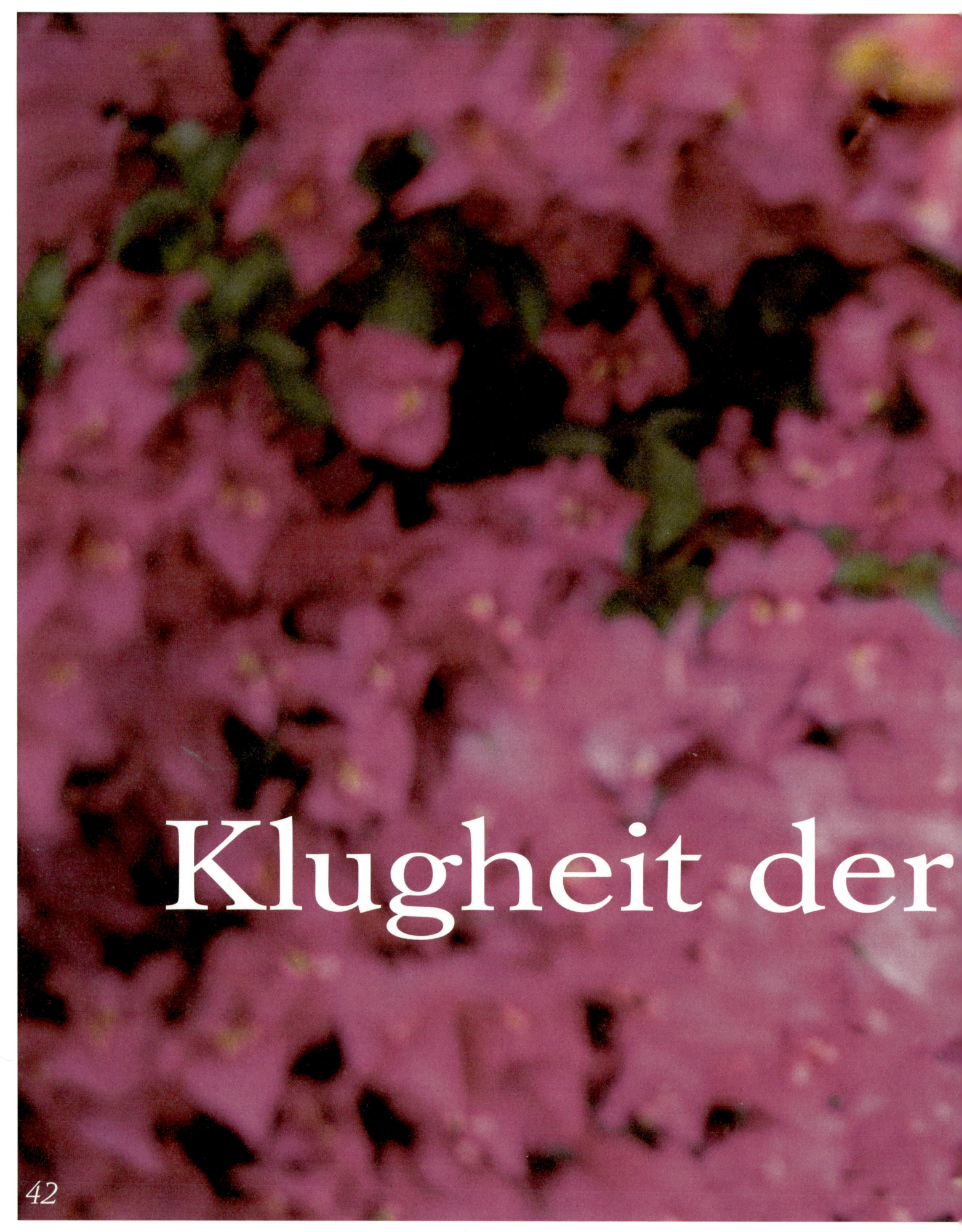

Klugheit der

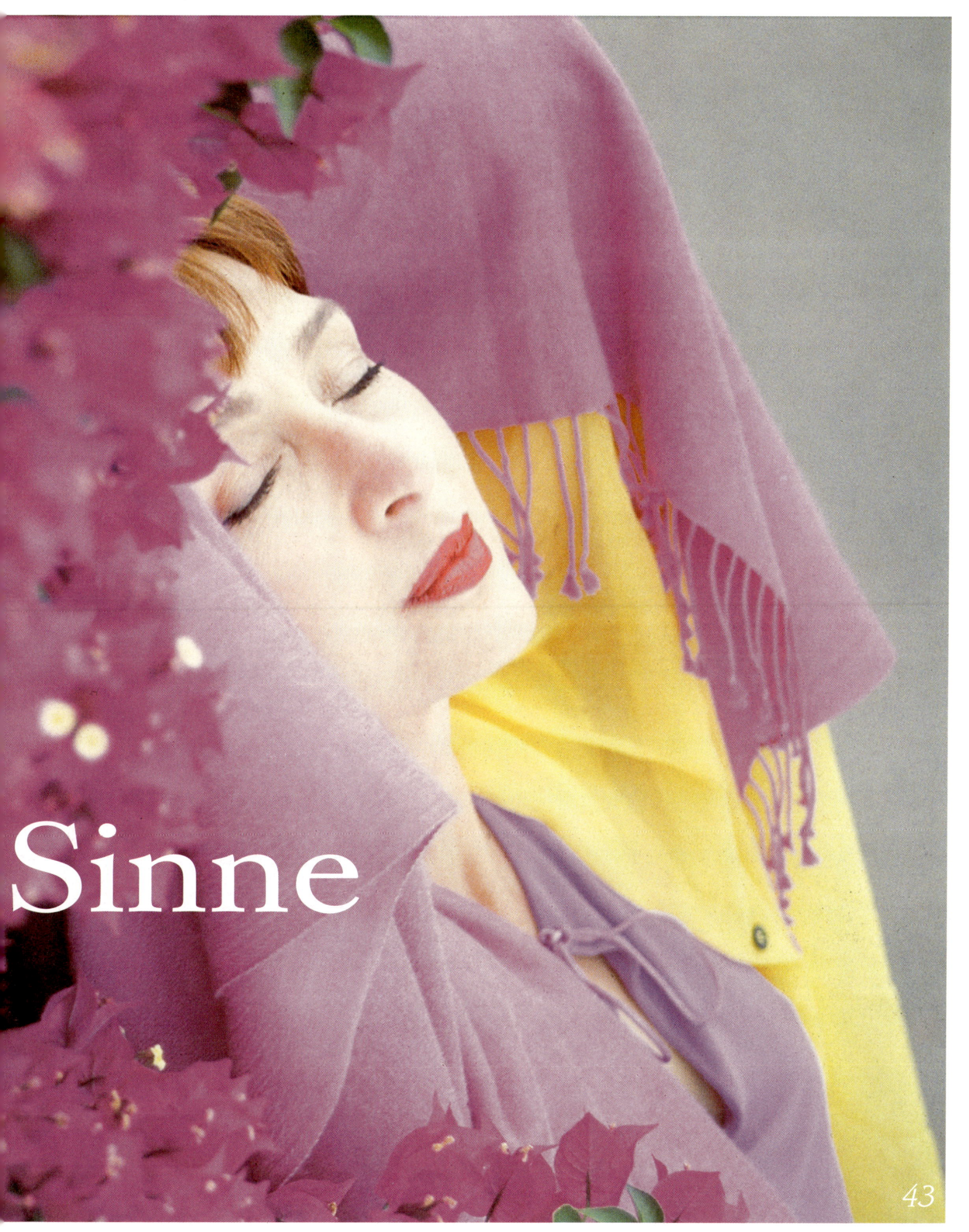

Sinne

Licht
und Farbe

Alle Welt weiß, wie „fahl" man sich fühlt, wenn der Himmel bedeckt ist. Die Auswirkung des Lichts auf das Wohlbefinden erlebt jeder mit den ersten Frühlingsstrahlen. Und das liegt nicht nur am Licht, sondern auch daran, daß mit der „Befreiung des Himmels" von den Wolken die Farben wieder lebendig werden. Die Mischung aus Licht und Farbe weckt Frühlingsgefühle. Man fühlt sich beschwingt und kriegt Farbe ins Gesicht.

Doch die Einflüsse von Licht und Farbe sind vielfältiger, als man denkt. Das „Farbangebot" unseres modernen Lebens ist überwältigend – und aufdringlich. Die Möglichkeit, seinen persönlichen Lebensraum (und sich selbst) farbig zu gestalten, ist so groß, daß man – wie beim Hantieren mit einer Kreissäge – genau wissen sollte, was man tut. Man bedenkt bei Farben meist nur, wie man „darin" aussieht, und nur selten, wie es durch Farben „in einem selbst" aussieht.

Tatsache ist, daß man sich durch die Verwendung einer gesunden Farbe auch vor jenen Dingen schützen kann, die unabänderlich scheinen, nämlich den Auswirkungen des Winters – dem sogenannten „Winterblues".

Dazu eine persönliche Erfahrung: Mir schlägt trauriges Wetter kein bißchen aufs Gemüt, auch nicht, wenn ich unterwegs bin. Seit Jahren nehme ich auch auf Reisen meine eigene transportable Farb- und Duftwelt mit. Diese Welt besteht hauptsächlich aus leichten, weichen Tüchern und Decken, meinem Kissen und verschiedenen Duftkerzen. Die Tücher haben immer helle Farben (aber nicht zu grell): Butterfarben oder Creme (nie Weiß), Bananengelb oder Apricot. In diese Welt eingehüllt, fällt mir das bedrückende Grau gar nicht so auf. Ich sitze immer im „Sonnenlicht", dafür sorgen meine Decken. Die Fähigkeit, ohne viel Geld und nur mit ein paar Handgriffen eine eigene Stimmungswelt zu schaffen, kann man im Theater lernen. Der Bühnenbildner kann als Magier oder Medizinmann wirken – oder als Medizinfrau in meinem Fall. Wenn ich mich auch nicht auf alles an mir selbst verlassen kann, auf die Klugheit meiner Sinne schon!

Körperschutz
durch Licht
und Farbe

Die Möglichkeiten, sich durch Verwendung von Licht und Farbe zu schützen, sind wunderbar. Vor allem, wenn man diese „wunderbaren" Zusammenhänge versteht. Da sieht es allerdings oft düster aus. Die Erklärungen der selbsternannten Fachleute sind manchmal geradezu abenteuerlich. Das Heilen durch Farben wird gern verklärt: „Du, das paßt zu deiner Aura." Das ist keine Erklärung und verwirrt nur.

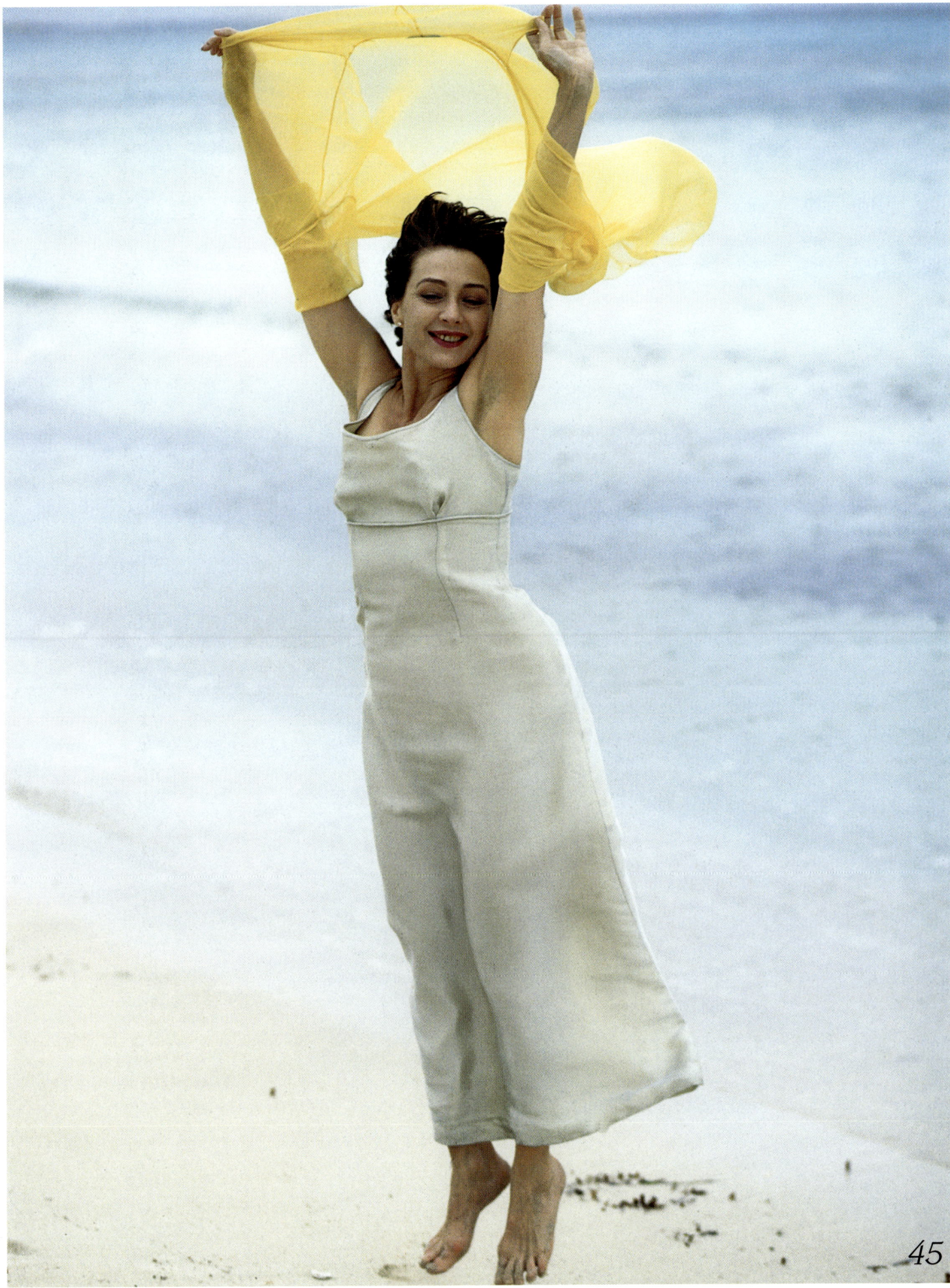

Dabei wäre es doch für jeden Menschen, der sich mit diesen feinstofflichen Mitteln gesund und schön halten will, wichtig, den Wirkungsprozeß handfest zu verstehen. Deshalb möchte ich Ihnen meine eigene Erklärung anbieten. Sie setzt im Kosmos an und hört in der Küche auf; aber es geht ganz schnell und ist bodenständig.

Alles, was auf diesem Planeten lebt, ist über Jahrmillionen aus der gleichen Grundsubstanz gewachsen. Das reicht vom Grob- bis zum Feinstofflichen. Alles basiert auf Austausch. Alles ist Nahrung (auch man selbst unter gewissen Umständen). Licht und Farbe sind das Futter für die Zelle, das den schnellsten Weg nimmt – über die Augen statt über den Mund. Nicht umsonst gibt es das Sprichwort: „Das Auge ißt

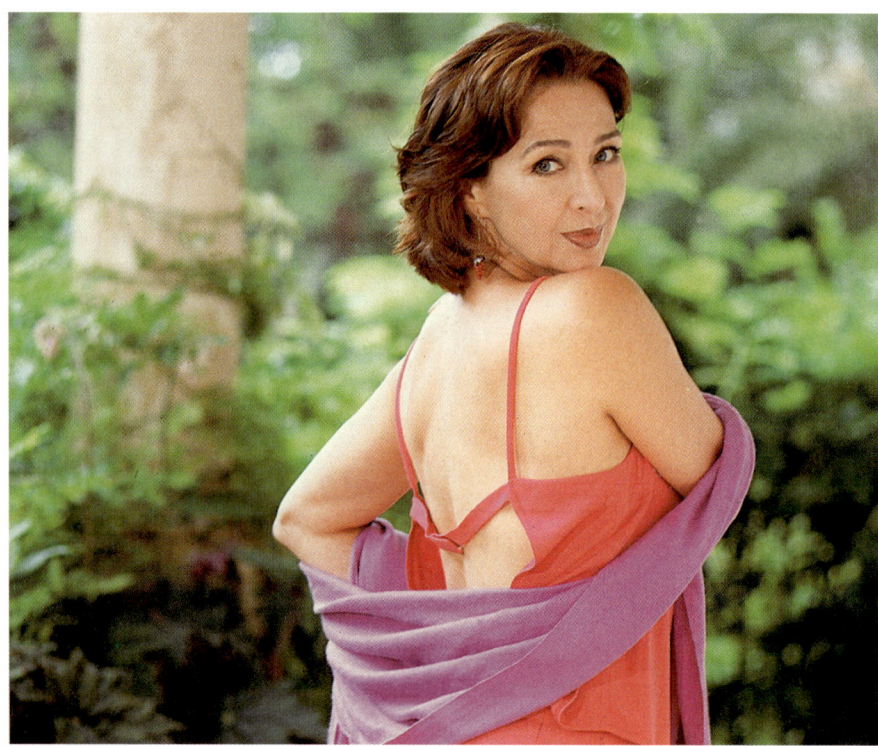

mit." Farbheiltechnisch müßte es heißen: „Unsere Lichtzelle ißt mit." Die Idee von Farbe und Licht als Futter funktioniert auch in einem anderen Sinn des Wortes. Bunte Farben füttern unsere Zellen (ähnlich wie ein Mantelfutter) und machen sie immun gegen die Tristesse um uns herum.

Wie man sich an fester Nahrung „überfressen" kann, so kann man auch durch Farben überreizt werden. Sich unvorsichtig immer der gleichen Farbe auszusetzen ist ungesund. So ungesund, wie jeden Tag das gleiche zu essen. In der Natur gibt es nichts Eintöniges. Die Möglichkeit, sich mit Farbe „vollzustopfen", ist eine Errungenschaft der Moderne. Farben – ebenso Düfte und Musik – werden noch nicht so lange in hoher Auflage produziert. Das hängt mit der Möglichkeit zusammen, Farben und Düfte aus anderen als organischen Grundstoffen herzustellen.

Bis zum Ende des 18. Jahrhunderts wurden ausschließlich organische Farben verwendet. Rot wurde zum Beispiel aus der Meeresschnecke gewonnen. Es war so kostbar, daß allein die Farbe den Träger als etwas Besonderes auswies. Den Bürgern von Nantes und Rouen war es bei Geldstrafe verboten, Rot zu tragen. Das war den Aristokraten vorbehalten. Erst die Verwendung von Mineralfarben und später synthetischen Farben aus Steinkohlenteer machten es möglich, Farben für einen größeren Teil der Bevölkerung herzustellen.

Um die vorige Jahrhundertwende begann man, sich mit der Chromotherapie zu befassen, das heißt, die Wirkung von Licht und Farbe in unserem Sinn wissenschaftlich zu studieren und damit zu heilen. Das Wissen von der Wirkung ist allerdings schon viel älter. So kann man im Kamasutra erfahren, daß ein Paar bei rotem Licht eine schönere Liebesvereinigung erreichen kann. Rot ist vielleicht auch deshalb in fast allen Kulturen mit Sexualität verbunden, weil eine stärkere Durchblutung und bei hellhäutigen Menschen auch das Erröten mit den verschiedenen Formen von Verliebtheit und Liebe einhergeht.

Farben und Emotionen werden auch sprachlich miteinander verbunden. Man ärgert sich grün, wird gelb vor Neid und trinkt sich blau. Die Verbindung von Farben und Gesundheitszuständen ist selbst für Laien offensichtlich. Wer oft blau ist, bekommt à la longue eben diese Farbe. Auch die Bezeichnung „gelb vor Neid" ist interessant: In vielen Studien wird die Leber als Organ der Emotion bezeichnet. Vor allem der in Frankreich und Amerika sehr geschätzte Arzt Raimond Dextreit hält die Leber für das Organ, das über Wohlergehen und damit über die Schönheit entscheidet. Man ist so schön, wie die Leber aktiv ist. Eine kranke Leber macht gelb, also ist „gelb vor Neid" eine klare Beobachtung der äußerlichen Auswirkung innerlicher Prozesse.

Die Behandlung innerer Organe mit der Chromotherapie wird in Frankreich schon lange als Teil einer raffinierten Schönheitspflege betrieben. Die Franzosen waren von jeher Vorreiter im Hervorzaubern von Schönheit über den Weg der Gesundheit. Die Auswirkung von Farben auf das sichtbare Wohlbefinden – und nichts anderes ist Schönheit – ist wie ein schnell wirkendes Vitamin, das eben über andere Kanäle eingeschleust wird. Ebenso wie bestimmte Vitamine kann man auch Farben überdosieren. Die delikate Harmonisierung über Farben gehört sicher in die Hand von Fachleuten. Doch ebenso, wie die richtige Verwendung von Kosmetik für den Hausgebrauch erlernbar ist, gibt es auch eine wichtige Regel für den richtigen Umgang mit Farben: folgen Sie Ihren Sinnen. Vertrauen Sie Ihren eigenen Gefühlen und erspüren Sie, wie eine Farbe Sie aufblühen läßt.

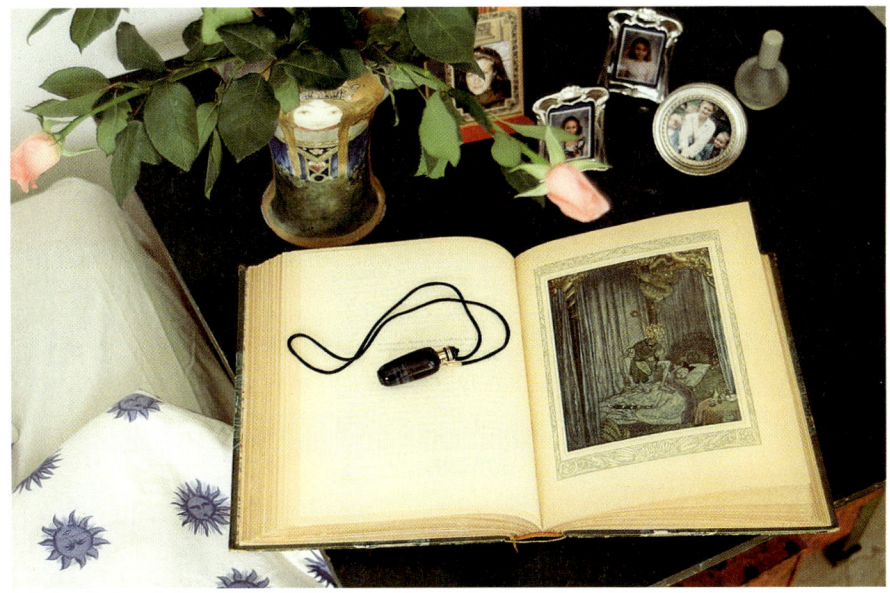

Wieder-belebung der sinnlichen Klugheit

Die Farbheilung ist noch relativ jung, ihre Wirkung ist jedoch unbestritten. Für den Privatgebrauch ist es wichtig, an einer Wiederbelebung der sinnlichen Klugheit zu arbeiten. Das heißt, sich auf Farben einzulassen, ohne darüber nachzudenken. Ich finde, daß statt eintöniger Farbtafeln Bilder aus der Natur geeigneter sind. In der Natur gibt es keine eintönigen Dinge, alles flimmert, wiegt und bewegt sich.

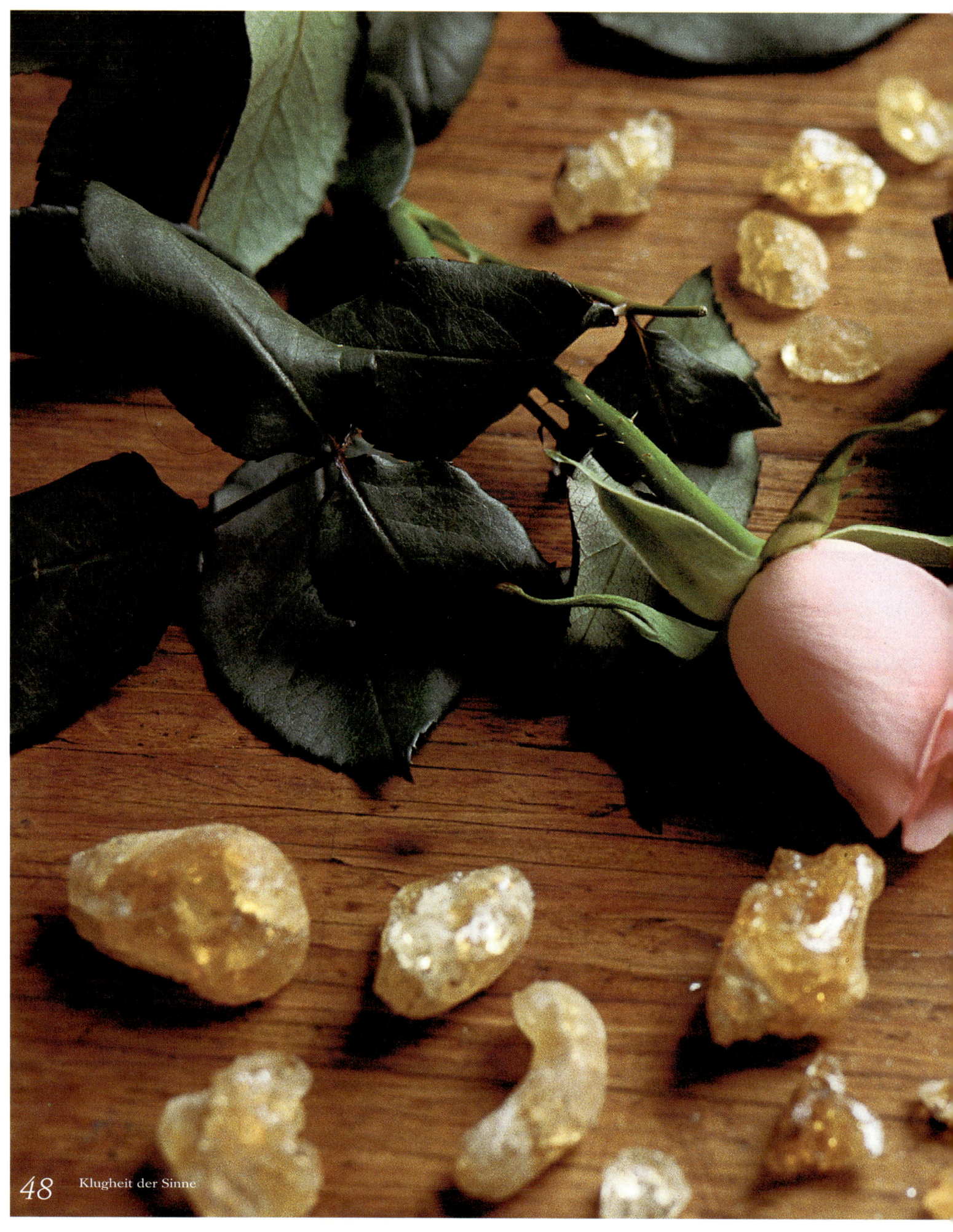

Klugheit der Sinne

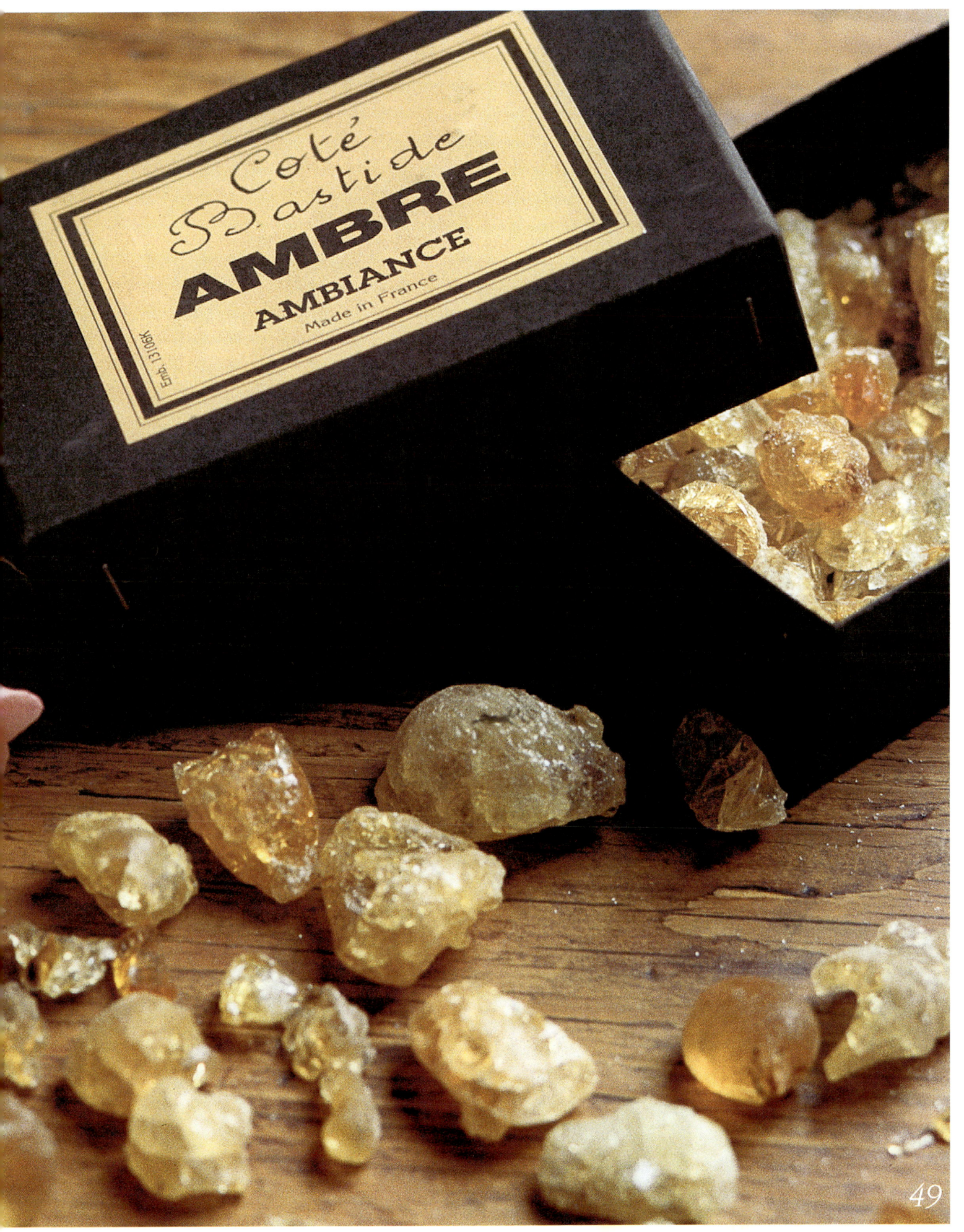

Duft

Über das Raffinement unserer körpereigenen Biochemie kann man sich nur immer wieder bewundernd freuen. Deswegen ist der Trend zu Duftlampen, ätherischen Ölen und Aromatherapie nichts anderes als eine Rückkehr zu den Wurzeln, das heißt zu den Gerüchen, mit denen unsere Spezies über Jahrmillionen „erwachsen geworden ist". Dazu gehört auch, daß man nicht prinzipiell alle natürlichen, starken Gerüche verdammt. Starke Gerüche können wichtige Körperfunktionen in Schwung bringen, wenn man sie nicht von vornherein ablehnt.

Diese Zwiespältigkeit bei der Wahrnehmung von Gerüchen hat mir meine Enkeltochter Dido sehr schön veranschaulicht. Wir fuhren frühmorgens mit dem Fahrrad durch Wien. Als wir an einem Kutschenstand in der Innenstadt vorbeikamen, roch es nach Pferden. Dido zupfte mich am Hemd und sagte verschmitzt: „Es riecht schlecht, aber ich mag es." – Es gibt Gerüche, die nicht zu den sogenannten angenehmen Düften gehören und uns trotzdem anziehen.

Daß die Informationen über die Nase ungeheuer wichtig sind, wurde jetzt in Amerika – einem chronisch geruchsarmen Land – im Smell-and-Taste-Treatment-Center in Chicago wissenschaftlich bewiesen. Eine Erkenntnis, die weniger Deo-orientierte Länder zumindest als Erinnerung noch in der Nase haben. Geruch hat Einfluß auf Sexualität, hormonelle Kettenreaktionen und Gewicht. Wohlriechendes Essen macht eher satt und bereitet mehr Freude. Außerdem gibt es eine unglaubliche Vielzahl von geruchsbestimmten Affinitäten, von denen wir zwar vom Verstand her wenig wissen, aber allein der Satz „ich kann jemanden nicht riechen" beweist die Klugheit unserer Sinne.

Geruch und Sexualität

Die Verbindung von Geruch und Sexualität wird in dem Buch *Die Alchemie von Liebe und Lust* von Theresa Crenshaw ausführlich und interessant beschrieben. Doch es läßt sich auch in wenigen Sätzen sagen, und jede sensible Frau hat es längst am eigenen Leib erfahren: Während der Ovulation ist man begehrlicher und wird auch stärker begehrt. Der männliche Körper weiß (ohne daß der Kopf darüber nachdenkt) dank gewisser Düfte der weiblichen Achselhöhle, ob eine Frau paarungsbereit ist.

Einer der Gründe (wir kennen sicher nicht alle) liegt in der Erhöhung der Östrogene, damit erhöht sich wohl auch die Duftnote. Das Molekül PEA ist ebenfalls nicht ganz unschuldig. Man nimmt an, daß es auf visueller Ebene wirkt. Es zaubert Frauen einen rosigen Schimmer auf die Haut – und dieser Schimmer zieht Männer an. In fast allen Kulturen ist Rouge ein Bestandteil des Make-ups. Ich möchte allerdings darauf hinweisen, daß ein rosiges Gesicht vor allem ein Zeichen für Gesundheit ist, für eine vitale Verbindung mit dem Leben. Auch bei einem älteren Professor kann man bei einem spannenden Vortrag diese Errötung bemerken. (Albert Einstein war bis ins hohe Alter ein ausgesprochen anziehender Mensch.)

Und das muß nicht unbedingt mit Sex zu tun haben. Unsere Kultur ist – auch was das betrifft – von einer unglaublichen Öde. Das Erotische hat mit der Freude am Leben zu tun. Dabei ist der Geruch elementar. Stellen Sie sich nur ein Essen, eine Blume, eine Waldlandschaft ohne Duft vor. Man kommt sich vor wie im Kino, es fehlt etwas – und zwar etwas sehr Wesentliches: Die wahrhaftige Kommunikation auf allen Ebenen – vor allem der Hormone.

Wenn man sich seinem Partner liebevoll zuwenden möchte und dabei leider nicht in einem orientalischen Garten im Mondschein liegen kann, können aromatherapeutische Essenzen helfen. Dabei reicht es sicher nicht, nur ein Duftlämpchen anzuzünden. Auch das liebevolle Massieren und Streicheln – was man ohnehin tut – ist mit Duft ein Wegbereiter für feinere Ebenen, da in der Liebe im Idealfall ja auch eine geistige und feinstoffliche Paarung stattfindet.

Geruch und Gewicht

In diesem Zusammenhang ein paar wissenschaftliche Erkenntnisse, die einen zu Biobauern und Naturkostläden treiben sollten, also dorthin, wo die Waren noch echt riechen. Man hat festgestellt, daß der Geruch von Speisen nicht nur sättigt, sondern auch abnehmen läßt. Eine Erfahrung, die ich immer mache, wenn ich die Gelegenheit habe, eigenes biologisches Essen zu kochen. (Das heißt: häßliche Tomaten mit schönem Geruch!) Ich bin dann immer am besten drauf – schlank, aber gut genährt. Der bloße Geruch sättigt und befriedigt wesentlich mehr als eine ganze Mahlzeit, die

verkocht ist und aus künstlich hochgepäppelten Waren besteht. Es ist wichtig, die eigene zaghafte Verärgerung über geschmackloses Essen ernst zu nehmen und jene Bauern zu unterstützen, die naturnah anbauen. Das Argument, deren Produkte wären zu teuer, stimmt schon deshalb nicht, weil hochwertige Pflanzen mehr Nährstoffe haben. Deshalb ist weniger Quantität wegen der guten Qualität ein offensichtlicher Gewinn. Der Geruch ist ein Indiz dafür.

Geruch und Eigenwahrnehmung

Ein gern totgeschwiegenes Kapitel dieses Themas ist der Geruch auf der Toilette: Er darf auf keinen Fall so sein, daß man fliehen muß. Der Geruch im Badezimmer sagt einiges über unseren Gesundheitszustand, über Ernährung und Verwertung der Nahrung. Diese Erkenntnisse sind ein Wegbereiter für Gesundheit. Eines ist sicher: Menschen, die nicht zuviel Fleisch essen, hinterlassen auch keine ätzenden Gerüche auf der Toilette. Ein guter Indikator, ob man sich richtig ernährt, ist die Eile, mit der man den „Tatort" verläßt.

Ob es einem gefällt oder nicht: Der schlechte Geruch aus dem Darm ist auch aus einem anderen Verdauungskanal zu riechen – dem Mund. Auch Koffein und Nikotin können für Mundgeruch verantwortlich sein.

Turnübungen der Nase

Ein wirklich kluger Aspekt der ayurvedischen Gesundheitsrituale ist die Nasenreinigung. Das, was wir unter „Naseputzen" verstehen, ist meist nichts anderes als ein Neuverteilen der Unreinheiten. Dabei sollte die Nase – genauso wie die Zähne – zweimal am Tag gesäubert werden. Dazu werden Salzwasser oder ein spezielles Nasenöl auf ein Wattestäbchen geträufelt und vorsichtig in die Nasenöffnungen eingeführt.

Wichtig ist es auch, die Nase zu trainieren. Am angenehmsten geht das in einer „Duftbar", wie man sie in vielen Bioläden und Apotheken findet.

Man darf nicht vergessen, daß Gerüche Empfindungen auslösen. Die Fähigkeit zu empfinden, macht uns menschlich. Wenn man so will, läßt die Geruchsarmut das Menschliche abflachen.

Duft und Wohlbefinden

Immer der Nase nach, ist bei der Wahl der Duftstoffe ein ernstzunehmender Rat, allerdings sollte man sich beim Kauf der recht teuren, echten Essenzen genau überlegen, in welche Richtung uns die Düfte bestärken sollen. Obwohl das Thema Duft und Aromatherapie

Tips

❖ Überprüfen Sie alle Duftstoffe in Ihrem Haushalt auf Bekömmlichkeit. Verbannen Sie unbekömmliche, synthetische Düfte. Sie können wesentliche Gerüche sonst nicht mehr wahrnehmen.

❖ Finden Sie Ihre persönliche Duftnote, lassen Sie sich nicht von Modetendenzen beeinflussen. Gerade beim Geruch kann es nur heißen: Der eigenen Nase nach.

❖ Umgeben Sie sich mit Wohlgerüchen. Vor allem im Schlafbereich ist das sehr wichtig. Sie kommen selbst zur Ruhe und können entspannen, die beste Voraussetzung für einen erholsamen Schlaf!

❖ Am Arbeitsplatz tut eine Duftlampe gut. Suchen Sie mit den Kollegen einen gemeinsamen Duftnenner. Zitrone oder Orange sind zu empfehlen. Sie werden sehen, die Stimmung am Arbeitsplatz verbessert sich.

❖ Essen Sie schwerpunktmäßig vegetarisch, das läßt Sie empfindsamer und „seismographischer" in der Wahrnehmung werden.

❖ Wenn Sie Gymnastikübungen machen, verwenden Sie Ihren ganz spezifischen Duft. Es intensiviert jedes Training, wenn auch die Nase mitübt. Befeuchten Sie vor den Übungen Ihre Nasenlöcher mit einer aromatischen Essenz, die Sie auf ein Wattestäbchen träufeln. Inhalieren ist der direkteste Weg (außer Injektionen), Wirkstoffe in den Körperkreislauf einzubringen. In Amerika gibt es Vitamin-B-Präparate, die man inhaliert und die über die Nasenschleimhäute aufgenommen werden. Ich persönlich habe sehr positive Erfahrungen mit dem Inhalieren bestimmter Aromastoffe gemacht. Zum Beispiel Efeu zur Entwässerung, Vanille zur Belebung, Zitrone für gute Laune.

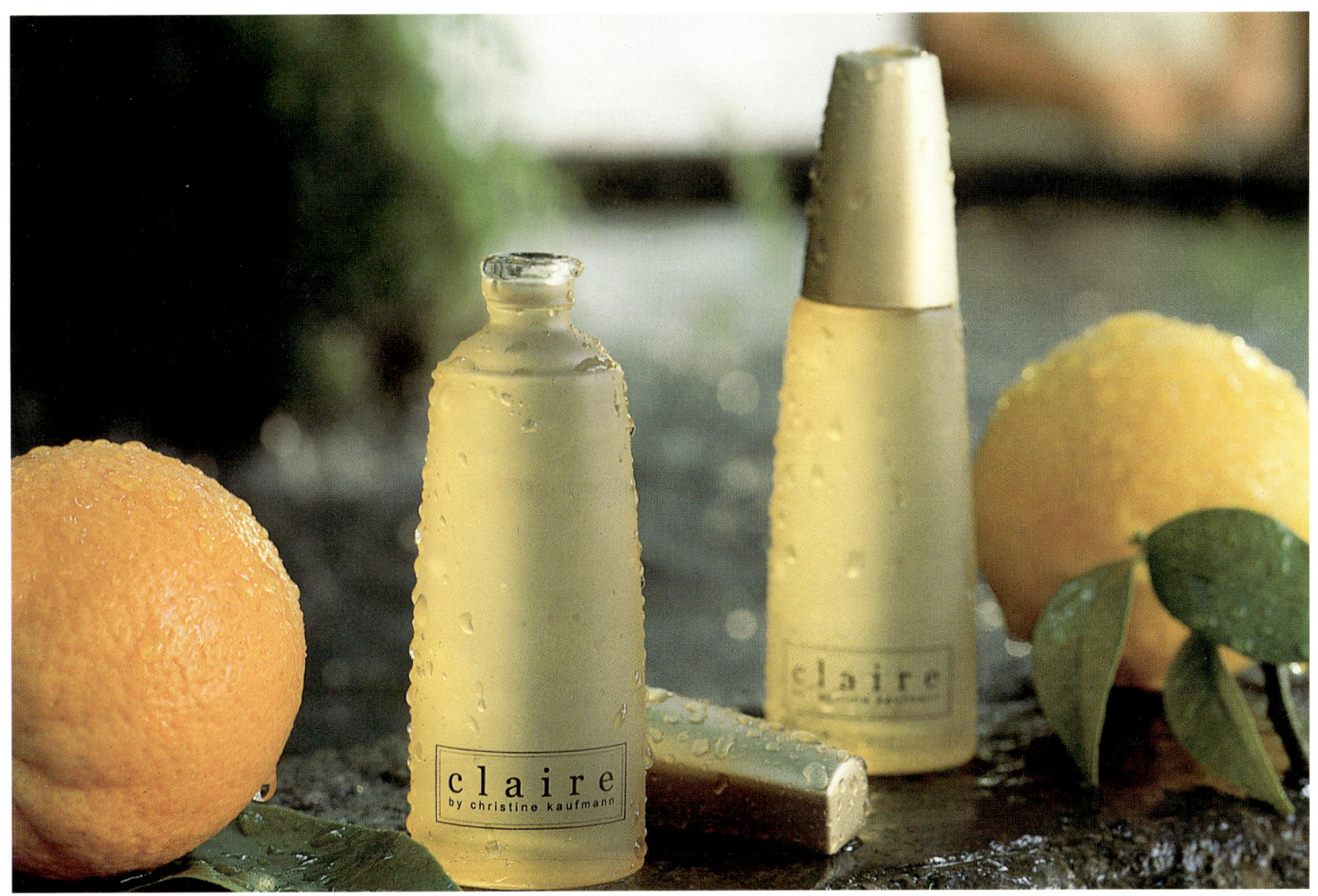

sicher ein lebenslanges Studium erfordert, reicht es für den Laien aus zu wissen, daß es im Prinzip (wie beim Atmen) nur zwei Richtungen gibt: Düfte beruhigen – oder sie beleben.

Da Gerüche in jeder Form erotisieren, kommt oft das Mißverständnis auf, Düfte würden generell sexualisieren. Mitnichten. Es gibt sogar Stoffe, die traditionell als Keuschheitsdüfte verwendet werden. Man könnte sagen, daß sie vergeistigen oder, wenn man so will, die Sehnsucht in andere Regionen heben. Nicht schlecht, wenn man im Büro einen aufdringlichen Chef hat.

Auch sonst kann eine Duftlampe am Schreibtisch wahre Wunder wirken, denn viele Krankheiten am Arbeitsplatz kommen nicht von ungefähr. Schlechte Laune und Erschöpfung sind ein Teil des Problems, und auch da spielt der Duft eine Rolle. Ohne Zweifel wird die Atmosphäre für alle Beteiligten angenehmer, wenn ein belebender Geruch in der Luft ist. Eine Duftkerze oder eine Duftlampe mit aromatherapeutischer Wirkung können ein wichtiger Bestandteil eines gut funktionierenden Büros sein. Es empfiehlt sich zum Beispiel die Verwendung von Zitrone und Orangenblüten. Schwere Gerüche wie Vanille gehören – aus offensichtlichen Gründen – eher in die Schlafräume. Zwar hilft Vanille gegen Depressionen, doch sie wirkt auch positiv auf die Potenz und hat schon daher nichts im Büro zu suchen.

Claire – mein aus natürlichen Essenzen komponiertes Parfum.

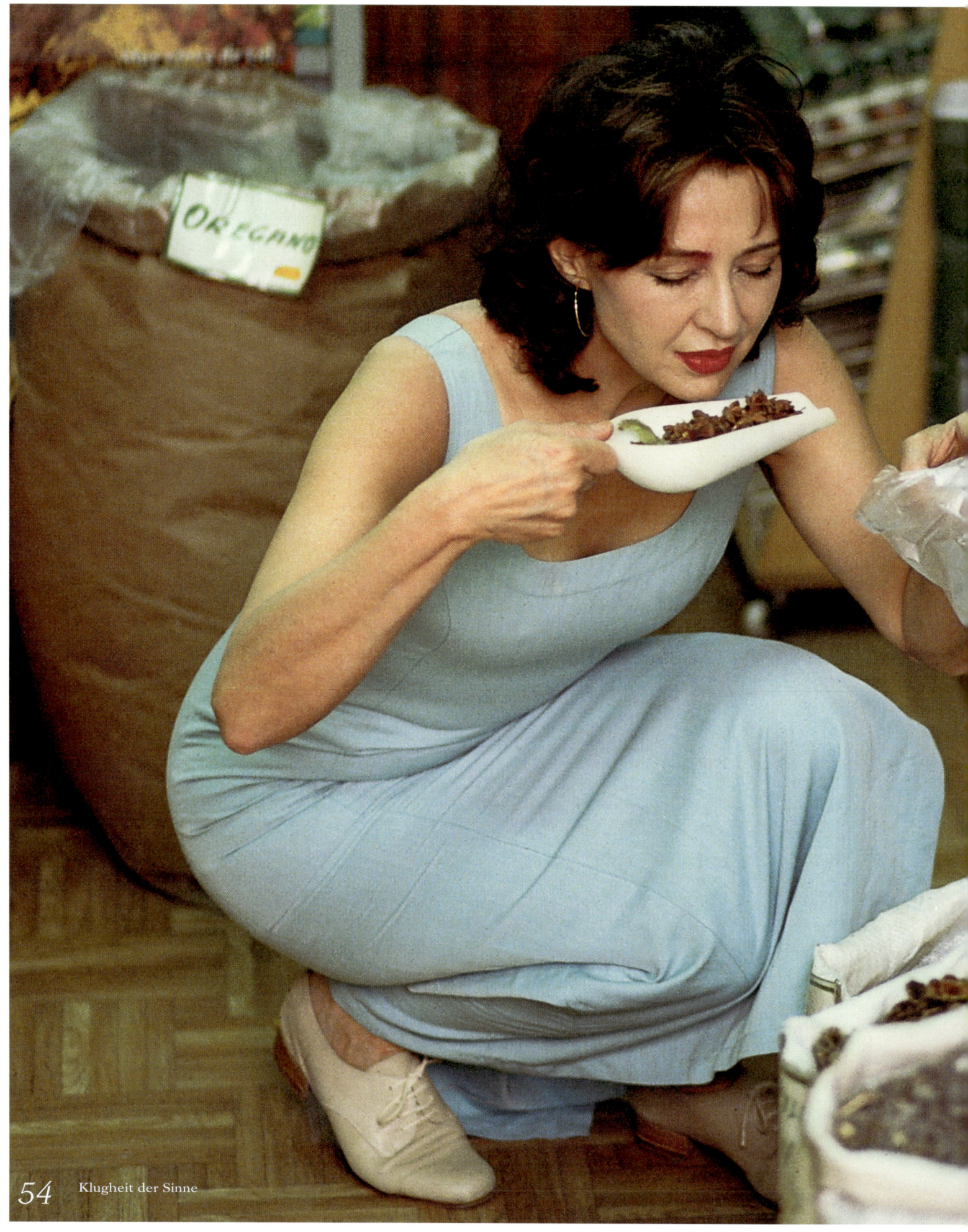

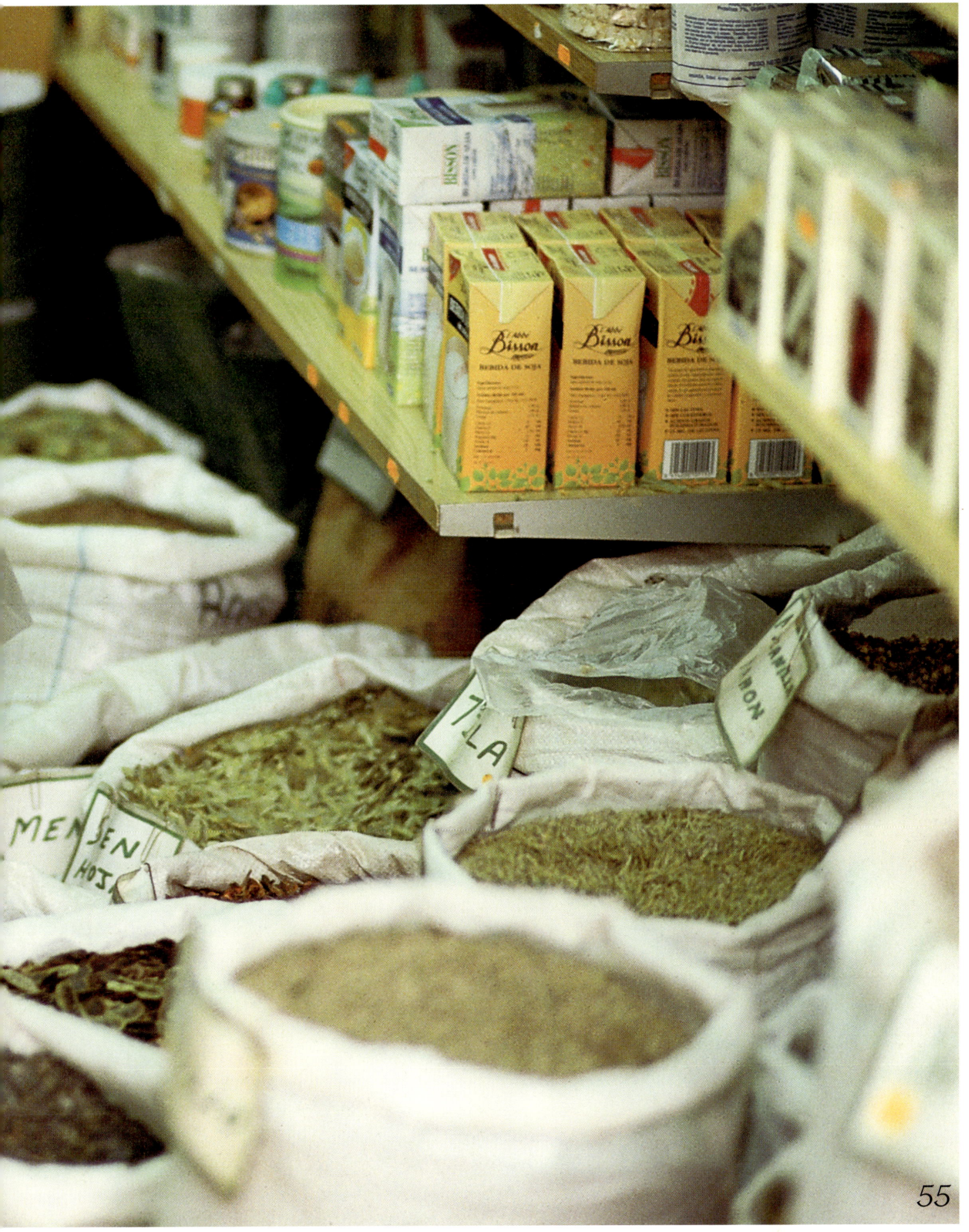

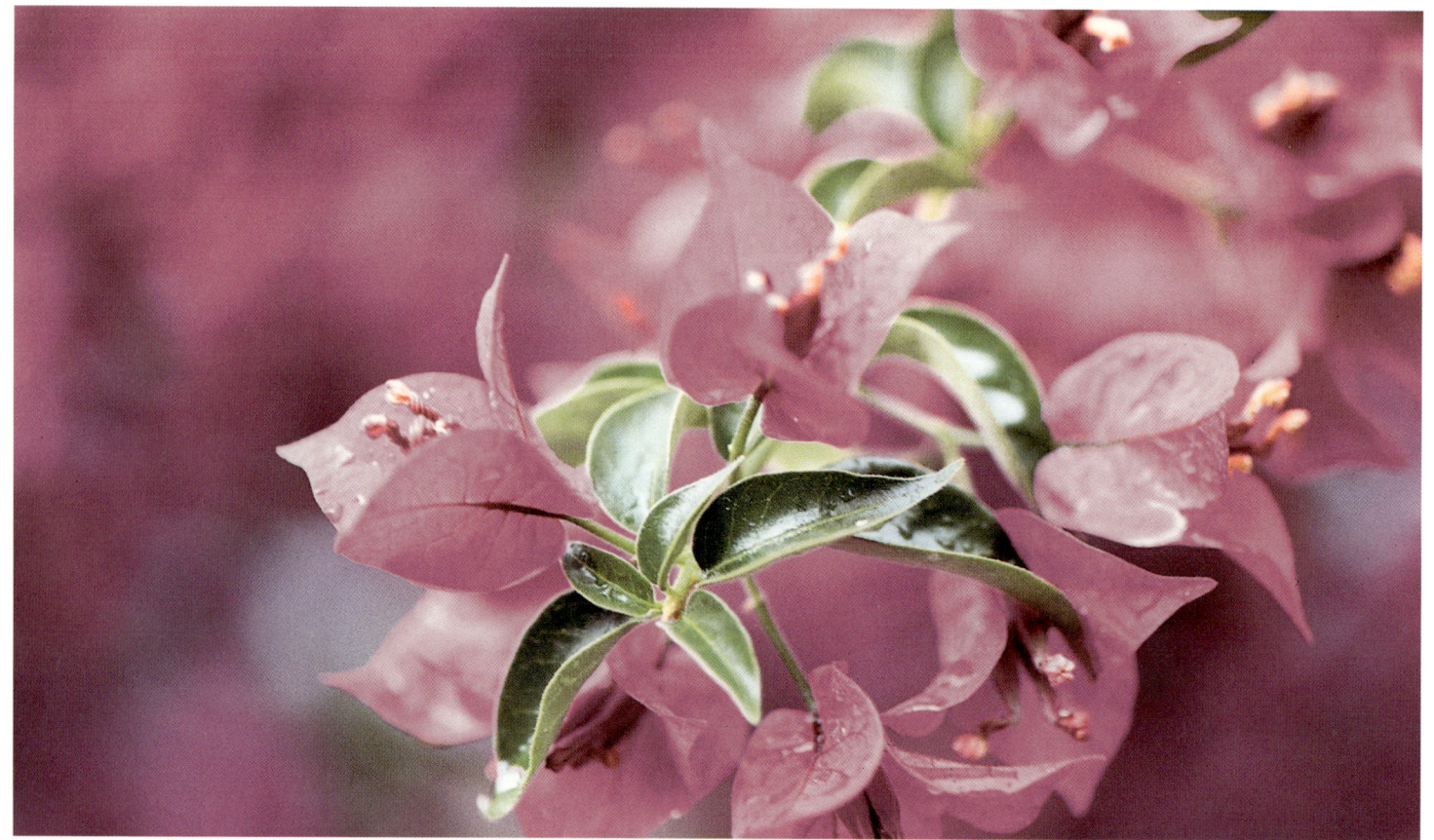

Sexualisierende Düfte gehören in eine eigene Kategorie, da sie sowohl beruhigend als auch aufregend wirken sollen. Egal, in welche Richtung Sie Ihre Duftstoffe verwenden, es versteht sich von selbst, daß die Basis aller Dinge eine geistige ist und man sich bei der Verwendung von Düften nicht geistlos verhalten sollte.

Wo immer Sie Ihre Düfte ausbreiten, besprechen Sie es zuerst mit Ihrem Partner. Ein Punkt ist sehr wichtig und wird oft mißachtet: Wenn eine schwangere Frau unter den Arbeitskollegen ist, sind die Duftstoffe übervorsichtig anzuwenden. Vergessen Sie nicht, daß Pflanzen und Minerale ursprünglich einmal Medikamente waren. Vorsicht ist hier deshalb ebenso wichtig wie bei Tabletten aus der Apotheke.

Synthetische Düfte

Eine der faszinierendsten Persönlichkeiten (und ein erfolgreicher Geschäftsmann) in der Welt der Duftstoffe ist Horst Rechelbacher, ein Österreicher, der in Amerika ein „Natur-Emporium" aufgebaut hat und dort im großen Stil ökologische Schönheitsprodukte herstellt. Er ist „50 something", wirkt alterslos dynamisch, ohne dabei jung sein zu wollen. Mit dem Thema Gesundheit und Geruch hat er sich weit mehr beschäftigt, als das sonst in der Duftwelt und der Parfumindustrie üblich ist. Man kann sagen, daß er ein Pionier auf dem Gebiet der Kosmetik (auch der feinstofflichen) und der Ökologie ist.

Unter seinen vielen Projekten gibt es auch eine Verjüngungs-Schönheitsfarm, die allerdings mehr eine Schule ist. Neben den Behandlungen lernt man dort sehr viel. Meine Wahrnehmung für feinstoffliche Dinge wurde dort geschärft. Eines der auffälligsten Dinge, die ich erfahren habe, war etwas, was mir meine

Nase beigebracht hat: Auf Horst Rechelbachers Beautyfarm riecht es wie in meiner Kindheit. Jedesmal wenn ich mir dort die Haare wusch, fühlte ich mich geborgen. (Etwas, was mir wie vielen „Einzelkämpfern" normalerweise sehr schwerfällt.) Das kann man werten, wie man will, ich denke, daß ein paar Stunden gedankenlos empfundene Geborgenheit mehr für die Regeneration bewirken als eine verkrampfte Suche nach kosmetischer Verjüngung.

Die Ökosysteme Mensch und Flora sind vollkommen symbiotisch, Pflanzen sind unsere ältesten Chemiewerke. Die Fähigkeit, in einer Einheit mit der Duftwelt zu leben, ist ein Teil der Körperklugheit. Mit der Schaffung synthetischer Gerüche hat man diese Körperklugheit desorientiert. Und damit die Fähigkeit, sich geborgen zu fühlen, vermindert oder sogar zerstört. Wer sich zu Hause mit Synthetik eindeckt, entfernt Geborgenheit. Auch wenn dies sehr abgehoben klingt, gibt es wenig, dem ich so aus vollem Herzen zustimme. Die Zunahme von Allergien ist doch Beweis genug! Es ist Zeit – zumindest im eigenen Heim –, so weit wie möglich zurück zu den Ursprüngen zu gehen und auf „neuchemische" Düfte aus der Flasche zu verzichten. Nur so holt man sich die Geborgenheit zurück, die man letztendlich als Basis für ein schöpferisches Leben braucht.

Belebende Düfte	Beruhigende Düfte	Sexualisierende Düfte	„Arbeitsdüfte"
Eukalyptus als Badezusatz, Massageöl und zum Inhalieren	Kamille als Badezusatz, Massageöl	Sandelholz	Antisexualisierend: Kampfer
Geranium als Badezusatz, Massageöl	Neroli als Badezusatz, Massageöl und zum Inhalieren	Patchouli	Belebend, ohne sexuelle Nebenwirkung:
Bergamotte als Badezusatz, Massageöl und zum Inhalieren	Lavendel als Badezusatz, Massageöl	Rose	Orange und Zitrone Pfefferminz Nelke Wacholderbeeren
Rosmarin als Badezusatz, Massageöl und zum Inhalieren	Rose als Badezusatz, Massageöl	Ylang Ylang	
	Rosenholz	Jasmin	
	Zypresse	Vanille	
		Vetiver	
		Neroli	
		Geranie	

Ton

Die Töne unseres Universums sind phantastisch. Sie „schwingen" sich durchs Wasser und durch die Luft, küssen unsere Seele mit dem flirrenden Ton raschelnder Pappelblätter oder erschrecken uns mit Donner. Sie berühren uns im angenehmen und im unangenehmen Sinne. Unser Ohr (samt Inhalt) dient wie alle Sinne der Orientierung und damit dem Leben selbst. Wir können gerade und um die Ecke hören, das macht diesen Sinn zu einem höchst raffinierten.

Während der Geruch sozusagen den elementaren Dingen dient, könnte man das Hören, die Einbindung in das Schwingen, als „Prinzessin der Sinne" bezeichnen. Der Ton, das Lied, die Stimme, das sind Einbindungen in Himmel oder Hölle – und in diesem Zusammenhang hat das moderne Leben einiges zu bieten.

Hand in Hand mit der Erfindung von exzellenten Reproduktionstechniken, beispielsweise einem (Radio-)Konzert im Wohnzimmer, bietet der Alltag heute eine Vielzahl von Tönen, die unsere Instinktnatur permanent verschreckt und fliehen lassen würde. So ist es zum Beispiel sehr fraglich, ob das Schlafen bei Autolärm überhaupt noch als Schlaf zu bezeichnen ist – oder nicht eher als Ohnmacht.

Es geht aber bei dem, was uns über Töne krank macht, nicht nur um den Lärm selbst. Gemeinschaften sind laut und geben dadurch auch Sicherheit. Es sind also nicht der Lärm oder der Ton (im Urwald ist es viel lauter), sondern die Isolation und Unfähigkeit, auf die Töne der Umwelt mit eignem Ton zu reagieren, was sicher zur inneren Disharmonie führt. Ein Auto läßt sich nicht anschreien – zumindest nicht als erfolgreicher Befreiungsakt.

Generell könnte man sagen, daß bei allen Vorteilen der Moderne das „Schwinden der Sinne" ein wenig bedachter Verlust ist. Es nützt auch nichts, wenn in Modemagazinen jede zweite Woche eine „neue Sinnlichkeit" ausgerufen wird – neben der „neuen Männlichkeit", der „neuen Verführbarkeit". Man braucht ja nur in ärmere Länder zu gehen, um zu beobachten, wie eng Modernisierung mit dem Verlust an sinnlicher Wahrnehmung einhergeht. Unsere Sinne schwinden – und damit auch unsere Körperklugheit.

Dabei geht es beim Ton nicht nur um jene Dinge, die wir wahrnehmen, sondern auch um das Verstummen unseres wichtigsten Beschwörungs- und Besänftigungsinstrumentes – der Stimme. Es ist wichtig, sich mit der Eigenresonanz von „schlecht" auf „gut" umstimmen zu können. Man kann schlechte Stimmungen tatsächlich wegsummen, man kann sich „umstimmen". Das geschieht nicht nur, indem man schöne Musik hört, sondern auch durch Anteilnahme. Die Auswirkung auf das Befinden ist verblüffend und zeigt, wie schnell sich übers Ohr die Umstimmung von Leid zu Freude herstellen läßt. Diese Beschwichtigung und die Verführung über die Stimme versteht man sofort, wenn man Luciano Pavarotti auch nur eine einzige Note singen hört. Nun singen wir zwar nicht alle wie Pavarotti, doch das sollte uns wirklich nicht daran hindern, ein Lied zu trällern, wenn uns danach zumute ist.

Ebenso wie die Reinigungsprozeduren des Gesichtes und die Duftanreicherung der Luft sollte jedes belebende Morgenritual auch den Klang der eigenen Stimme mit einbeziehen. Das Singen unter der Dusche war schon immer beliebt, auch ein „geführtes" Singen oder ein Summen zu schöner Musik ist wie ein Putzen der Gefühle und etwas höchst Kommunikatives. Der Wunsch mitzusingen (oder zu tönen), entspringt einem tiefen „kreatürlichen" Bedürfnis. Wölfe heulen auch im Rudel, wir sind offenbar die einzige Spezies, die sich dafür geniert.

Das Fehlen solcher gemeinsamer Lautmalereien in unserer Kultur ist einer jener Mängel, die zu unserer inneren Vereinsamung beitragen. Man schämt sich zu singen, weil ein Standard erhoben wird, dem man sich unterwirft. Aber was soll's? Außerdem kann man es für sich selber lernen. Den richtigen Ton zu treffen, ist eine Fähigkeit, ein Gefühl auszudrücken.

Eine Freundin erzählte mir, daß in ihrem Frisiersalon, während im Radio das Lied „And I will always love you" von Whitney Houston lief, sämtliche Kundinnen unter den Trockenhauben lauthals mitgesungen und danach einen „seligen" Ausdruck auf ihren Gesichtern gehabt hätten. „Sie konnten sich ja selbst nicht hören", meinte die Freundin. Singen, ob gut oder schlecht, ob richtig oder falsch, ob schwach oder stark, ist in erster Linie eine wichtiges Mittel, sich mit seinem eigenen „Instrument" vertraut zu machen. Einem kleinen Kind ist es egal, wie es in den Schlaf gesungen wird. Es nimmt den Gesang als Ausdruck der Zuwendung – was er auch ist. Im Vertrautmachen

mit der eigenen Stimme ist Schamlosigkeit angebracht. Wer sich also mit der eigenen Gesundheit, diesem Stadium der dynamischen Harmonie, aktiv befaßt, sollte sich dringend an die Einstimmung seines Privatinstruments machen.

„Tönen" in Gemeinschaft

Religionen haben das gemeinsame Singen klugerweise schon immer als Teil ihres Angebotes im Programm. Auf jeden Fall ist es empfehlenswert, eine Gruppe zu finden, bei der man „mitheulen" kann. Ich selbst habe im Rahmen einer Tanzerfahrung mit dem sogenannten Afrodance das Glück gehabt, über meinen Lehrer Michelangelo zu erfahren, wie heilsam Summen und Singen bei so einer gemeinsamen Übung sind. Alle Mitschüler hatten nach der Stunde ein Gesicht, das vor vitaler Entspanntheit schimmerte. Klar und mit „geputzten Gefühlen" ging man selbst im tiefsten Winter auffallend gut gelaunt nach Hause.

Massage –
Streicheln der
Seele

Man könnte sagen, daß Massieren und Massiertwerden die wichtigsten Behandlungen zur Erhaltung der Gesundheit sind. Es gibt ein englisches Sprichwort, das sagt: „An ounce of prevention ist worth a pound of cure." (Grob übersetzt: Ein Gramm Vorbeugung ist mehr wert als ein Pfund Heilung.) Sicher ist, daß Vorbeugen billiger ist, als nachher die Krankensuppe auszulöffeln. Speziell mit Massagen als Teil einer Harmonisierungs-Routine ist viel zu erreichen. Einmal pro Woche eine liebevolle Massage verhindert eine Vielfalt an Erkrankungen. Sogar der Besitzer einer großen Kosmetikfirma hat mir gegenüber einmal zugegeben, das Wichtigste für die Schönheit sei eine liebevolle Massage.

Wir brauchen eine Neukultivierung dessen, was unseren Cousins, den Affen, als Selbstverständlichkeit gilt. Da wird für die Körperpflege nicht gezahlt, sie besteht aus Gegenseitigkeit und heißt schlicht: Du laust mich, ich laus' dich! Auch wenn Ihnen das sehr primitiv erscheint und Sie sich ein bißchen amüsiert über solche Vorstellungen empören, so ist die gegenseitige „Lauserei" doch etwas, womit sich mit Einfühlungsvermögen sehr viel zur Erhaltung eines stabilen und harmonischen Körperzustandes erreichen läßt.

Gerade die Massage betreffend, leben wir gespalten: Entweder man liegt vorm Fernseher und läßt sich von einer grotesk aussehenden Maschine mechanisch kraulen (also mit einer Maschine vor einer Maschine – und das soll gesund sein), oder man zahlt für eine professionelle Behandlung von einer fremden Person, was einer Maschine vorzuziehen ist. Bei einer Krankheit ist der Profi sicher wichtig, doch diese Massage hat nichts mit liebevollem Berühren zu tun. (Was ohne Sexualität ohnehin kaum noch praktiziert wird.)

In einem orientalischen Hammam dagegen gehört diese Art der Berührung zur Routine. Ein Hammam ist eine Art Dampfbad, in dem sich entweder Frauen oder Männer (aber auf jeden Fall getrennt) aufhalten. Man trifft sich dort mit Freundinnen oder Töchtern von Freundinnen zu einer Art dampfendem Kaffeekränzchen. Die Höschen werden anbehalten, sonst aber nichts. Der Körper wird automatisch in die Kommunikation integriert. So wurde bei mir begutachtet, wie mein vor kurzem gebrochenes Bein heilt, vor allem wie es im Vergleich zum intakten aussieht.

Es wird geguckt, ob der Po wieder dicker oder dünner geworden ist. Auffällig ist der liebevolle Umgang mit sich selbst: Niemand ächzt über ein wenig Cellulite und einen ein bißchen hängenden Busen, denn in dieser Kultur wird die Freude über die Weiblichkeit nicht mit dem Maßband gemessen. Auch im Hammam gibt es eine professionelle Masseurin, die sich allerdings im Verhalten sehr von den unsrigen unterscheidet. Sie kommentiert mit viel Humor und Lust das, was sie gerade anfaßt. So

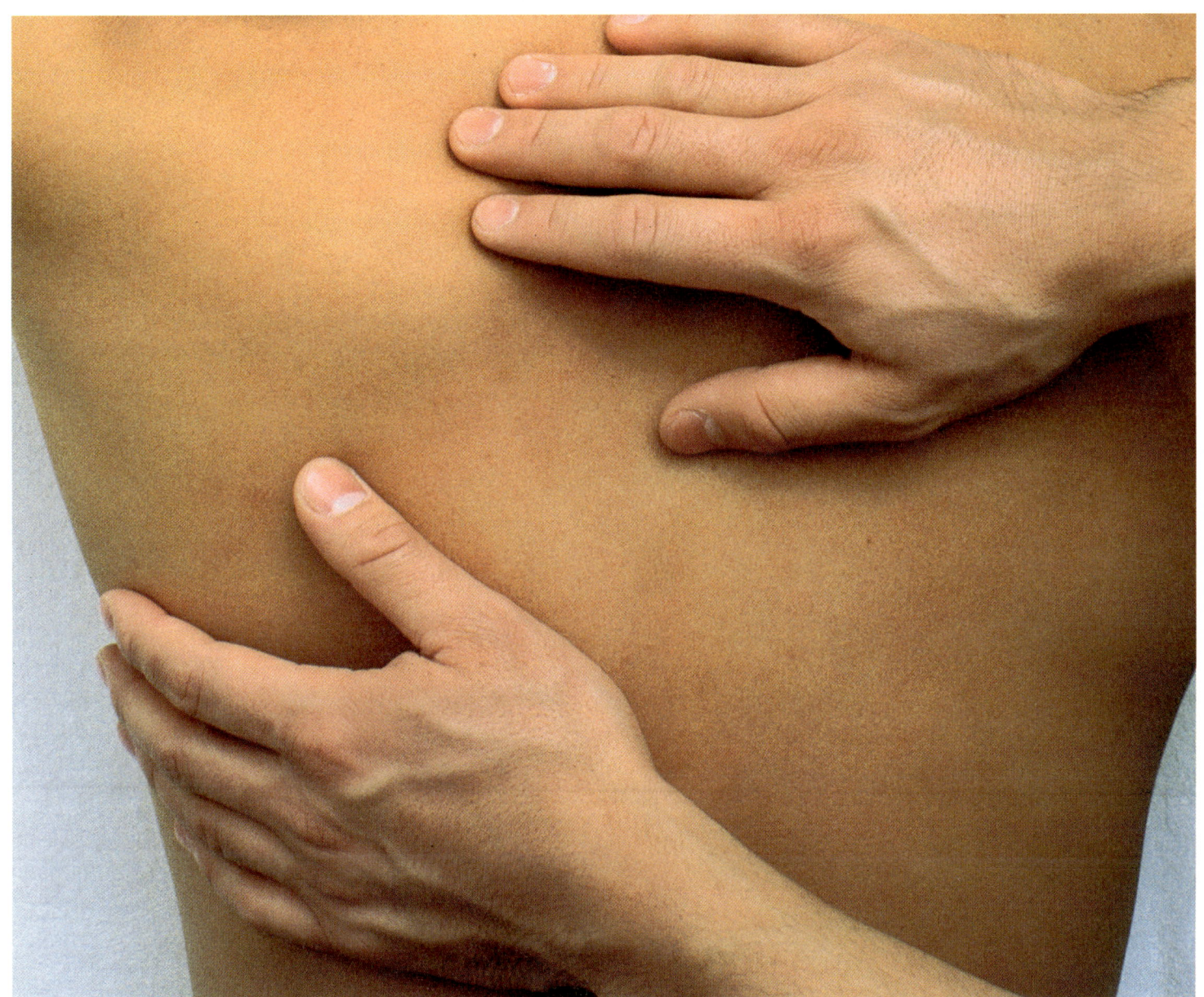

war sie begeistert von meiner Beweglichkeit und amüsierte sich über meine miauende Klage, als sie meine Hüfte durchwalkte.

Wer dies nicht kennt, kann sich die liebevolle Berührung, die natürlich nicht mit kalten, sondern auch dem Empfinden nach warmen Händen erfolgt, nur schwer vorstellen. Es ist bejahend und herzlich, ohne dabei begehrlich zu sein. Erotische Gefühle ermöglichen es, sich im eigenen Körper wohlzufühlen, weil er nicht behandelt wird wie abgepacktes Fleisch. Diese Art der Berührung meine ich, wenn ich von liebevoller Massage spreche. Dazu muß

man Freundschaften kultivieren. Man kennt das sich gegenseitige Massieren doch fast immer nur als Wegbereiter für Sex. Dabei ist gerade eine nicht-sexuelle Hinwendung hierbei ein Fundament der Harmonie.

Entspannung für Körper und Seele.

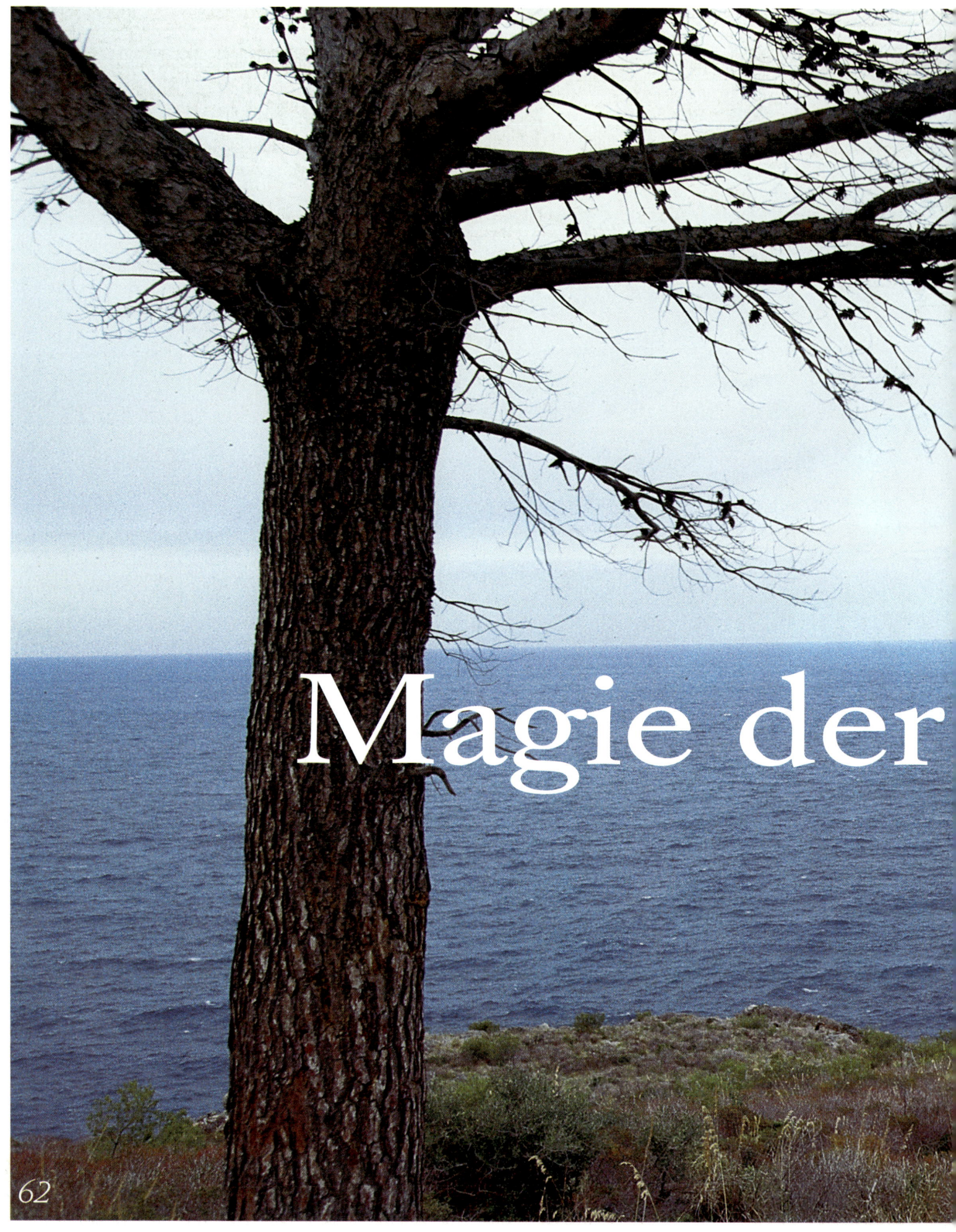

Magie der

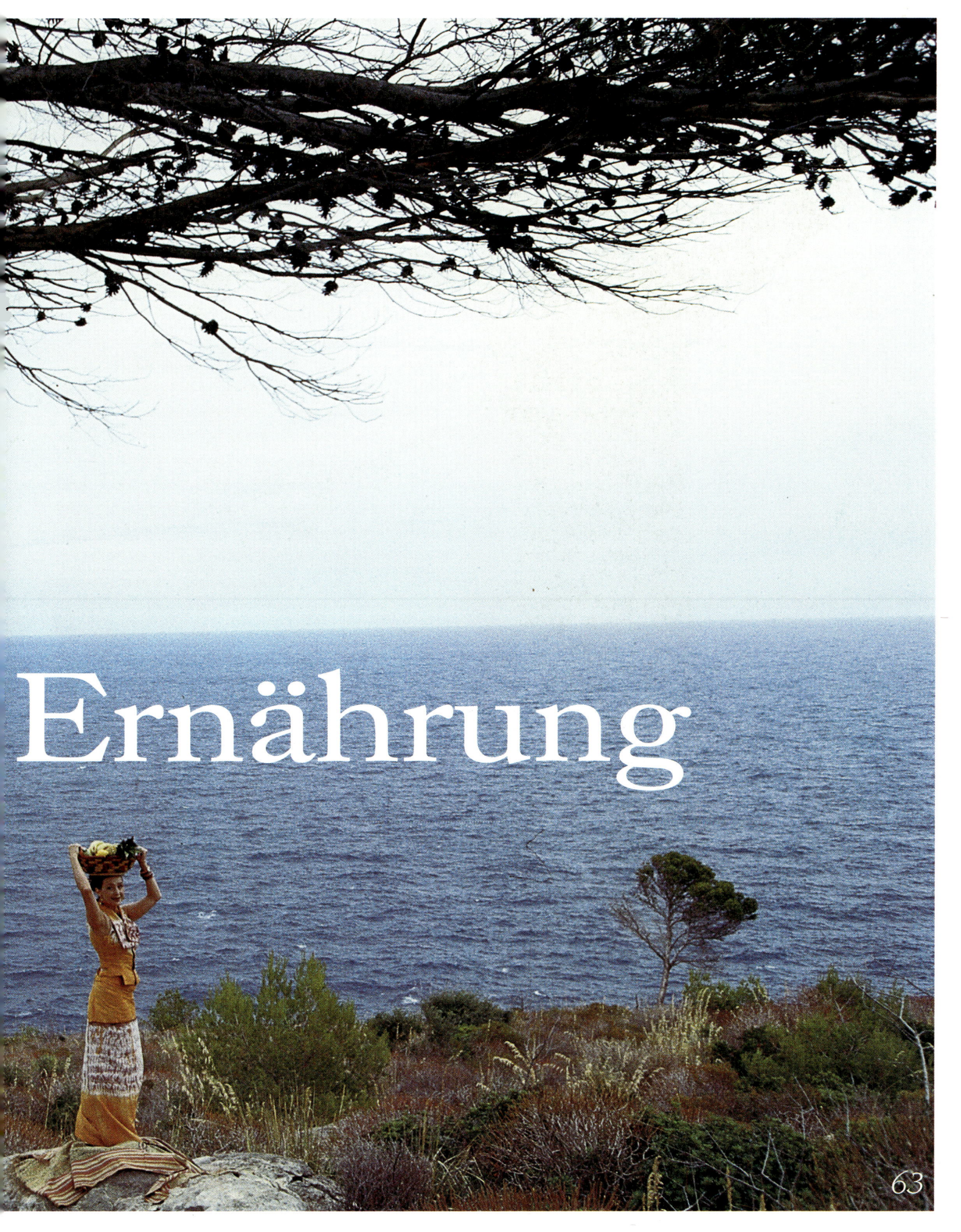

Ernährung

Mikroökologie

Der Begriff „Ökologie" ist inzwischen vielen vertraut. Gemeint ist ein harmonisches Gleichgewicht, in dem alle Lebewesen zueinanderstehen sollten. Das richtige Verhältnis der Lebenseinheiten zueinander verhindert Wucherungen und Auswüchse. Auch der Mensch war einmal Bestandteil einer harmonischen Umwelt, aber durch den Mißbrauch seiner Fähigkeiten hat er das ökologische Gleichgewicht zerstört. Doch die Natur wehrt sich gegen diese Zerstörung, und so bemühen sich heute viele Menschen um ihre Rettung – um sich selbst zu retten.

Der Mensch ist aber nicht nur Glied einer Lebenskette, nicht nur Gast auf dieser Welt, sondern ist gleichzeitig selber „Welt" und „Gastgeber" für viele „Gäste" in seinem Körper, ohne die er gar nicht leben könnte. Auch im Körper des Menschen gibt es ein mikroökologisches Gleichgewicht, das genau wie das der Welt gewahrt werden muß, um harmonische Abläufe zu gewähren. Ein Buch über Schönheit und Gesundheit zu schreiben, ohne auf dieses Phänomen hinzuweisen, hieße ein Haus auf Sand bauen. Denn wer kommt schon auf die Idee, daß zum Beispiel rote Augen, schlechter Atem oder Pickel das Resultat einer Störung dieses ökologischen Gleichgewichts sein können?

Bakterien und Mikroben, von den meisten Menschen nur als „Feinde" angesehen, sorgen dafür, daß bestimmte Vitamine im Körper überhaupt erst gebildet und Nährstoffe aufgespalten werden. Vom ersten Bissen an werden die Speisen, die wir zu uns nehmen, von Mikroorganismen in Mund, Magen, Dünndarm und Dickdarm zersetzt. Der gastrointestinale Trakt ist neben der Lunge das zweitgrößte Kontaktorgan unserer Innenwelt zur Außenwelt. Die Schleimhäute nehmen sozusagen die Stoffe aus der Außenwelt auf, sortieren sie und leiten sie weiter in unsere Innenwelt. Diese Arbeit nun erledigen unsere „Gäste" für uns. Man muß sich dabei einmal vor Augen halten, daß der Mensch mehr Bakterien beherbergt, als er Zellen hat. Sollte es Sie bei dem Gedanken, daß es in Ihrem Körper von Lebewesen wimmelt, grausen, dann bedenken Sie, daß es auch auf der Erde von Menschen wimmelt, von denen ein Großteil inzwischen alles tut, um die ihn bergende Welt zu zerstören. Dagegen tun die Mikroorganismen ihr möglichstes, um uns zu erhalten.

Die Erkenntnis, daß der Mensch nur in Symbiose zu anderen Lebewesen existieren kann, machten sich viele berühmte Ärzte zu eigen. Hippokrates, Paracelsus, Hahnemann und andere, aber auch viele Philosophen sahen den Menschen ganzheitlich. De Bary prägte schließlich im Jahre 1879 den Begriff Symbiose: „das fortwährende und innige Zusammenleben ungleichnamiger Organismen". Der Parasitismus – was nichts anderes heißt als „Hausgast sein" – wurde von ihm als „bekannteste und exquisiteste Erscheinung" der Symbiose bezeichnet.

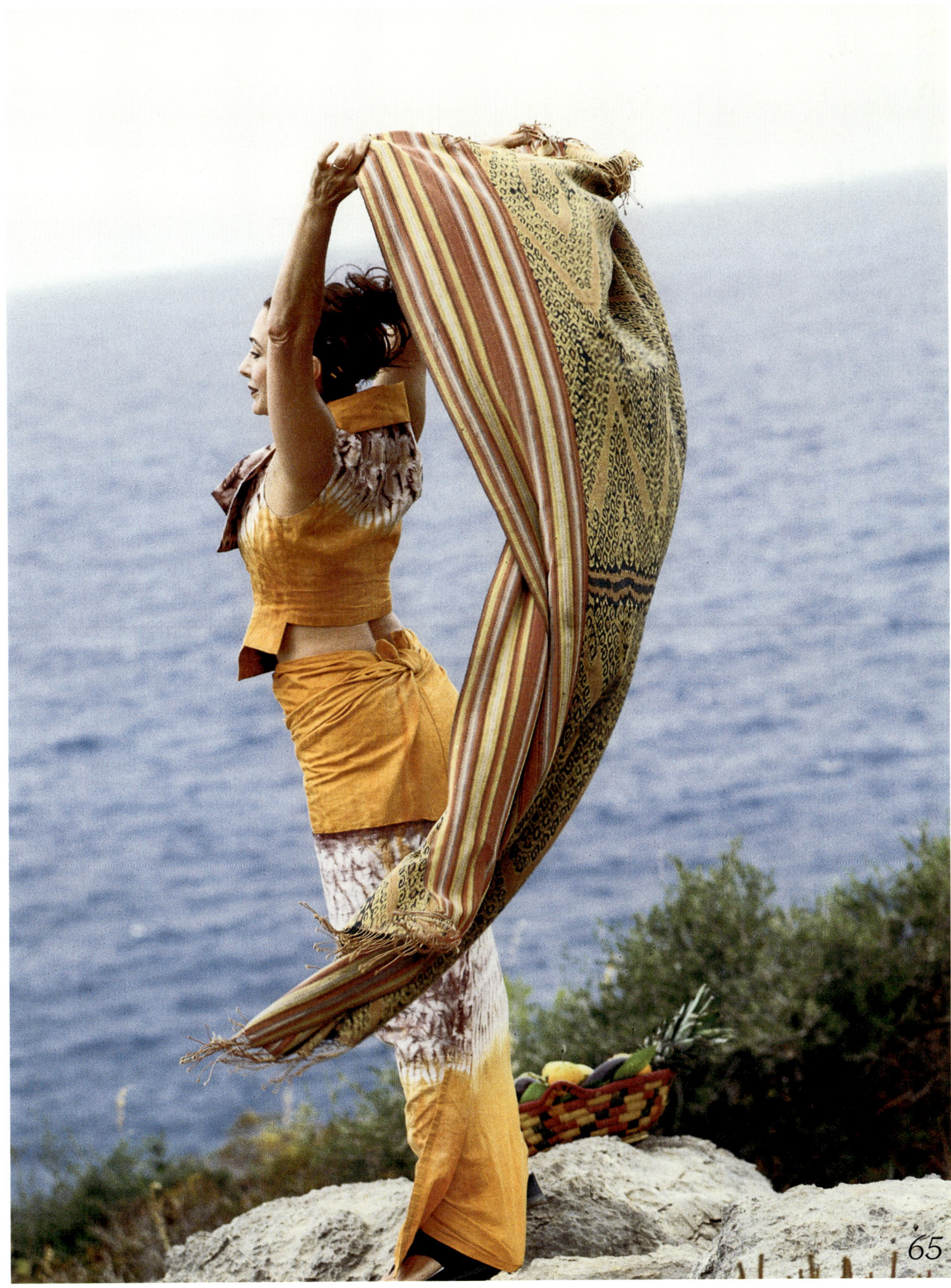

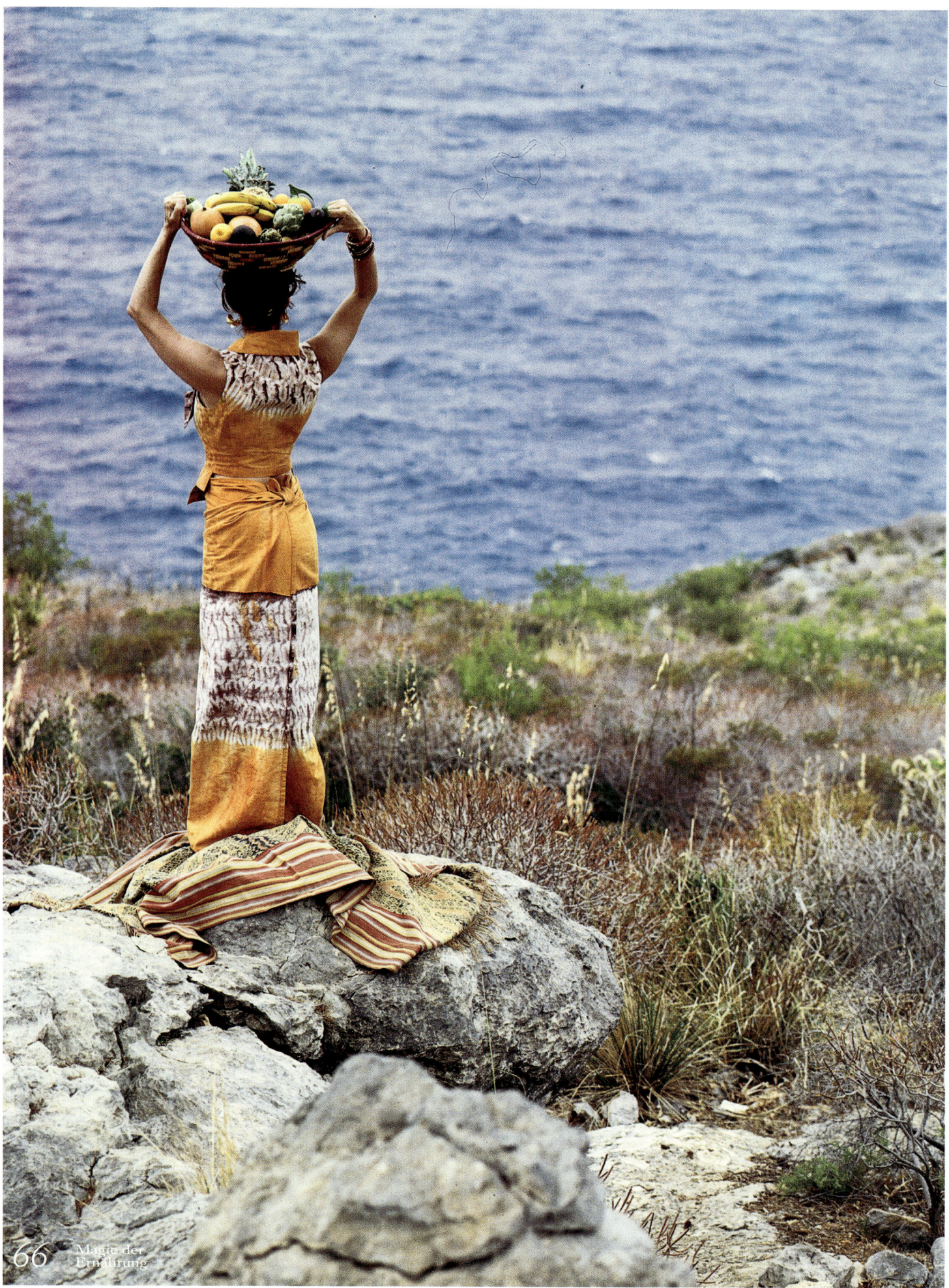

Doch der Kampf der Menschen gegen die Infektionskrankheiten, die spektakulären Erfolge von Antibiotika und zum Beispiel der Chemotherapie ließen lange Zeit in Vergessenheit geraten, daß der Mensch und seine Bakterien eigentlich in einem symbiotischen Verhältnis stehen und daß das Abtöten von Mikroorganismen natürlich auch die für die Gesundheit des Menschen wichtigen trifft. Dabei weiß die Medizin längst, daß Mikroben nicht nur gefährlich, sondern auch nützlich sind, sehr nützlich sogar. Intensive Forschungen zur Symbiose ergaben, daß gerade die „verteufelten" Mikroben in unserem Abwehrsystem gegen Krankheitserreger eine wesentliche Rolle spielen. Ja man kann sogar sagen, daß der Darm die Wiege unseres Immunsystems ist. Das, was wir Gesundheit nennen, ist folglich erst dann möglich, wenn der Mensch auch zu seiner bakteriellen Innenwelt ein harmonisches Gleichgewicht schafft. Um in einer gefährdeten Umwelt überleben zu können, brauchen wir unsere Mikroorganismen, denn gerade das von De Bary beschriebene „exquisite" Phänomen des Parasitismus sorgt dafür, daß wir nicht gleich am ersten Infekt sterben.

Die Darmflora

Im Mai 1984 fand sich in der *Los Angeles Times*, eingebettet zwischen Bildern von Tanz- und Filmstars, ein ungewöhnliches Thema. Mehrere Anzeigen verkündeten die Antwort auf viele Probleme und priesen den Boten der ewigen Jugend. Wer oder was war es? Der Darm! Die meisten denken bei diesem Stichwort wahrscheinlich erst einmal an ein bestimmtes stilles Örtchen und vergessen dabei ganz, daß der Darm zwar auch mit dem Stuhlgang, vor allem aber mit der Verdauung zu tun hat. Die häufige Verwendung von Abführmitteln zeigt überdeutlich, wie sehr die Darmfunktionen mißverstanden werden. Die Hauptaufgabe des Darmes ist ein faszinierender Prozeß der Umwandlung unserer Nahrung, dessen richtiger Ablauf den Boden für Gesundheit und Aussehen schafft. Von ihm hängt nicht nur der Geruch des Menschen ab, sondern zum großen Teil auch die äußere Erscheinung, also die Schönheit.

Selbst eine richtige Ernährung und ausreichende Bewegung können ohne eine intakte Darmflora keine Vitalität entstehen lassen. Entzündungen des Darmes sind oft Folgen von Streß und Reaktionen auf schwer zu bewältigende Situationen. Sind Streß und Schwierigkeiten schließlich überwunden, bleibt die Darmentzündung oft als Erbe und untergräbt die Gesundheit.

Ist die Verdauung aber gestört, so wird die Nahrung im Darm nicht richtig verarbeitet, und in der Folge werden auch keine Nährstoffe mehr dorthin weitergeleitet, wo sie notwendig gebraucht werden. Auch andere Faktoren können den Darm und die Darmflora negativ beeinflussen, zum Beispiel die häufige Einnahme von Medikamenten wie Antirheumatika, Diuretika (Entwässerungstabletten), Abführmittel, Cortison und Antibiotika. Ein weiterer großer Feind harmonischer Körperabläufe ist die Angst. Fast jeder kennt die lähmende Wirkung ungewohnter Umgebung auf den Stuhlgang. Durch ein so gestörtes mikroökologisches Gleichgewicht können die unterschiedlichsten Beschwerden entstehen. Dazu gehören: Heuschnupfen, Augenerkrankungen, Akne, Anämie, latente Hypovitaminosen, Ekzeme, Blähungen, Mundgeruch, Blutdruckschwankungen, Fermentschwäche und Verschlackungen.

Dabei ist es gar nicht so schwer, bei sich selbst für einen funktionierenden Darm und eine intakte Darmflora zu sorgen. Schließlich gibt es eine ganze Menge von Reinigungskuren für den Darm. Die bekanntesten sind wohl die Milch-und-Semmel-Kur, die Schrotkur und ganz einfache Fastenkuren.

Ich selbst bemühe mich, ohne Kuren auszukommen, weil ich glaube, daß sie, wie auch jede Diät, zu sehr als vom normalen Leben isolierte Zeitabschnitte und Vorgänge aufgefaßt werden. Sie haben einen Anfang und ein Ende und sind kein selbstverständlicher Bestandteil des Alltags. Die Pflege des Darms ist aber wie die Zahnpflege etwas, das man nicht nur einige Wochen lang machen sollte und dann nie wieder. Für mich ist sie ein Teil des täglichen Pflegeprogramms. Sie besteht hauptsächlich aus dem Weglassen schädlicher Stoffe und der Regeneration der Darmflora, wenn eine Schädigung vorliegt. Eine geschädigte Darmflora läßt sich mit einer Symbioselenkung wiederherstellen. Der Heilpraktiker Peter Deman hat mir diese Behandlung einmal folgendermaßen erklärt:

„Unter Symbiose versteht man das Zusammenleben von Lebewesen zu gegenseitigem Nutzen. Ist dieses Zusammenleben gestört, so spricht man von einer Dysbiose. Unter Symbioselenkung im medizinischen Sinn versteht man also die Behandlung einer gestörten natürlichen Lebensgemeinschaft zwischen dem Menschen und den für seine Gesundheit notwendigen Bakterien. Bei vielen ist heutzutage durch fehlerhafte Ernährung, fehlerhafte Lebensweise, Umweltbelastung durch Gifte und Mißbrauch von Medikamenten das harmonische Gleichgewicht zwischen ihnen und ihren notwendigen Bakterien gestört. Dadurch gewinnen krankheitserregende Bakterien die Überhand. Um die gesunde Bakterienflora des Menschen wiederaufzubauen, werden ‚gesunde' Bakterien gezüchtet, in Flaschen abgefüllt und als Tropfen eingenommen. Dieser einfache, für die Gesundheit jedoch entscheidende Vorgang wird als bakterielle Symbioselenkung bezeichnet."

Da sich die gesunde Bakterienflora des gesamten Schleimhauttraktes von der Nase bis zum After nur in einem bestimmten Milieu wohl fühlt, muß die Symbioselenkung durch bestimmte Maßnahmen unterstützt werden.

❖ Dazu gehört in erster Linie eine natürliche Vollwertkost mit einem hohen Anteil von Rohkost. Jede Mahlzeit sollte einen ausreichenden Anteil an Rohkost enthalten. Blatt- und Wurzelsalate, Gemüsesalate, Obst, Nüsse und Getreideschrot. Daneben empfehlen sich Milchprodukte wie Dickmilch, Bioghurt, Biodyn Trinkjoghurt, Sanoghurt, Quark und milde Käsesorten. Fruchtjoghurt ist zu vermeiden.

❖ Weiterhin sind hauptsächlich Vollkornprodukte zu verwenden. Raffinierte Kohlehydrate sind aus der Nahrung möglichst zu verbannen. Dazu zählen alle Feinmehle und Zuckerprodukte. Fett sollte in Form von ungehärteten Pflanzenölen und Margarine und etwas Butter verwendet werden. Tierische Fette sind zu vermeiden.

❖ Der übermäßige Konsum tierischen Eiweißes sollte eingeschränkt werden, vor allem Schweinefleisch.

❖ Eine tägliche Trinkmenge von 1 bis 2 Litern mineralarmen Quell- und Brunnenwasser und verschiedenster Teesorten sollte unbedingt eingehalten werden.

❖ Eine regelmäßige Mundpflege für die Gesunderhaltung der Zähne, die wiederum ein gründliches Kauen und Einspeicheln der Speisen ermöglichen, sollte unbedingt durchgeführt werden.

❖ Vermieden werden sollten dabei Zahnpasten und Zahncremes, die desinfizierende Chemikalien enthalten, da sie die normale Bakterienflora schädigen.

Abschließend sei bemerkt, daß eine ausgeglichene Lebensführung sowie aktive körperliche Bewegung das oben Aufgeführte positiv ergänzen und dem Körper helfen, seine Symbiose wiederherzustellen und zu erhalten.

Oft sind gerade Symptome, die Ihnen normal und nicht erwähnenswert erscheinen, erste Anzeichen für eine gestörte Darmfunktion. Ich merkte an folgenden Zeichen, daß mein Darm daran schuld war, daß ich mich trotz ausreichenden Schlafs, Vitamintabletten und Bewegung an frischer Luft elend fühlte und auch so aussah: stechende Schmerzen rechts zwischen Bauchnabel und Hüfte einige Zeit nach dem Essen, Müdigkeit, die nach dem Essen stärker wurde, schlechter Geschmack im Mund, Hunger bei gleichzeitiger Appetitlosigkeit, ständig blaue Ringe unter den Augen. Ich hatte schlechte Laune, war leicht irritierbar oder einfach traurig, und ohne daß mein Gewicht sich erhöht hatte, war mein Fett plötzlich merkwürdig verteilt. Kleider, die sonst tadellos paßten, spannten an gewissen Stellen, an anderen waren sie auf einmal zu weit. Eine Freundin empfahl mir damals eine Diät, die nach dem Prinzip der Trennkost von Hay aufgebaut war. Gleich am ersten Tag – dem Ananastag – waren meine Darmschmerzen verschwunden und nach der ersten Woche auch alle übrigen

Symptome. Kurz darauf stellte ich unter Anleitung einer ganzheitlich orientierten Ärztin meine gesamten Eßgewohnheiten um – und fühle mich seitdem wie neugeboren. Nur selten eine Erkältung im Winter, keine Müdigkeit und viele andere Dinge, die das Leben lebenswert machen, waren für mich die Folgen meiner „reparierten" Darmflora.

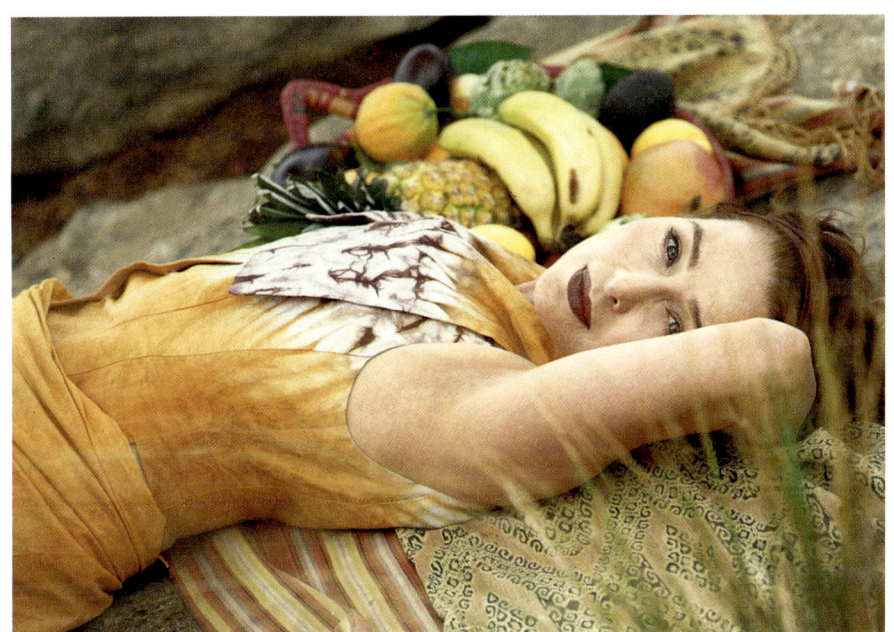

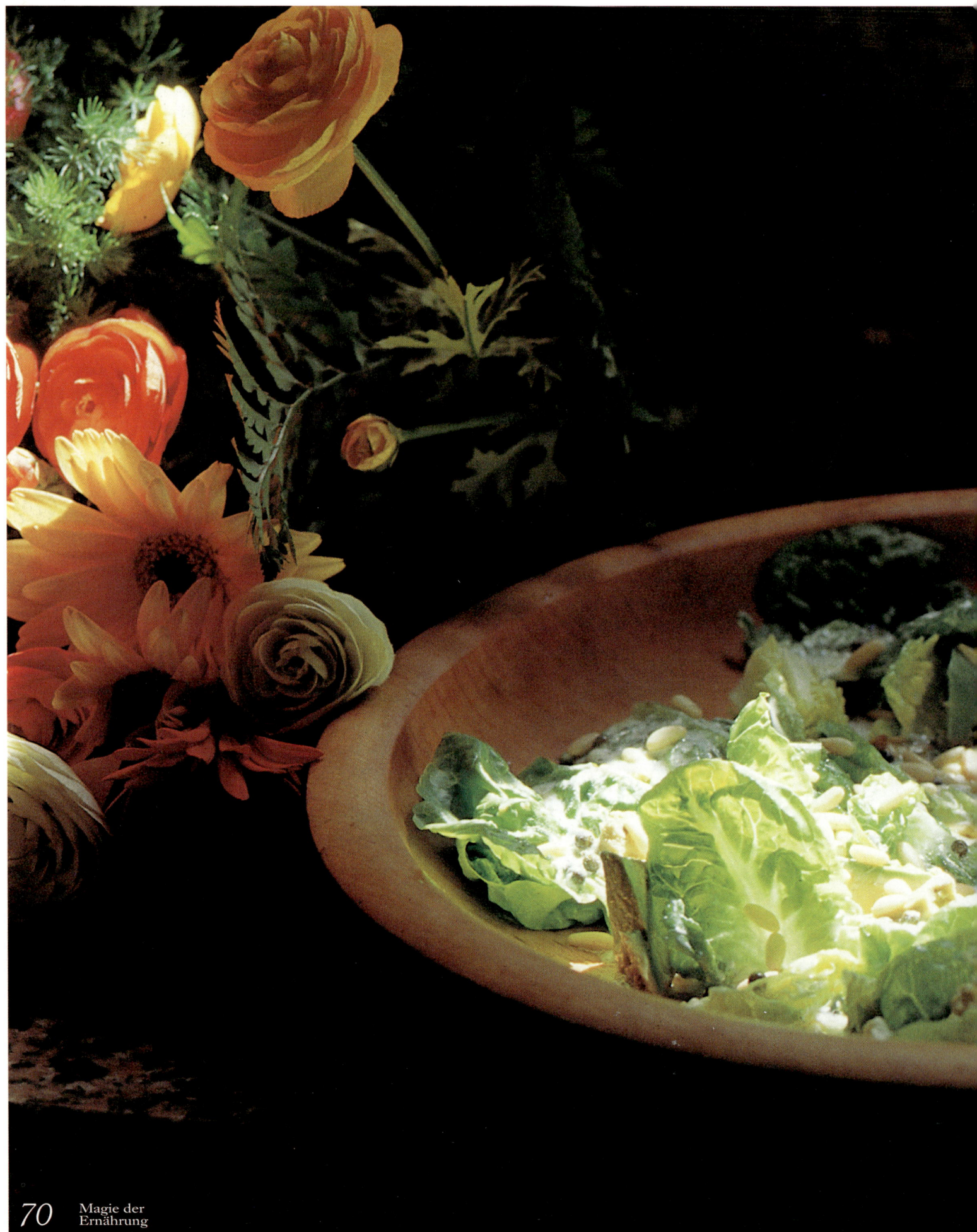

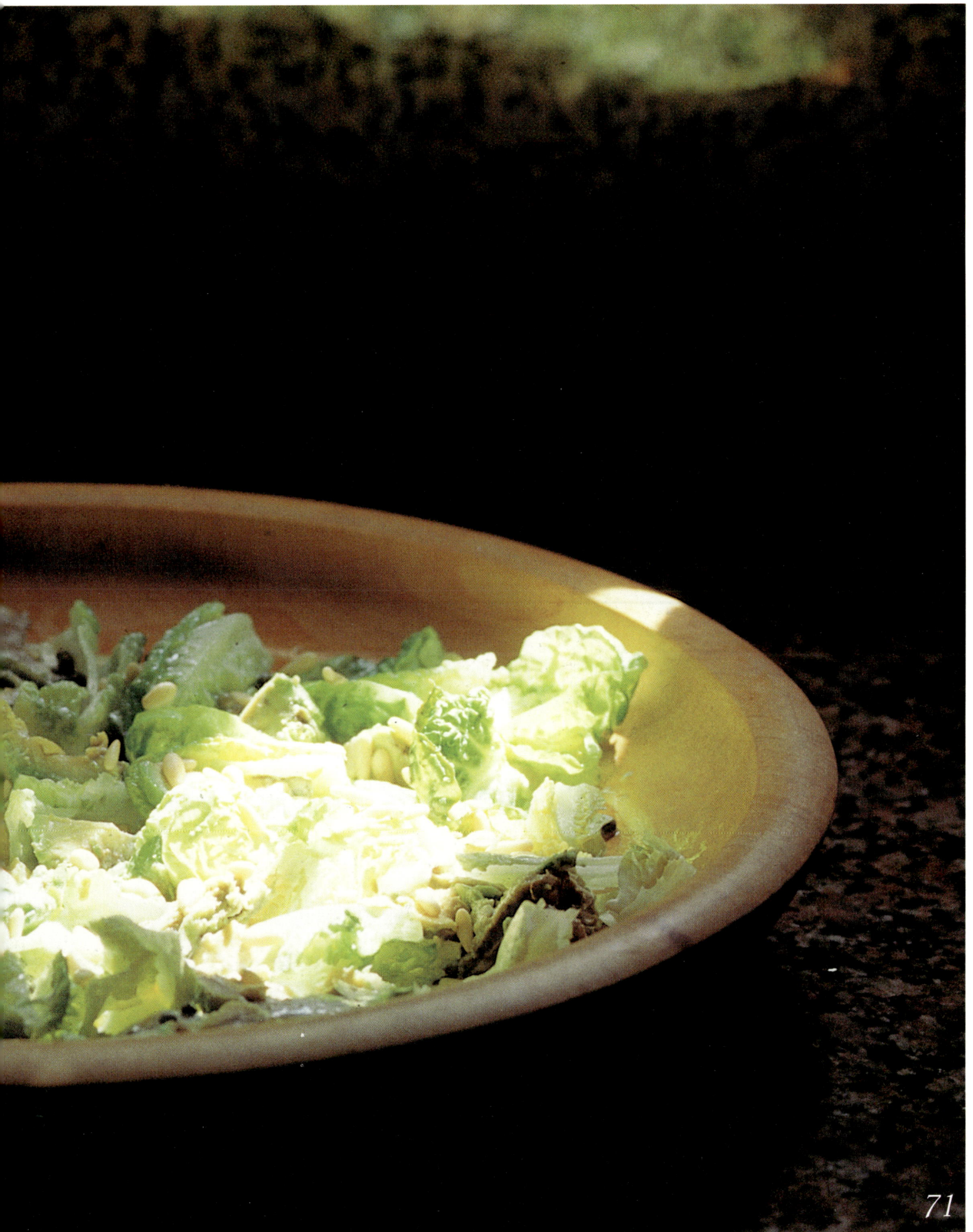

Trennkost

Als Feinde der Gesundheit gelten:

Zuviel Fleisch, zuviel denaturierte Nahrungsmittel (weißer Zucker, weißes Mehl, totgekochte Speisen, Konserven, Gefrorenes, Gespritzes usw.). Plus, und das ist das Haysche Prinzip, die falsche Kombination von Speisen.

Nach Hay gilt, daß die Ursache für frühe Erkrankungen in der Mißachtung der Gesetze der Chemie, die die Verdauung der Nahrung regeln, begründet liegt. Würden diese Gesetze bei der Auswahl und erst recht bei der Zusammensetzung der Nahrung befolgt, so würde der Körper in wenigen Wochen eine solche Regeneration erfahren, daß selbst die größten Skeptiker davon überzeugt würden, daß wir das sind, was wir essen. Jeder Chemiker weiß, daß zur Stärkeverdauung zuerst der Speichel gebraucht wird. Seine Wirkung hängt aber von einem schwachen Ferment, dem Ptyalin, ab, das nur bei genügend vorhandenen Basen wirken kann. Ohne Basengrundlage gibt es keine Ptyalinwirkung auf Kohlehydratnahrung. Ißt man also das stärkehaltige Brot oder die gekochten Kartoffeln mit sauren Früchten zusammen, dann hat man die alkalische Vorbedingung beseitigt, von der das Ptyalin abhängig ist, es kann also seine Aufgabe nicht erfüllen, und die Stärke kommt unverdaut in den Magen. Da es im Magen aber kein Ferment gibt, das auf die Stärke einwirken kann, bleibt sie unverdaut und kommt so unmittelbar in den Dünndarm, wo wieder kein genügendes Mittel zu ihrer Verdauung vorhanden ist und wo sie bei Wärme und Feuchtigkeit dann gärt.

Die Verdauung der Eiweißnahrungsmittel wie Fleisch, Fisch, Eier und Käse hängt in erster Linie von der Wirkung des Pepsins im Magensaft ab. Da Pepsin nur bei vorhandener Säure arbeitet, so handeln wir falsch, wenn wir zu einer Eiweißmahlzeit reichlich Kohlehydrate essen, denn die Stärkemehle verlangen Basen,

*E*ine neue Gesundheitsära, das war der Titel des Buches, in dem Dr. Hay 1939 zum erstenmal das Prinzip und die Wirkungsweise der Trennkost beschrieb. Trotz des imposanten Titels und der tatsächlich revolutionären Erkenntnisse, die in dem Buch mitgeteilt wurden, blieben weitreichende Folgen aus. Es gibt heute eine wenn auch kleine Gruppe von Trennköstlern, die durch das Einhalten dieses Prinzips ganze Myriaden von leichten und schwereren Beschwerden losgeworden sind. Auch ich gehöre dazu. Bei mir hat die Trennkost in Kombination mit der Symbioselenkung den Unterschied zwischen Siechen und Leben gemacht.

Hier ein paar einfache Erläuterungen des Trennkostprinzips. Hay sagt, die einzige wahre Behandlung aller Krankheiten ist die Verhinderung ihrer Ursachen! Die Ursachen sind – nicht nur seiner Meinung nach – die Überschwemmung des Körpers mit Stoffwechselrückständen durch falsche Ernährung und falsche Zusammenstellung der Nahrung.

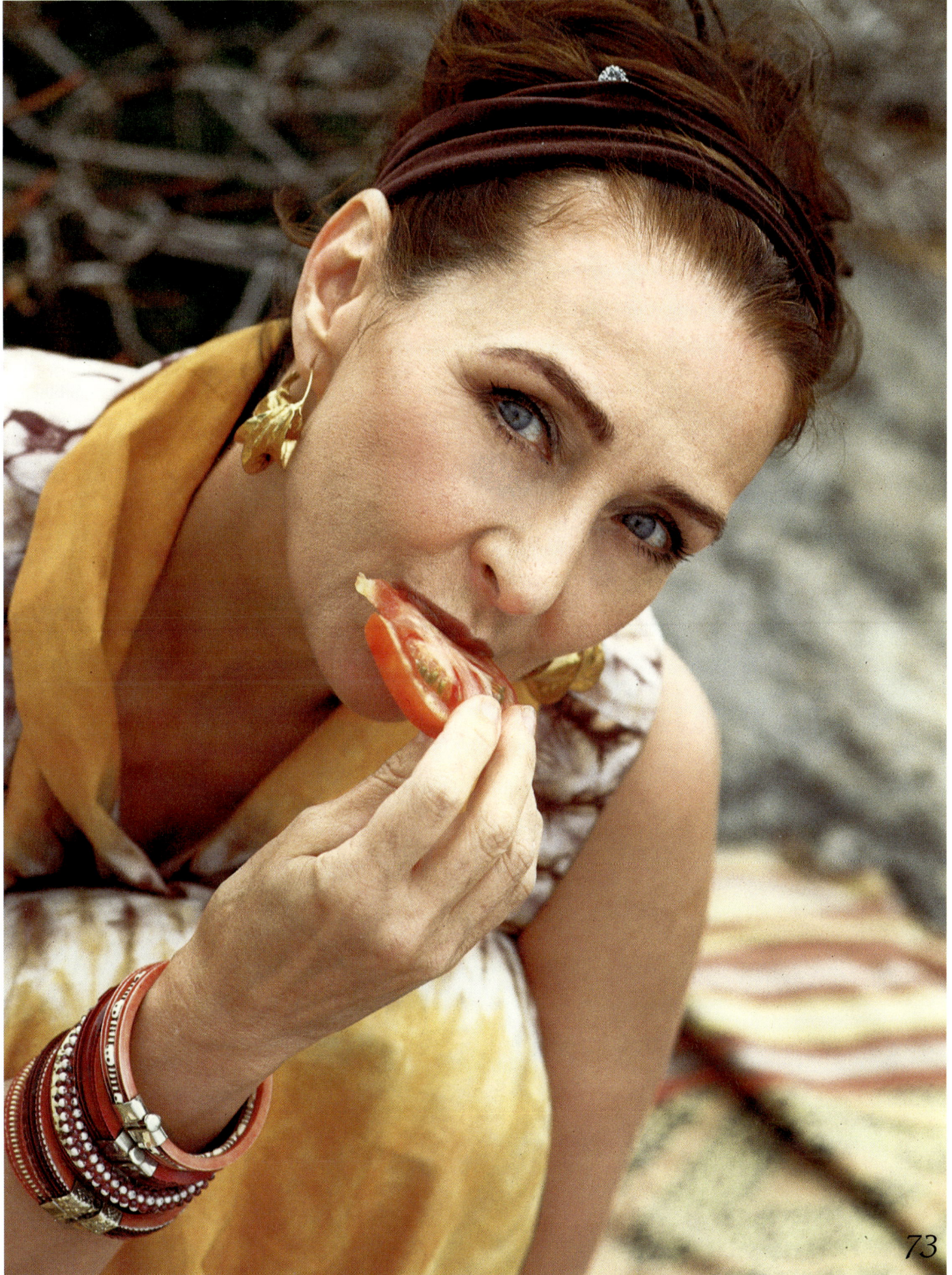

und die Eiweißstoffe verlangen Säuren. Der Körper kann Säuren bilden, die Basen kommen aus der Nahrung. Keine Flüssigkeit kann zur gleichen Zeit sauer und basisch sein, sowenig wie ein Zimmer zur gleichen Zeit hell und dunkel sein kann. Hätten wir nicht Basenstoffe im Körper, um die sich bildenden Säuren zu binden, so würden wir nicht lange genug leben, um unser Testament machen zu können. Die Säure ist im Körper unduldsam, und wenn sie sich bildet, müssen immer in den Zellen und Geweben freie Basen sein, damit sich die Säure binden kann, sonst erleiden wir schwere Schäden. Darum können wir sagen, daß die funktionelle Aktivität im genauen Verhältnis zu unserer Alkalireserve steht. Alles, was unsere Basenreserven erschöpft, erschöpft auch unsere funktionelle Aktivität, unsere Gesundheit also. Je

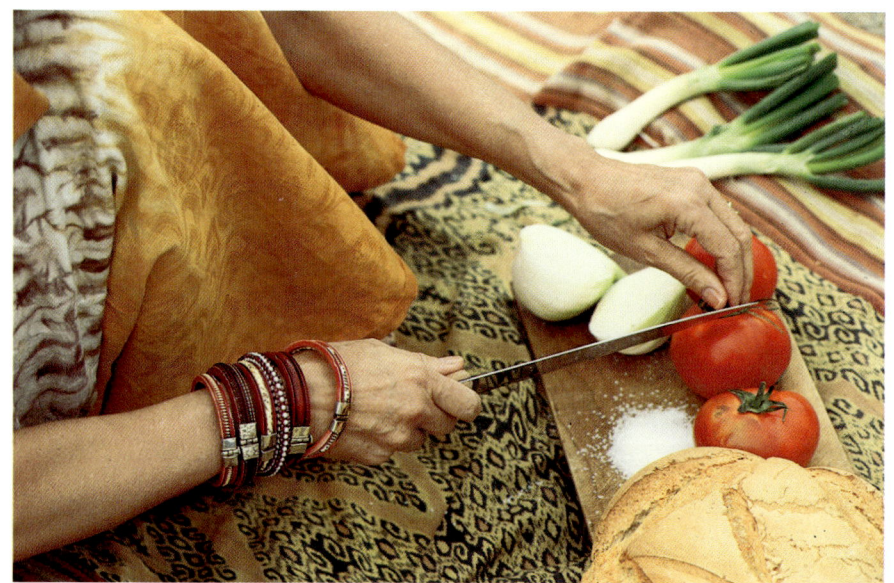

weniger Säuren wir bilden, um so weniger Basen werden von der Reserve gebraucht, und um so vollkommener wird unser Körper funktionieren.

An der Entsäuerung des Körpers nimmt auch das Gehirn teil. Die geistige Leistungsfähigkeit steigert sich, und auch das Persönlichkeitsbild wird ausgeglichener. Wenn sich nach längerem Fasten der Körper von seinen Schlacken befreit hat, wird der Geist so lebendig, daß die Gedanken glasklar werden und das Unterbewußtsein fast das Verborgene sehen kann. Das können alle Leute bestätigen, die jemals eine Fastenkur gemacht haben. Auch die alten Philosophen Griechenlands lehrten ihre Schüler eine naturgemäße Ernährung, und sie übten so strenge Enthaltsamkeit, daß daraus deutlich wird, welche Wichtigkeit sie dem für ihre Philosophie beigemessen haben. Epikur, Sokrates und Plato legten viel Wert auf richtige Ernährung, ja sie betrachteten sie als Grundbedingung für ihre Philosophie, und sie erprobten, was sie lehrten.

Praktisch gesehen heißt Trennkost:

❖ Die Trennung von konzentriertem Eiweiß und Stärke.

❖ Die Kombination von Eiweiß mit Säuren (zum Beispiel Fleisch und saure Früchte) und Kohlehydraten mit Basen (zum Beispiel Reis, Fenchel und Sahne).

❖ Dies garantiert die optimale Verwertung der Speisen und die Reduzierung der Stoffwechselrückstände im Körper.

❖ Stoffwechselrückstände sind, wie wir wissen, Wegbereiter für einen frühzeitigen Verfall, der sich in vielerlei Schönheits- und Gesundheitsproblemen zeigt.

Stärkehaltige Nahrungsmittel	Eiweißhaltige Nahrungsmittel	Säurehaltige Nahrungsmittel	Neutrale Nahrungsmittel
Kartoffeln	Fleisch	Steinobst	alle Gemüsesorten außer Bohnen
Brot	Fisch	Zitrusfrüchte	
Mehl	Meeresfrüchte	Tomaten (vor allem gekochte)	
Getreide (Weizen, Hafer, Hirse etc.)	Milch und Milchprodukte	Erdbeeren	
Reis	Eier		
Bananen			
Reife Birnen			
Datteln/ Feigen			
Süße Weintrauben			
Rosinen			
Topinambur			

Faustregeln zur Trennkost

Sowenig wie möglich konzentrierte Eiweiß- und Stärkeprodukte essen. Hauptsächlich Gemüse und Obst. Mehr als 60 bis 100 Gramm Fleisch oder Fisch oder andere Eiweißprodukte am Tag sind nicht nötig, und nicht mehr als 30 bis 60 Gramm Fett. Nur eine Eiweißart zu einer Mahlzeit, also entweder Fleisch oder Fisch oder Frischkäse; nur eine Stärkemehlart, also Kartoffeln oder Brot oder Nudeln oder Reis. Die Trennung von Eiweiß und Stärke ist der Kernpunkt dieser Ernährung.

Basenmahlzeiten sind Gemüse, Milch und Obst.

Eiweißmahlzeiten: Eier, Fleisch, Fisch, Käse mit weniger als 60 Prozent Fettgehalt, Milch, Sojamehl.

Stärke und Kohlehydrate sind in: Getreide, Brot, Nudeln, Reis, Kartoffeln, Grün-kohl, Bananen, Zucker, Datteln, Feigen, Honig, Rübensirup.

Bei Milch trennen sich die Geister derartig, daß man die Verträglichkeit selber testen muß. Sauermilchprodukte sind auch mit Stärke zu mischen.

Man trennt Stärke und Eiweiß, also:

Kartoffeln

brauner Reis

Hirse

Grünkohl

Nudeln

Getreide

Brot

Bananen

Datteln

Feigen

Honig

Fisch

Fleisch

Eier

Käse (unter 60 Prozent Fettgehalt)

Sojamehl und -produkte

roh   Tomaten   gekocht

neutral

Sahne, Fette, Gemüse, Salat, Heidelbeeren

paßt zu beiden

SALATE

Soße mit Säure angemacht, Zitrone

SALATE

ohne Säure angemacht, Öl, Kräuter, Sojasoße

Säuren und Basen

Wer sagt, ich bin sauer, weiß oft nicht, wie recht er hat. Und nicht weniger recht hat, wer sagt: „Sauer macht lustig." Wie kann aber sauer lustig machen, wenn man dann sauer ist? Weil sauer nicht sauer, sondern basisch macht und vielmehr Süßes sauer macht! Wie Sie merken, ist es gar nicht so leicht zu verstehen, was es mit dem Säure-Basen-Gleichgewicht auf sich hat. Dabei ist das richtige Säure-Basen-Verhältnis für viele namhafte Ernährungsforscher ein Bewahrer der Gesundheit schlechthin. Damit natürlich auch ein Bewahrer der Schönheit. Jeder hat an sich selber schon Zeichen der Übersäuerung gefühlt, gesehen oder gerochen. Der scharfe Mundgeruch einer Person, die eine reine Eiweißabmagerungsdiät macht, demonstriert die Übersäuerung für alle. Gliederschmerzen oder einfach „schlecht drauf sein" sind sehr oft ein Zeichen für Übersäuerung.

Der berüchtigte Kater nach Alkoholgenuß ist zum Beispiel teilweise auch eine Übersäuerungserscheinung. Meiner Erfahrung nach sind ein oder zwei gedämpfte Kartoffeln oder ein Vitamin- und Mineralstoffpräparat, noch nachts oder am nächsten Morgen eingenommen, ein wirksameres Mittel gegen den Kater als die noch weiter versäuernden Schmerztabletten.

Die Definition der verschiedenen Säurewirkungen ist schwer, weil Säuren für sich letztendlich sehr viele verschiedene chemische Reaktionen und Wirkungen beschreiben. Es gibt ja nicht einmal annähernd so viele Worte, wie es Dinge auf dieser Welt gibt, und deswegen einigt man sich einfachheitshalber auf einen Begriff als gemeinsamen Nenner. So fallen unter den Begriff Säure sowohl die Aminosäuren als auch die Blausäure, obwohl die Aminosäuren gleichzeitig Bausteine des Lebens genannt werden und Blausäure definitiv das Gegenteil ist. Am leichtesten ist das Ganze als ein endloser Stoffwechselprozeß zu verstehen. Nicht was der Körper aufnimmt, sondern was durch seinen Stoffwechselprozeß ausgelöst wird, entscheidet in diesem Fall, was sauer ist oder was sauer wird und was nicht. Beim Stoffwechselprozeß entstehen Reste, und die werden entweder als sauer, als basisch oder als neutral bezeichnet. Jede Nahrung wird vom Körper aufgespalten, der ihm nützliche Teil verwertet und das Zuviel wird, wenn unbrauchbar, möglichst rasch wieder ausgeschieden. Wie der Körper nützliche Stoffe lagert, so muß er aber auch die schädlichen Stoffe lagern, wenn kein Begleitstoff zum Abtransport vorhanden ist. Ist das Säure-Basen-Verhältnis im Körper ausgeglichen, das heißt etwa 20 Prozent Säuren zu 80 Prozent Basen, dann werden die Säuren in Begleitung von

Basen aus dem Körper herausbefördert. Sind jedoch nicht genug Basen vorhanden, so muß der Körper die Säuren lagern.

Man unterteilt in diesem Sinn Nahrung in drei Hauptgruppen: Säurespender und -bildner, Basenspender und -bildner und Nahrung, die im Gleichgewicht der beiden als neutral gilt. Sind mehr der Speisen eher sauer, so werden diese Säuren gelagert, und zwar in Gelenken, Gewebe, Knochen, Organen und Knorpeln.

Die Übersäuerung ist also ein Stoffwechselleiden. Folgende Krankheitsbilder können die Folge sein: Migräne, Blähungen, Akne, Zucker, Rheuma, Zahnfäule und Nierenleiden. Viele Ernährungswissenschaftler nennen die Übersäuerung als Hauptursache für fast alle Gesundheitsstörungen. Doch Entsäuerung findet nicht nur durch den Abtransport mit Basen statt, sondern auch durch Schwitzen, was erklärt, warum man nach Gymnastik und Bewegung rosig aussieht und sich auch rosig fühlt.

Ich habe mit mehreren Frauen den Effekt basenbildender Mahlzeiten am Abend auf das Aussehen und Befinden am nächsten Morgen getestet. Jede von ihnen sah am nächsten Morgen klar und unverquollen aus, mit strahlenden Augen und überhaupt schön. Selbst wenn sie vor dem Schlafengehen noch ein Gläschen Wein getrunken hatte.

Die verschiedenen Säuregruppen

Die wichtigsten Säuren zum Körperaufbau sind die Aminosäuren. Sie werden aus tierischem und pflanzlichem Eiweiß vom Körper gebildet. Mineralsäuren sind eine weitere Säuregruppe. Schwefelsäure, Salpetersäure, Phosphorsäure gehören dazu. Die Säuren, die der Körper nicht braucht, also die überschüssigen Säuren, kann er, wie gesagt, nur in Verbindung mit basischen Stoffen wie zum Beispiel Kalium, Magnesium, Kalzium aus dem Körper schaffen.

Organische Säuren

Sie fallen zwar auch unter den Begriff Säuren, lösen im Körper aber ganz andere Prozesse aus. Zu diesen Säuren gehören zum Beispiel Milchsäure und Fruchtsäure. Obwohl sie auf der Zunge säuerlich schmecken, werden sie durch einen Wandlungsprozeß im Körper zu Basenträgern, das heißt, sie können die Säuren auffangen und, was überflüssig ist, aus dem Körper mitnehmen. Bei einem chinesischen Gericht wie Huhn mit Mandeln und Ananas ist das Säure-Basen-Verhältnis optimal gegeben. Huhn – Säure, also Eiweiß-Aufbaustoff, säureschaffend; Ananas – basenbildend, obwohl es säuerlich schmeckt; und Mandeln – basisch.

Auf den ersten Blick scheinen auch Fleisch, Kartoffeln und Salat eine ideale Kombination im Säure-Basen-Verhältnis zu sein. Leider stimmt das nicht. Um alles scheinbar noch komplizierter zu machen, ist der gemeinsame Verzehr von konzentriertem Eiweiß und konzentrierter Stärke erst recht versäuernd, weil

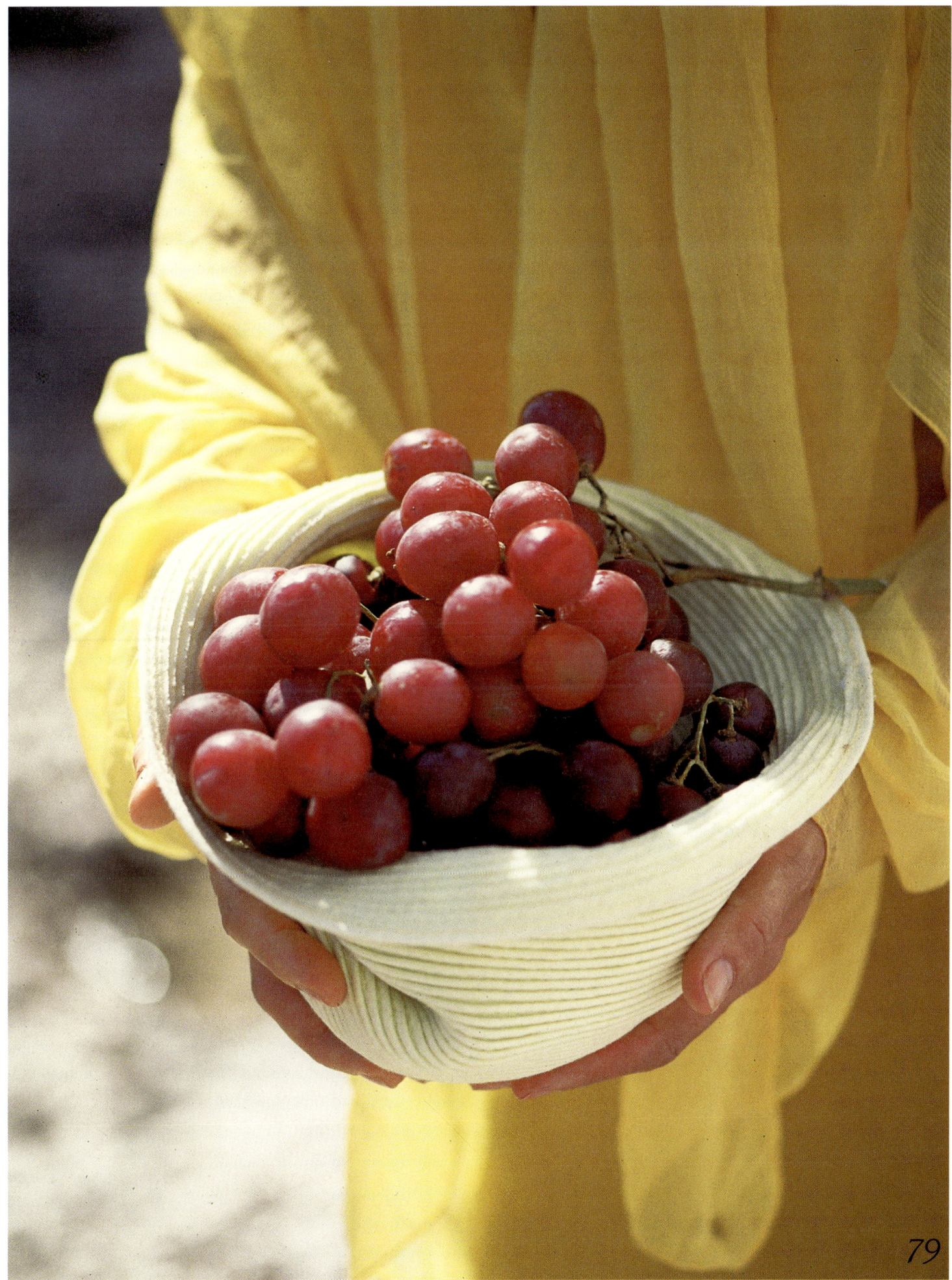

diese Speisen zusammen nicht richtig verdaut werden können.

Das hört sich alles etwas kompliziert an und ist es anfänglich auch. Hat man sich jedoch erst einmal an die neuen Ernährungsrichtlinien gewöhnt, so ergeben sich neue, interessante Speisekombinationen und außerdem eine optimale Verwertung der Speisen. Man muß weniger essen und ißt auch zurückhaltender, weil der Körper schneller satt wird, weil er leichter die Nährstoffe bekommt, die er braucht. Für das, was Sie künftig sparen, kaufen Sie sich ein Kleid, ein Bild oder machen eine Reise.

Seit unsere Nahrungsmittel raffiniert, also industriell verarbeitet werden, gibt es auch das, was man Basenräuber nennt. Das sind jene

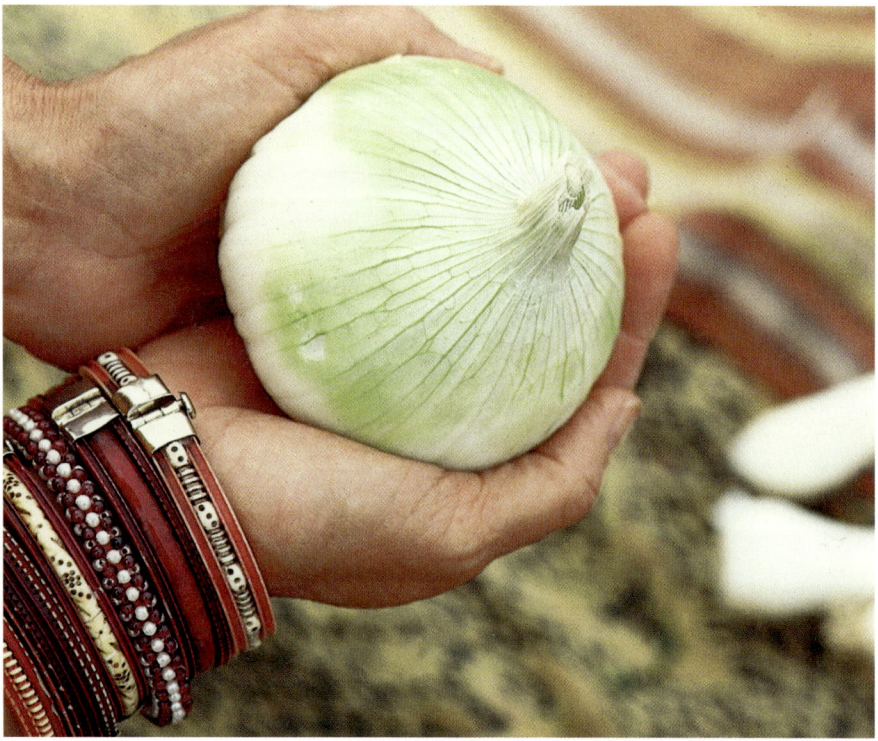

Speisen, die nicht mehr „ganz" sind und die, um wieder „ganz" zu werden, sich die dafür notwendigen Stoffe aus den Reserven des Körpers holen. Wenn man zum Beispiel weißen, raffinierten Zucker ißt, so braucht der Körper für die biochemische Verwertung etliche Nährstoffe, um den Zucker unschädlich zu machen. (Genaueres im Kapitel Weiß – süß – ungesund auf Seite 107.) So schafft der Zucker, obwohl er süß ist, nicht nur im Mund, wo er den Zahnschmelz angreift, ein saures Klima, sondern im ganzen Körper. Was für weißen Zucker gilt, stimmt auch für weißes Mehl. Bei der Kombination weißer Zucker und weißes Mehl ist der Körper nun vollkommen versäuert.

Dritter im Bunde der Basenräuber sind raffinierte Öle und Fette in flüssiger und gehärteter Form. Sie sind ein Teil dessen, was ständig und dauernd gegessen wird und leider von vielen auch als Grundnahrungsmittel angesehen wird. Ein ständiger Basenraub im Körper ist die Folge, der Abtransport der Säuren funktioniert nicht mehr richtig.

Bis man sich auf eine Kost umgestellt hat, deren Verhältnis von Säuren und Basen stimmt, kann man sich mit einem Präparat aus dem Reformhaus behelfen, das den Körper bei der Entsäuerung unterstützt. Auch ich habe in letzter Zeit entdeckt, wie phantastisch und vielseitig es wirkt. Es heißt Basica, ist ein Granulat und schmeckt ein bißchen wie Sand, der allerdings schmilzt. Basica ist ein basisches Mineralstoffpräparat (nicht beliebig einsetzen, genau dosieren).

Es ergänzt ideal die „normale", meist versäuerte Nahrung mit lebensnotwendigen Mineralstoffen und vermindert so die Übersäuerung und Schlackenbildung. Es enthält alle wesentlichen Bioelemente in dem Mengenverhältnis, wie es in Früchten und Gemüsen, die auf gesundem Boden gewachsen sind, enthalten ist. Meine überraschendste Erfahrung mit dem Präparat war, daß sich meine Haut klärte. Ich bin eine richtige Kaffeetante und habe mich von zehn Tassen am Tag auf eine oder zwei heruntergedrückt. Ich hatte festgestellt, daß meine Haut bei höherem Kaffeekonsum sofort fleckig wird, vor allem um den Mund herum. Seit ich Basica nehme, ist das nicht mehr der Fall. Es gibt aber noch eine ganze Reihe anderer Mineralstoffpräparate, die entsäuern. Erkundigen Sie sich einfach in der Apotheke oder im Reformhaus.

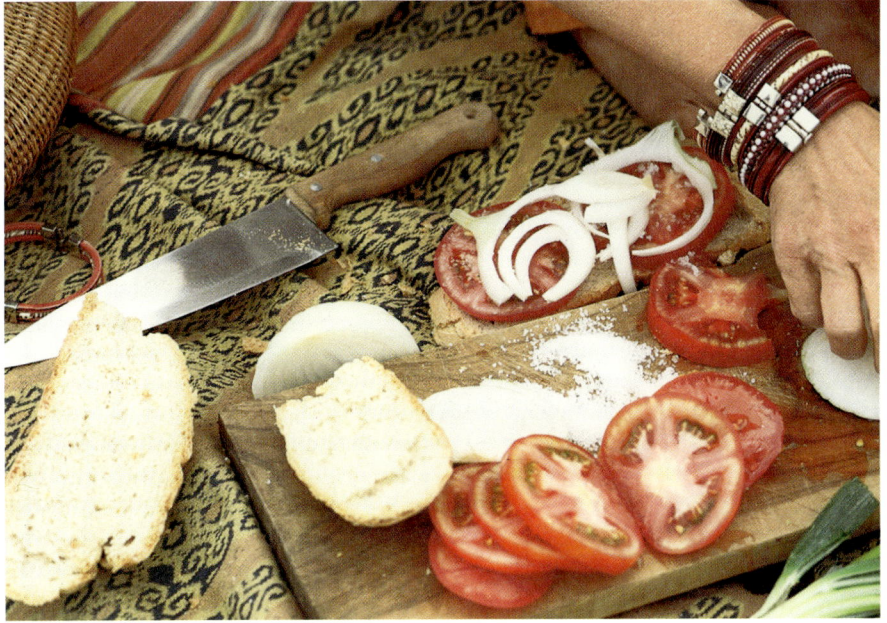

Basenspender

Die wichtigsten Basenspender und –bildner sind: Obst, Kartoffeln, Kastanien, Feigen, Aprikosen, Joghurt, Rahm, Gemüsebouillon, Eigelb, Gewürzkräuter, Blattgemüse, Wurzelgemüse, Gemüsefrüchte und Stangengemüse außer Spargel, Sellerie, Gurken, Bohnenkresse, Salat, Pfirsiche, Ananas, Bananen, Wassermelonen, Hirse, alle Nüsse bis auf Erdnüsse, Grapefruit, Äpfel, Johannisbeeren.

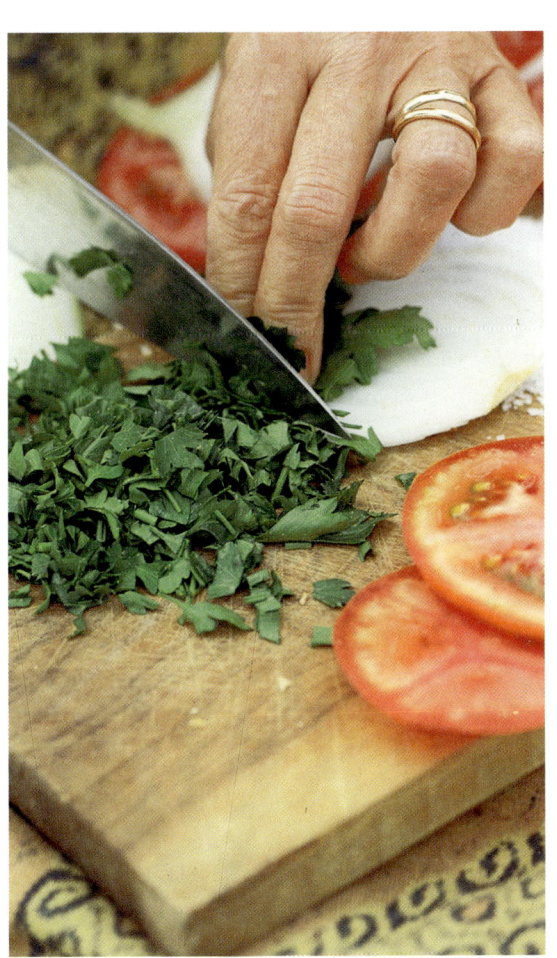

Säurespender und –bildner sind:

Fleisch, Fisch, Geflügel, Leber, Nieren, Hirn, Eier – speziell Eiweiß –, Käse – die milden Sorten weniger als die scharfen –, Hülsenfrüchte, Linsen, weiße Bohnen, Spargel, Artischocken, Rosenkohl und Erdnüsse.

Basenräuber sind:

Weißer Zucker, weißes Mehl, Weißmehlprodukte, Weißbrot, Zwieback, Feingebäck, weiße Teigwaren, Weizengrieß, raffinierte Öle und Fette, Genußmittel, schwarzer Tee, schwarzer Bohnenkaffee, Schokolade, Alkohol, Fleischbrühe, Fast food.

Basenüberschüssige Zusatznahrung und Basenspender sind:

Basenmischungen: Flügge, Nimbalsit, Basica; weiterhin Mandelpüree, Hefetabletten, Biostrath, Molat, Energan, Floradix und frische Gemüsesäfte.

19 Grundregeln für eine gesunde Ernährung

D ie folgenden 19 Regeln werden Ihnen zeigen, wie leicht es im Grunde ist, die ersten Schritte zu einem gesunden Leben und damit zu mehr Körperharmonie zu tun.

1.

Essen Sie nur, wenn Sie Hunger und/oder Appetit haben. Nicht aus Gewohnheit, nicht aus Höflichkeit, nicht aus Ärger. Essen Sie lustvoll.

2.

Trennen Sie grundsätzlich Stärke und Eiweiß. Grundsätzlich bedeutet nicht immer und ohne Ausnahme, sondern eben nur als Grundsatz. Verbohrtes Essen ist ungesund, egal, wie gesund es theoretisch ist.

3.

Versuchen Sie, möglichst rückstandfreies, hochwertiges Gemüse und Obst und Fleisch zu essen. Wir wissen, daß unsere Umwelt es zur Zeit nicht möglich macht, vollkommen sauberes Essen zu bekommen. Dennoch ist eine dunkelrote biologisch-dynamische Karotte einer blassen (Potemkin-)Karotte vorzuziehen. Durch Ihren Kauf unterstützen Sie die Bemühungen aufrichtiger Bauern zur Verbesserung der Qualität.

4.

Sorgen Sie dafür, daß Ihr Essen schonend zubereitet wird. Selbst der gehaltvollsten Nahrung kann man im Kochtopf den Todesstoß versetzen. Das Garen macht manche Speisen erst optimal verdaulich. Es lohnt sich, entsprechend geeignete Töpfe zu kaufen. Einmal investiert – immer profitieren.

5.

Essen Sie lieber etwas zuwenig als zuviel. Essen, bis einem der Bauch platzt, bedeutet nicht essen, bis man satt ist. Ist die Nahrung richtig kombiniert, wird die Riesenmahlzeit überflüssig.

6.

Versorgen Sie sich selbst. Sich auf verkochtes Kantinenessen oder Reisekost einzulassen sollte kein Dauerzustand sein. Es ist leicht, Gemüse, Obst oder Quark oder Salate in Behältern so einzupacken, daß man sie unterwegs ohne große Probleme essen kann. Früher galt es nicht als unchic, die mitgenommene Butterstulle zu essen, um sich nicht jedem Koch ausliefern zu müssen.

7.

Nehmen Sie Nährstoffe zu Hilfe. Von Depressionen bis zu fettigem Haar kann alles seine Ursache in Nährstoffmangel haben. Der Irrtum anzunehmen, „das viele Essen nährt

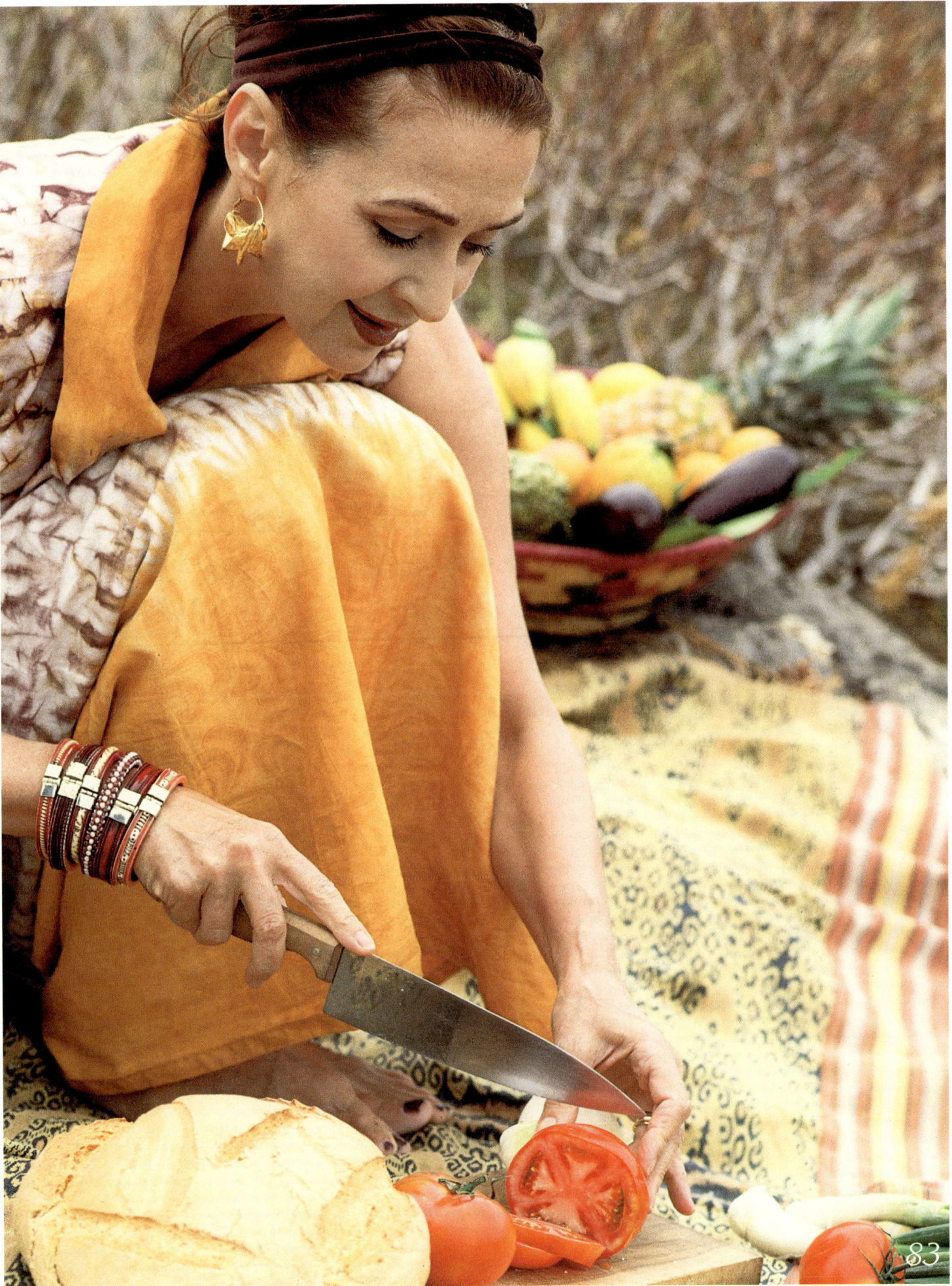

mich auch", hat manch einen zu Fall gebracht. Es ist sehr wichtig, mit einem ernährungsbewußten Arzt oder Heilpraktiker sorgfältig abzusprechen, welche Nährmittel Sie in Ihrer normalen Kost wahrscheinlich vermissen.

8.

Mehr Vitamin C, wenn Sie das Rauchen nicht lassen können.

9.

Zusätzlich Zink und Basica, wenn Sie viel getrunken haben.

10.

Sonnenblumenkerne und Kürbiskerne enthalten viele Nährstoffe und können in einem kleinen Plastikbeutel diskret mitgenommen werden als hochwertiger Retter in der Not! Wenn Verhandlungen lange dauern, muß man so nicht einen wabbeligen Hamburger essen.

11.

Vermeiden Sie zuviel Salz. Bestellen Sie im Restaurant, wann immer es geht, ungesalzen. Bluthochdruck ist ein gefährliches Gesundheitsproblem.

12.

Vermeiden Sie weißen Zucker. Zucker ist viel gefährlicher, als man denkt. Übersäuerung und Vitamin-B-Mangel können die Folgen sein. Beides bereitet den Weg für Nervosität und Fehlverhalten. Unerhitzter Honig dagegen in vernünftigen Mengen ist gesund.

13.

Fügen Sie Bierhefe zu Ihrem täglichen Speiseplan. Bierhefe ist ein unerläßliches Nährstoffkonzentrat für alle, die keine Zeit haben, sich einer sorgfältig zubereiteten Nahrung zu widmen. (Das kann nur die Hausfrau, der Hausmann oder ein Koch.) Einige Löffel Bierhefe, in Joghurt verrührt, werten jedes Hotelfrühstück auf.

14.

Vermeiden Sie alle „Softdrinks" und Süßstoffgetränke. Nicht nur der Zucker, sondern auch die Süßstoffe werden von Ernährungsfachleuten abgelehnt.

15.

Trinken Sie ruhig gelegentlich Alkohol. Alkohol ist nicht nur schlecht. Gelegentlich kann er sehr bekömmlich sein, hat Nährstoffe und entspannt. Doch häufiger als gelegentlich ist davon abzuraten. Trinken Sie bewußt und mit Genuß.

16.

Essen Sie nie altes, ranziges Fett. Aus Sparsamkeit gammliges Zeug zu essen ist vollkommen unsinnig. Diese Art Essen belastet den Körper und macht ihn anfälliger für Krankheiten. Dies gilt auch für ranzige Weizenkeime. Selbst das Gesündeste kann schlecht werden.

17.

Essen Sie nicht regelmäßig Konservenkost. Konserven enthalten kein lebendiges Essen. Daher ist es für den Organismus kaum von Nutzen.

18.

Nehmen Sie nie arglos Tabletten! Egal, welcher Art. Alle Tabletten, selbst Nährmittel und konzentrierte Wirkstoffe, sollten nicht willkürlich genommen werden.

19.

Die Bewegung des Körpers bringt erst den richtigen Schwung, um die Nährstoffe zu verteilen. Somit ist Bewegung auch ein Teil der Ernährung. Sie sorgt für die Verteilung, ohne die unsere Nahrung nur einen Bruchteil seiner Möglichkeiten erreicht.

Vitamine, Mineralstoffe, Aminosäuren und Fasern

Jeder weiß, man braucht Vitamine, aber leider wird die richtige Ernährung nicht in der Schule gelehrt, und deshalb weiß man eben nur, daß man sie braucht, aber nicht, worin sie enthalten sind, in welcher Form man sie aufnehmen soll und in welcher Zusammenstellung sie wirksam sind.

Keiner würde versuchen, ein Kleid zu nähen, ohne die mindeste Ahnung vom Zuschneiden oder dem Umgang mit Nadel und Faden zu haben. Beim Kochen ist Entsprechendes aber oft der Fall. Gewöhnlich beurteilt man das Essen danach, ob es einigermaßen geschmeckt hat und man satt geworden ist. Ob aber eine reale Sättigung des Nährstoffbedarfs des Körpers erfolgt ist, fragt man sich nicht. Verschiedene Faktoren können dafür verantwortlich sein, daß Ihr Körper, trotz ausreichender Vitaminzufuhr, kaum welche aufgenommen hat. Ein Mineralmangel entsteht zum Beispiel sehr oft durch eine falsche Zubereitung der Speisen oder als Folge einer gestörten Darmflora oder durch die Umweltgifte.

Es gibt zwei Arten von Vitaminmangel, den primären, verursacht durch mangelnde Vitaminzufuhr, und den sekundären, resultierend aus einer Störung der Aufnahme oder durch einen erhöhten Bedarf bei besonderen Anforderungen wie Streß, Krankheit usw. Eine mangelnde Abdeckung des Vitaminbedarfs ist der schleichende Wegbereiter für Krankheiten und frühes Altern.

Um den täglichen Vitaminbedarf decken zu können, muß man ein paar Dinge wissen. Einmal, welche Nährstoffe in welcher Nahrung enthalten sind. Zweitens, welche Zeichen des Körpers auf spezifische Mängel hinweisen. Und drittens reicht es nicht zu glauben, daß jedes Essen den Körper auch nährt. Denn unsere natürlichen Instinkte machen sich nur noch selten als Heißhunger bemerkbar. Die Nase als Wegweiser für Anti- und Sympathien kommt bei uns doch meist zu kurz, oder duftet es etwa in Ihrem Supermarkt noch angenehm, und schnuppern Sie noch an Obst und Gemüse, bis Ihr Körper Ihnen sagt, worauf er Lust hat? Wo die Instinkte zu kurz kommen, muß der Verstand nachhelfen. Vor dem Essen und dem eigenen Körper nicht zu stehen wie der Ochs vorm Berg, das ist das Ziel des Ernährungswissens. Der Vitamingehalt der Nahrung ist nie hundertprozentig meßbar. Als Maßstab lassen sich jedoch Geruch und Farbe nehmen. Eine reife, saftige, dunkle Aprikose mit starkem Geruch hat ohne Zweifel auch die meisten Nährstoffe. Gesund essen heißt einfach, das Falsche wegzulassen und mit Lust und Geist das Richtige aussuchen. Die Maßstäbe für die Auswahl sind relativ leicht, und die Mühe, die eventuell doch nötig ist, lohnt sich. Informieren Sie sich, wo es sauberes Fleisch gibt, das heißt Fleisch ohne chemische Rückstände wie Hormone und Antibiotika. Es gibt immer mehr Bauern, die ihre Höfe ökologisch bewirtschaften. Vergessen Sie nicht, Sie zahlen Steuern und haben das Recht, vom Staat zu verlangen, daß Ihr Essen so ist, daß Sie nicht krank davon werden. Erst wenn die Käufer sich weigern, rückstandsverseuchte Waren zu kaufen, wird sich die Qualität heben.

Organisieren Sie sich mit anderen, um sauberes Obst und Gemüse zu bekommen. Es gibt fast überall seriöse, alternative Geschäfte und auch Biobauern, die ins Haus liefern.

Fügen Sie Ihrem Salat statt Wurst Nüsse und Keime zu. Keime kann jeder zu Hause züchten. Sie wachsen von ganz allein und brauchen nur etwas Wasser und Licht. Dafür geben sie dem Salat einen echten Nährstoffzuwachs an Vitaminen und Mineralien.

Trinken Sie nicht regelmäßig Alkohol. Gelegentliches Auf-den-Putz-Hauen ist für den Stoffwechsel sogar gut, doch jeden Tag Champagner trinken ist langweilig. Erfinden Sie neue Getränke ohne Alkohol. Zum Beispiel kalte Kräutertees mit Zitrone und Honig. Mixgetränke wie Frullato eignen sich auch als Zwischenmahlzeit. Frullato gibt es in Italien in allen guten Bars, es wird folgendermaßen gemacht: Ganze Früchte, ein paar Eisstücke und (gelegentlich als Extra) Champagner in den Mixer geben und gut verrühren. Das ergibt ein sahniges Getränk ohne Sahne. Wir machen es zu Hause auch mit Cidre oder Joghurt. Manchmal, als Gemüsevariation, geben wir eine Gurke, etwas Tomate, Kresse, Joghurt und ein paar Gewürze hinein. Das sind starke Vitamin- und Enzymstöße, die einen den ganzen Tag in Schwung halten. Die Zubereitung geht schnell, und man kann ständig neue Kombinationen erfinden.

Vitamine

Vitamine sind lebensnotwendige Bestandteile der Nahrung und für einen gesunden Stoffwechsel von unersetzlichem Wert. Sie erfüllen ungefähr die Funktion der Sklaven beim Pyramidenbau. Die Steine sind sie, soweit man weiß, nicht, aber eben ihre Träger.

Vitamin A (Retinol)

Vitamin A ist ein fettlösliches Vitamin.

Funktion: Vitamin A ist als Schönheitsvitamin bekannt, es ist ein „Hautschmeichler". Jede Hautschicht des Körpers braucht Vitamin A, die Schleimhäute, die Oberhaut, die Netzhaut, aber auch das übrige Auge, Zahnfleisch, Zähne und Haare. Durch Vitamin A wird das Sehpurpur gebildet. Es wirkt gegen Nachtblindheit. Fördert Wachstum und Vitalität. Hilft in der Ausschüttung von Verdauungssäften. Stabilisiert die Zellwände und schützt so vor frühen Alterungserscheinungen. Erhöht die Infektionsabwehr. Vitamin A wirkt auch auf die Sexualdrüsen. Es ist ein Freies-Radikal-Fänger, verhindert Zellzerstörung, erhöht die Durchlässigkeit der Blutkapillaren und fördert so die Durchblutung.

Die Aufnahme wird gestört oder verhindert durch: Antivitamine, falsche Zubereitung (auch Verkochen), gestörte Darmflora, Fermentmangel, fettarmes Essen (zur Vitamin-A-Aufnahme braucht man Öl), Cortison, exzessiven Alkoholgenuß, Kaffee, Nikotin, Vitamin-D-Mangel, Mineralöleinnahme (auch über Kosmetika).

Mangelerscheinungen: rote Augen, verminderte Sehfähigkeit, Nachtblindheit, Infektanfälligkeit, vor allem der Atmungsorgane, Austrocknung der Bindehaut und der Schleimhäute, geschwüriger Zerfall der Augenhornhaut, Akne, Falten, lebloses Haar, unebenmäßige Nägel, verminderter Geruchssinn bis zum völligen Verlust, Schuppen, schuppige Haut, Erlöschen der Sexualfunktion.

Gefahr der Überdosierung: Ist bei Vitamin A möglich. Durch übermäßige Einnahme von Vitamin A in Tablettenform oder zuviel Karottensaft färbt sich die Haut gelb, und die Leber wird belastet.

Besonderheiten: Vitamin A ist empfindlich gegen Luft und Sonne.

Tägliche Mindestmenge: 0,9 Milligramm (entspricht 1,8 Milligramm Provitamin A).

Reichlich enthalten in: Petersilie, Spinat, Mangold (enthält viel Oxalsäure – Vorsicht bei schwachen Nieren), Aprikosen, Karotten (gedünstet und püriert ist optimal), Sanddorn, Käse, Milch, Papayas, Brunnenkresse, Leber, Sprossen.

Vitamin C (Ascorbinsäure)

Funktion: Wichtig für den Collagenaufbau. Wird zum Ablauf vieler Funktionen der Drüsen und Organe benötigt. Notwendig zur Gesunderhaltung der Zähne, des Zahnfleisches und der Knochen. Essentiell für richtige Funktionsfähigkeit der Schilddrüse. Fördert Heilungsprozesse, schützt vor Streß. Schützt vor schädlichen Umwelteinflüssen. Entgiftet. Heilende Wirkung bei vielen entzündlichen Krankheiten ist erwiesen. Steigert Aufnahmefähigkeit von Eisen bis zu 50 Prozent. Notwendig für die Elastizität des Gewebes. Mit Vitamin C erhöht sich der Sauerstoffgehalt des Blutes, und das wiederum entscheidet über die sauerstoffabhängige Collagensubstanz, somit über die Qualität und Elastizität der Haut. Es beeinflußt die Verwertbarkeit der Aminosäuren Tyrosin und Phenylanin und wirkt so auf die Neurotransmitter. Wirkt im Zusmmenhang mit Folsäure als Faktor zur Reifung roter Blutzellen. Katalysator der Zellatmung. Hilft bei der „Entbleiung" des Körpers. Wirkt gegen Allergien und stärkt die Sehkraft.

Die Aufnahme wird gestört oder verhindert durch: Erhitzen der Nahrung, Einnahme von Östrogen. Rauchen erhöht den Vitamin-C-Bedarf, Aspirin erhöht die Ausscheidung.

Mangelerscheinungen: Zahnfleischerkrankungen, geringe Zellspannkraft, Schilddrüsenfunktionsstörungen, schlechte Wundheilung, schwache Blutkapillare (blaue Flecken), Störungen des Knochenwuchses und der Zahnbildung, gestörte Fähigkeit der Keimdrüsen, Geschlechtshormone herzustellen, Erschlaffung des Gewebes.

Gefahr der Überdosierung: Ist nicht gegeben, wird im Urin ausgeschieden.

Besonderheiten: Vitamin C ist hitze-, licht- und sauerstoffempfindlich.

Tägliche Mindestmenge: therapeutisch 40 bis 75 Milligramm.

Reichlich enthalten in: allen frischen Früchten, Kartoffeln, Tomaten, grünem Paprika.

Vitamin E (Tocopherol/Alphatocopherol)

Funktion: Vitamin E ist ein starkes Antioxydans. Damit hat es grundlegende Einflüsse auf den Gesundheitszustand und das Aussehen. Es fördert einerseits die Sauerstoffzufuhr, die Durchblutung des ganzen Körpers, andererseits schützt es im Stoffwechsel leicht oxydierbare Stoffe vor einer verfrühten, unerwünschten Veränderung. Bewirkt durch Stimulierung des hypophysen Vorderlappens und der Nebennierenrinde eine Erhöhung des körpereigenen Hormonspiegels. Beeinflußt Bindegewebe und Muskulatur. Bewirkt eine erhöhte Durchblutung, dadurch fördert es die Neubildung von Zellen. Erhält das Empfindungsvermögen (Sensiblilität).

Die Aufnahme wird gestört oder verhindert durch: Einnahme von anorganischem Eisen (stört Assimilation), Einnahme von Östrogen, Chlor und gechlortem Wasser, Mineralöl.

Mangelerscheinungen: sind in Europa unbekannt.

Gefahr der Überdosierung: Besteht nur im Krankheitsfall nach ausdrücklichem Hinweis Ihres Arztes.

Besonderheiten: Vitamin E ist licht- und sauerstoffempfindlich, hitzestabil.

Tägliche Mindestmenge: 12 Milligramm.

Reichlich enthalten in: Pflanzenölen (Weizenkeimöl).

Die Mindestmenge ist enthalten in: Eigelb von 4 Hühnereiern, 1 Eßlöffel Sonnenblumenöl oder Maiskeimöl, 1/2 Tasse Keime (Weizen oder Roggen), 1/2 Tasse Sojamehl, 80 Gramm Mandeln, 30 Gramm (3 Eßlöffeln) Leinsamen, 200 Gramm (6 Stangen) Schwarzwurzeln gedünstet.

Vitamin D (Calciferol)

Funktion: Unterstützt die Assimilierung (Aufnahme) von Kalzium, Phosphor und anderen Mineralien. Wird zur Funktionsfähigkeit der Schilddrüse gebraucht. Wichtig für Knochenaufbau in der Kindheit. Wird vom Körper selbst aus Sonnenlicht hergestellt. Voraussetzung der Aufnahme ist, daß man sich weder vor noch nach der Bestrahlung wäscht. Zur Herstellung wird Fett benötigt. Vitamin D beugt mit Kalzium und Phosphor der Knochenerweichung und dem Knochenschwund vor. Wirkt heilend auf Ekzeme, Dermatosen, Psoriasis und Sklerodermie.

Die Aufnahme wird gestört oder verhindert durch: antikonvulsivische Mittel (Dilantin).

Mangelerscheinungen: Rachitis und Knochenerweichung, Knochenschwund, Muskelschwäche, allgemeine Schwäche.

Gefahr der Überdosierung: ist gegeben, da es durch Sonnenlicht gebildet wird. Zusätzliche Einnahme nur im Winter zu empfehlen.

Besonderheiten: licht- und sauerstoffempfindlich.

Tägliche Mindestmenge: 2,5 Mikrogramm (1 mg = 1000 Mikrogramm).

Reichlich enthalten in: Eigelb, Pilzen, Keimen verschiedener Art, Sonnenblumenkernen.

Die B-Vitamine (B-Komplex)

B 1 (Thiamin)

B 1 ist ein wasserlösliches Vitamin.

Funktion: Essentiell für Eiweiß-Protein-Amino-säuren-Stoffwechsel. Unerläßlich für das gesamte Nervensystem. Ein Fermentfaktor des Kohlehydrat- und Fettstoffwechsels. Schützt vor Wasserretention durch Funktionsunterstützung des Herzens. Hat Einfluß auf Energiepegel und Stamina. Hilft gegen frühzeitige Alterungserscheinungen. Hat eine synergetische Beziehung zu den Hormonen der Nebenniere und des Nebennierenmarkes.

Die Aufnahme wird gestört oder verhindert durch: Alkoholkonsum, raffinierte Lebensmittel, Abführmittel, Entwässerungsmittel, gestörte Darmflora, Mangel anderer Nährstoffe, die im Zusammenhang wirken, hohen Zuckerkonsum, Schwefelung der Nahrungsmittel.

Mangelerscheinungen: Müdigkeit, Ödeme (Wasserretention), Übersäuerung mit allen Konsequenzen, Muskelschwäche durch schleppende Stoffwechselabläufe, Nervosität, Nervenschwäche (Überempfindlichkeit). Vermindert die Nährstoffversorgung zur Bildung von Neurotransmittern, geistige Unausgeglichenheit, durch Verschiebung des Basen-Säuren-Gleichgewichts treten Hautstörungen als Sekundärfolge auf.

Gefahr der Überdosierung: Ist nur bei extrem hoher und langer Einnahme möglich.

Besonderheiten: Vitamin B 1 ist hitze- und sauerstoffempfindlich.

Tägliche Mindestmenge: 1,4 bis 1,6 Milligramm.

Reichlich enthalten in: Bierhefe (10 Gramm), Leber, Vollkornbrot, Weizenkeimen, Sonnblumkernen, grünem Gemüse.

B 2 (Riboflavin, Laktoflavin)

Funktion: Ist ein Ferment und Koenzym. Wirkt beim Stoffwechsel aller Nährstoffe mit. Beteiligt an der Bildung von Hämoglobin (Blutfarbstoff). Essentiell zur Bildung gesunder Nägel, von Haut und Haaren. Spielt im Zusammenhang mit Vitamin A bei der Schönheit und Gesundheit des Auges eine Rolle. Abbau von Histaminen.

Die Aufnahme wird gestört oder verhindert durch: Alkohol, gestörte Darmflora durch Einnahme von Sulfonamiden, Antibiotika und Tuberkostatika. Ausspülung durch Diuretika und Abführmittel. Die Antibabypille erhöht den Bedarf, ebenso das Rauchen.

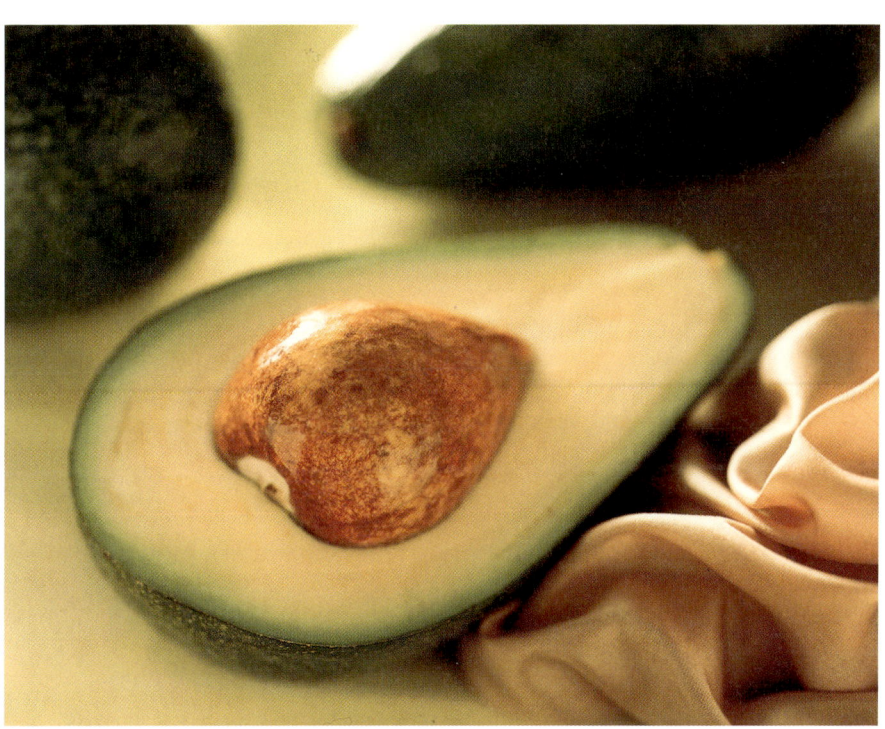

Mangelerscheinungen: rote Augen, Lichtempfindlichkeit, Jucken der Augen, Entzündungen des Mundes, brennende Zunge, frühe Faltenbildung an Armen und im Gesicht, gespaltene Nägel, Alterserscheinungen wie „schwindende Oberlippe", Anämie, Überempfindlichkeit, Rötungen der Haut, Schuppungen der Haut in den Augenwinkeln, Nasolabialfalten um den Mund.

Gefahr der Überdosierung: Besteht nicht, wird im Urin ausgeschieden.

Besonderheiten: Vitamin B 2 ist licht-, hitze- und sauerstoffempfindlich.

Tägliche Mindestmenge: 1,8 bis 2 Milligramm.

Reichlich enthalten in: Bierhefe (50 Gramm), Huhn, Mandeln, Avocados, Leber, Nieren, Herz, Hirn.

Vitamin B 3 (Niacin, Niacinamid)

Funktion: Ist ein Kofaktor, Koenzym 1 und Koenzym 2 des Kohlehydrat-Fett-Eiweißhormon- und Mineralstoffwechsels. Bewirkt den Aufbau des Blutfarbstoffes, reguliert den Pigmentstoffwechsel auf Häminbasis. Ist ein Bestandteil des funktionsfähigen Verdauungstraktes.

Die Aufnahme wird gestört oder verhindert durch: weißen Zucker, gestörte Darmflora durch Einnahme von Sulfonamiden, Antibiotika, Verwertungsstörungen des Magens, Darmstörungen nach Operationen, Alkohol, Diuretika, Abführmittel, Antibabypille.

Mangelerscheinungen: Schuppungen der Haut, Mundwinkelirritationen, Nervosität, Vergeßlichkeit, Anämie, Depressionen, kalte Hände und Füße.

Gefahr der Überdosierung: keine.

Tägliche Mindestmenge: 9 bis 20 Milligramm.

Reichlich enthalten in: Fisch (200 Gramm von den meisten Fischen enthalten die tägliche Mindestmenge), Leber, Truthahnbrust, Herz, Kaninchen, Sardinen, Vollkorn, Hefe (25 Gramm). Wird im Körper von Tryptophan gebildet.

B 6 (Pyridoxin, Pyridoxal, Pyridoxamin)

Funktion: Ein Kofaktor vieler Stoffwechselvorgänge. Ist ein wichtiger Faktor des Eiweißstoffwechsels, spielt eine Rolle bei der Umwandlung von Aminosäuren in Ketosäuren und umgekehrt. Essentiell für die DANN-Abläufe. Hilft gegen prämenstruelle Syndrome. Vitamin B 6 steuert und reguliert das Gleichgewicht von Sodium und Kalium, welches bei Wasserretention eine Rolle spielt. B 6 wird zur Herstellung von Hydrochloridsäure, die für die Verdauung gebraucht wird, benötigt. Wird zur Aufnahme von B 12 gebraucht.

Die Aufnahme wird gestört oder verhindert durch: gleich wie B 3. Corticosteroide erhöhen den Bedarf an B 6.

Mangelerscheinungen: Zahn- und Zahnfleischerkrankungen, Anämie, Depressionen. Hautstörungen, Mundgeruch, Schlaflosigkeit, Schwindel, Wasserretention, Ekzeme, Störungen des zentralen Nervensystems. Atrophie verschiedener Organe. Durch die Wichtigkeit des B 6 beim Eiweißstoffwechsel verursacht ein Mangel Störungen der Revitalisierung des Körpers. Nicht nur Körper, sondern auch Gehirn sind B-6-abhängig. Jugendakne.

Gefahr der Überdosierung: Ist gegeben. In Studien hat sich gezeigt, daß es bei exzessiver Einnahme von B 6 zu schweren Störungen kommen kann.

Besonderheiten: lichtempfindlich, hitzestabil.

Tägliche Mindestmenge: 1,6 bis 2 Milligramm.

Reichlich enthalten in: Hefe (15 Gramm), Weizenkeimen (25 Gramm), Leber, Bananen, Melasse, Eidotter, Sonnblumkernen, Milch, Geflügel.

B 12 (Cobalamin)

Funktion: Spielt vor allem bei der Bildung von roten Blutzellen eine wichtige Rolle. Auch ein wichtiger Faktor in der Bildung von Zellgewebe. Das gesunde Wachstum von Haut, Haaren, Schleimhäuten usw. ist B-12-abhängig. Es wird für chemische Abläufe zum Aufbau des Zellkerns benötigt.

Die Aufnahme wird gestört oder verhindert durch: Die Aufnahme und Verwertung des B 12 ist kompliziert. Es kann mit Hilfe eines Stoffes, der Intrinsic factor genannt wird, aufgenommen werden. Wird durch die Schleimhaut des Darms absorbiert. Fehlt dieser Intrinsic factor, dann kommt es zur perniziösen Anämie. Die Aufnahmestörungen sind die gleichen wie bei B 3.

Mangelerscheinungen: hellrote, brennende Zunge ist ein Zeichen von B-12- Mangel. Wachstumsstörungen, perniziöse Anämie, allgemeine Hautstörungen verschiedener Art, Degenerationserscheinungen des peripheren und zentralen Nervensystems.

Gefahr der Überdosierung: Einnahme nur nach Rücksprache mit Ihrem Arzt.

Besonderheiten: licht- und sauerstoffempfindlich, säureempfindlich, hitzeempfindlich.

Tägliche Mindestmenge: 3 bis 6 Mikrogramm.

Reichlich enthalten in: Leber, Weizenkeimen, rohem Eigelb (Eiweiß roh zerstört das Vitamin), Milch, Milchprodukten, Fisch, Austern. 1 Liter Vollmilch enthält 7 Mikrogramm.

Rutin (Vitamin P, Citrin, Hesperin)

Wird zum C-Komplex gezählt, da es synergistisch, also im Wechselspiel dazu steht.

Funktion: Stärkt die Kapillarwände und beeinflußt die Durchlässigkeit glykolodial gelöster Substanzen. Wirkt dadurch hemmend auf Ödembildung (Wasseransammlung). Hat einen Antioxydationseffekt. Das Rutin wirkt vermutlich durch seine Schutzwirkung auf das Adrenalin, verhindert dessen vorzeitige Metabolisierung. Durch die synergistische Wirkung mit Vitamin C beteiligt sich das Rutin am Schutz der Haut und der Blutgefäße.

Wird zerstört durch: Erhitzen.

Mangelerscheinungen: Wasserretention, Hämorrhoiden, Zahnfleischbluten, geplatzte Äderchen (auch im Auge), Krampfadern, Purpura (blaue und purpurfarbene Hautveränderung), Koronalthrombosen, verminderte Haut- und Gewebespannung (Schlaffheit).

Gefahr der Überdosierung: nicht gegeben.

Tägliche Mindestmenge: Ist noch nicht festgesetzt. Therapeutisch bis 200 Milligramm.

Reichlich enthalten in: frischen Früchten und Gemüsen, grünem Paprika, Erdbeeren, Citrusfrüchten und Korinthen.

Vitamin F (Linolsäure usw.)

Diese essentiellen Fettsäuren werden auch als Vitagene begriffen.

Funktion: Regulierung des Fettstoffwechsels und Förderung des Wachstums. Essentiell für Drüsenfunktion, vor allem der Adrenalindrüsen. Behebt welke und trockene Zustände der Haut. Normalisiert Hautgewebe. Normalisiert Talgdrüsenfunktion. Fördert die Verfügbarkeit von Kalzium und Phosphor für Zellen. Ist für die Gesundheit von Haut und Schleimhäuten unerläßlich.

Wird zerstört durch: Oxydation.

Mangelerscheinungen: Hautstörungen, Blässe, Ekzeme, Akne, Trockenheit, Haarausfall, krankhafte Veränderung der Nieren und der Leber.

Tägliche Mindestmenge: noch nicht festgelegt.

Anhaltspunkt: Fettzufuhr mit den essentiellen Fettsäuren sollte mindestens 1 Prozent des täglichen Kalorienbestandes ausmachen.

Reichlich enthalten in: unraffinierten Ölen, Sojaöl, Leinsamenöl, Distelöl, Sonnenblumenöl, Traubenkernöl.

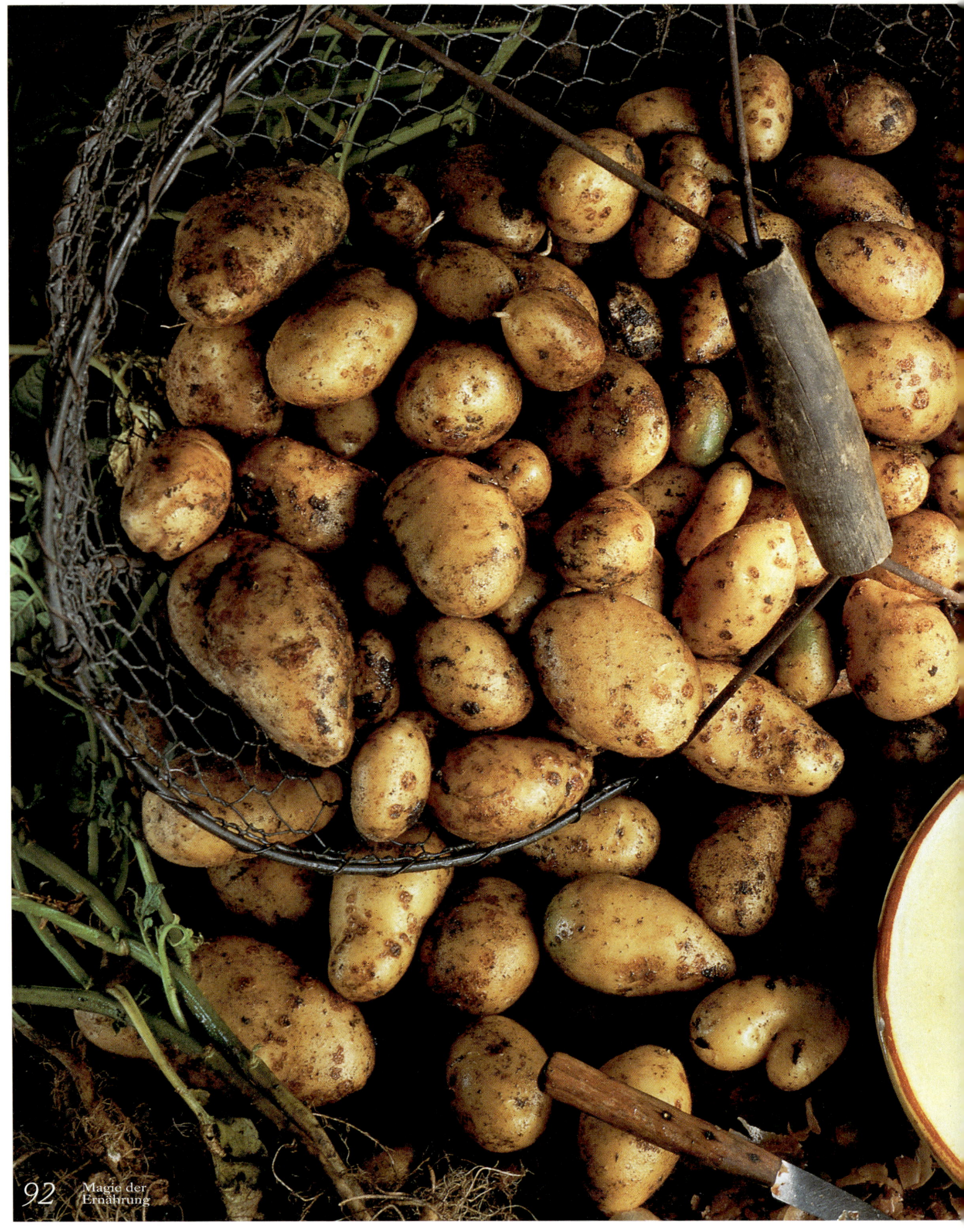

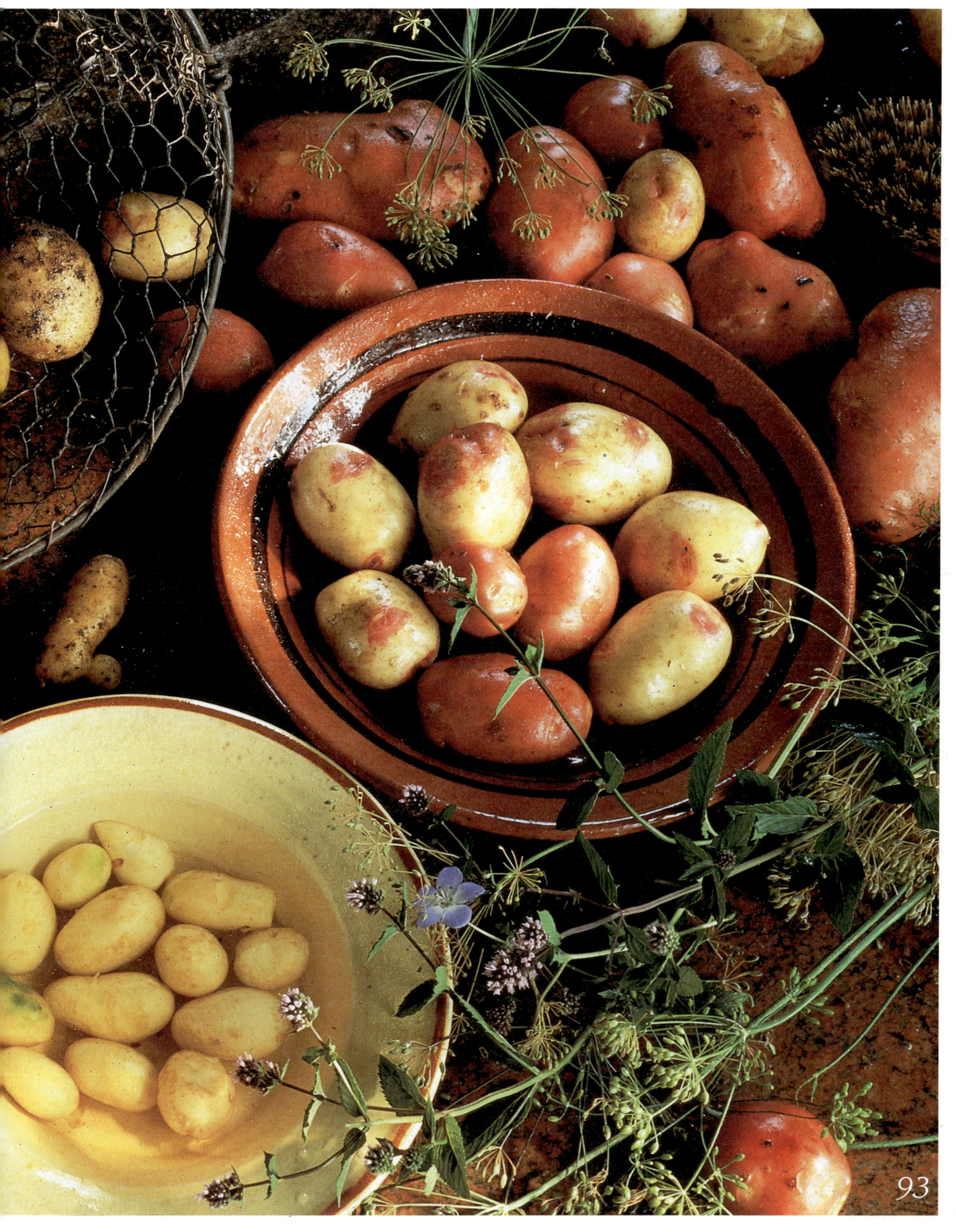

Biotin (Vitamin H)

Funktion: Ein Koenzym im Fermentsystem und ein Bestandteil wichtiger Stoffwechselvorgänge. Seine Wirkung spielt beim Reaktionsverlauf der Harnstoffsynthese, dem Aufbau des Purinkernes, beim Abbau der Kohlehydratzwischenstufen eine Rolle. Aktiv bei der Freisetzung von Aminosäuren. Ist am Stoffwechselablauf ungesättigter Fettsäuren beteiligt. Ein Kofaktor (mit Folsäure) bei der Bildung von Pantothensäure.

Die Aufnahme wird gestört oder verhindert durch: Biotin ist ein Vitamin, das von Bakterien im Darm für den Eigenbedarf gebildet wird. Durch die Einnahme von Antibiotika und Sulfonamiden wird die Darmflora gestört und damit auch die Biotinherstellung. Rohes Eiweiß hindert Biotinaufnahmefähigkeit.

Mangelerscheinungen: grau-fahle Verfärbung der Haut, schlechte Durchblutung der Schleimhäute. Degenerative Veränderung der Haare, trockene Haut, Blässe. Kalkproduktion geschwächt.

Besonderheiten: hitzestabil.

Tägliche Mindestmenge: unbekannt, vermutlich 75 bis 300 Mikrogramm.

Reichlich enthalten in: Leber, Nieren, Melasse, Rosinen, rohem Eigelb, Hefe, Fisch, Trockenmilch.

Folsäure (Vitamin B 9)

Funktion: Als Kofaktor des B 12 essentiell für die Bildung von roten Blutkörperchen. Notwendig für die Bildung und Teilung aller Zellen. Beeinflußt die Verwertung des Tyrosins (Eiweißbaustein, Vorstufe von Melanin und Adrenalin) und der Glutaminsäure im Körper. Über Thymin greift Folsäure in den Aufbau der Zellkernsubstanz ein. Ist für den Aufbau von Haut und Haaren notwendig. Schützt vor Infektionen. Folsäure ist unentbehrlich für die gesunde Entwicklung der Organe. Ein unerläßlicher Aufbaustein des ganzen Körpers. Folsäure und Biotin sind Voraussetzungen für die Funktion der Pantothensäure.

Die Aufnahme wird gestört oder verhindert durch: Einnahme von Antibiotika, Barbitursäure, Sulfonamide. Bei B-12- und C-Mangel kann sich die Aktivität der Folsäure nicht voll entfalten. Pyramentamin, Dolatin, Piridon und die Antibabypille wirken sich negativ auf Folsäurefunktionen aus. Fortwährender Folsäuremangel wirkt sich auf die Geschlechtsorgane aus.

Mangelerscheinungen: Haarausfall, Anämie, Kreislaufstörungen, fahle Hautfarbe, Müdigkeit, Depressionen, Veränderungen der Darmschleimhaut und damit verminderte Nährstoffaufnahme. Wachstumsstörungen, Atrophie der Haut und der lymphatischen Organe. Schwangerschaftsbeschwerden.

Gefahr der Überdosierung: ist gegeben.

Besonderheiten: sehr lichtempfindlich, sehr hohe Wasserlöslichkeit.

Tägliche Mindestmenge: 0,4 Milligramm.

Reichlich enthalten in: dunkelgrünem Gemüse, Spargel, Bierhefe, Weizenkeimen.

Paba (Vitamin B X)

Funktion: Ein Wachstumsfaktor, stimuliert den Metabolismus. Ein Partner der Folsäure bei vielen Vorgängen, speziell bei der Bildung des Haarfarbstoffes. Wichtig für Gesundheit und Schönheit der Haut. Als Bestandteil einiger Sonnenschutzmittel wirksam gegen Schäden durch Sonnenstrahlen.

Die Aufnahme wird gestört oder verhindert durch: angegriffene Darmflora und exzessiven Kaffeegenuß.

Mangelerscheinungen: Müdigkeit, Anämie, frühzeitiges Ergrauen der Haare.

Gefahr der Überdosierung: möglich.

Tägliche Mindestmenge: 30 Milligramm.

Natürliche Vorkommen: Wird in der gesunden Darmflora von Bakterien gebildet. Bierhefe, Eier, Joghurt, Weizenkeime, Melasse und Leber.

Panthenol, Pantothensäure (ein Vitamin der B-Gruppe, auch Vitamin B 5 genannt)

Funktion: Ist für viele Stoffwechselvorgänge wichtig, erhält die Gewebefunktion des Organismus aufrecht. Notwendig zur Assimilation. Stimuliert Drüsenfunktionen. Schützt vor frühzeitigen Alterungserscheinungen, wichtig zum Aufbau und der Gesunderhaltung des zentralen Nervensystems. Durch seinen Einfluß auf schwefelhaltige Aminosäuren spielt es eine wichtige Rolle bei der Bildung von Keratin (Hornstoff) bei Haut und Nägeln. Entzündungshemmend. Pantothensäure hat im Wechselspiel mit anderen Nährstoffen große Bedeutung. Die Mangelerscheinungen sind deshalb äußerst folgenreich.

Die Aufnahme wird gestört oder verhindert durch: gestörte Darmflora.

Mangelerscheinungen: frühzeitiges Ergrauen der Haare, gesteigerte Lichtempfindlichkeit, Depressionen, Verstopfungen, Schlaflosigkeit, Muskelkrämpfe, Nervosität. Ein Zeichen sind brennende Füße, Ekzeme.

Gefahr der Überdosierung: nicht möglich, da es im Urin ausgeschieden wird.

Besonderheiten: unempfindlich gegen Licht und Sauerstoff.

Tägliche Mindestmenge: etwa 6 bis 8 Milligramm.

Reichlich enthalten in: Bierhefe, Weizenkeimen, Gelee royal, dunkelgrünem Gemüse, Melasse, Leber, Eigelb.

Vitamin K (K 1 und K 2), Fruktion

Funktion: Ist mit der fermentativen Atmungskette verbunden. Wird im Dickdarm von Bakterien gebildet. Wichtig für Leberfunktionsabläufe. Spielt eine Rolle in den energieproduzierenden Aktivitäten der Zellen, speziell im Nervensystem. Spielt eine grundsätzliche Rolle bei der Blutgerinnung.

Die Aufnahme wird gestört oder verhindert durch: längere Einnahme von Sulfonamiden und Antibiotika, Luftverschmutzung, Aspirin, übermäßige Ernährung durch gefrorene Speisen, Mineralöl innerlich und äußerlich, ranzige Fette.

Mangelerscheinungen: verminderte Vitalität, Nasenbluten, innere Blutungen etc., schnelles Entstehen von Blutergüssen, Durchfall.

Gefahr der Überdosierung: ist gegeben.

Besonderheiten: fettlöslich.

Tägliche Mindestmenge: nicht festgesetzt.

Reichlich enthalten in: Broccoli, Kartoffeln, Eiern, Milch, Joghurt.

Cholin und Inostol (ein Teil des B-Komplexes)

Funktion: Die wichtigste Funktion des Cholins besteht in dem Zusammenwirken mit Inostol als Teil des Lecithins und ist eine Voraussetzung des Fettstoffwechsels. Lecithin hilft bei der Auflösung und Verteilung der Fette und der fettlöslichen Vitamine. Nach neuesten Erkenntnissen spielt Cholin im Zusammenhang mit Cholesterin eine wichtige Rolle. Es bringt das Cholesterin in Bewegung, so daß es sich nicht festsetzt. Vermindert übermäßige Fettdepots in der Leber und den Arterien. Spielt eine Rolle als Gehirnnahrung.

Die Aufnahme wird gestört oder verhindert durch: Cholin kann vom Körper selbst hergestellt werden. Voraussetzung ist eine optimale Ernährung, genügend Vitamin B 6, B 12, Folsäure und Methionin, eine Aminosäure.

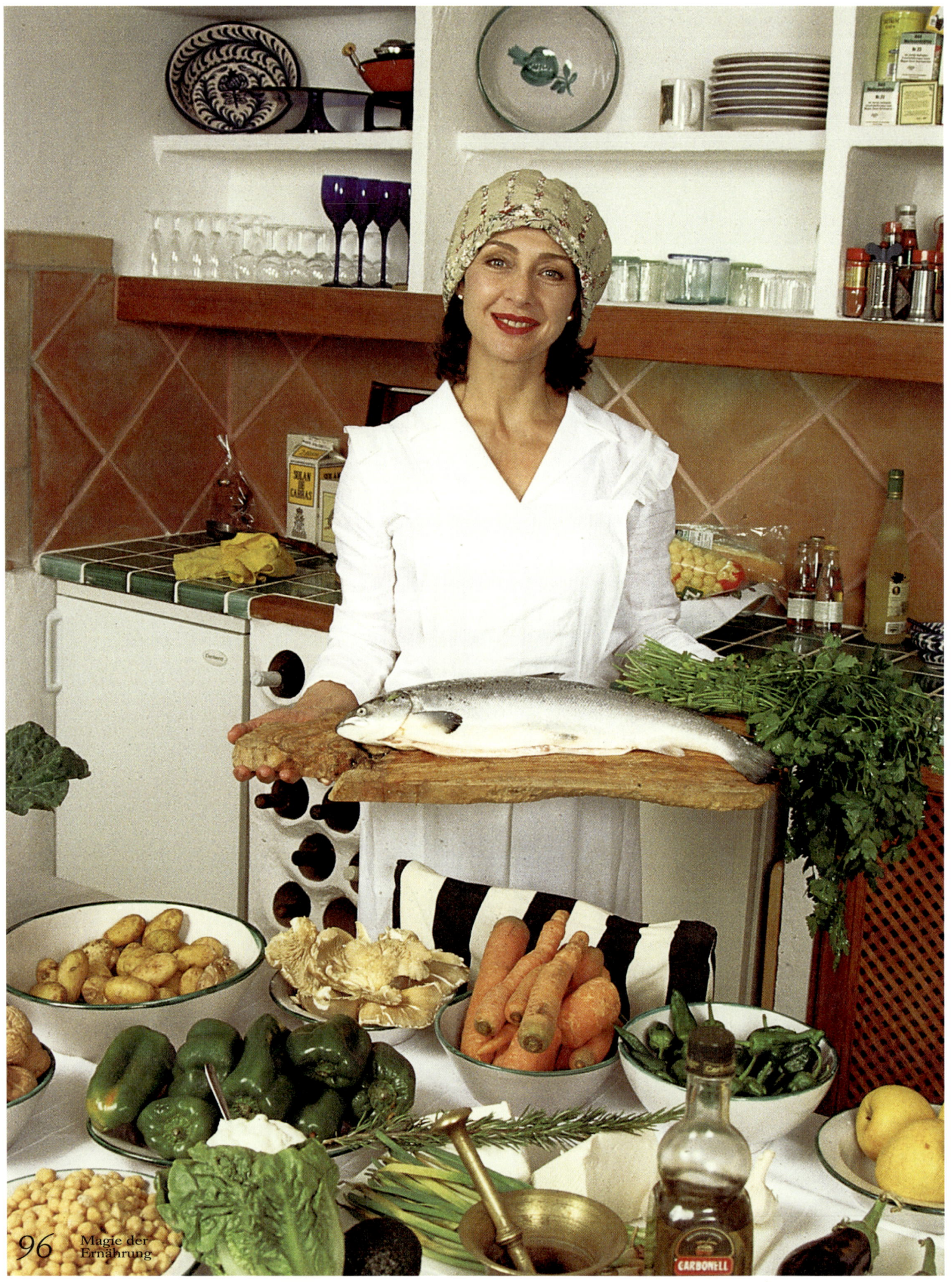

Mangelerscheinungen: hoher Blutdruck, Degenerationserscheinungen der Leber, Arteriosklerose, Nierenschäden, Glaukom, dicke, blutleere, teigige Haut im Gesicht, Haarverlust, Verstopfung, Ekzeme.

Gefahr der Überdosierung: ist gegeben, mit Arzt absprechen.

Besonderheiten: wasserlöslich, Kochwasser nicht wegschütten, sondern weiterverarbeiten.

Tägliche Mindestmenge: 500 bis 1000 Milligramm.

Reichlich enthalten in: Fisch, Leber, Herz, Lecithin, Weizenkeimen, Bierhefe, Haferflocken, Melasse.

Mineralstoffe

Kalzium

Funktion: Essentiell für alle Funktionen des Körpers. Für Knochenaufbau, Zahnbildung und Wachstum notwendig. Muskeltätigkeit (Herz) ist kalziumabhängig. Fördert Heilungsprozesse, schützt vor Allergien, bindet Umweltgifte, hilft, Gleichgewicht von Natrium, Kalium und Magnesium herzustellen. Ist ein wichtiger Kofaktor vieler enzymabhängiger Prozesse. Unabkömmlich zur Verwertung von Phosphor, Vitamin D, A und C.

Die Aufnahme wird gestört oder verhindert durch: Spinat und Mangold, beides oxalsäurehaltige Nahrungsmittel, entziehen dem Körper Kalzium.

Mangelerscheinungen: Knochenschwund (speziell bei Frauen), Lockerung der Zähne, Infektanfälligkeit, Allergieanfälligkeit, Rastlosigkeit, Konzentrationsstörungen, Depressionen, Muskelkrämpfe.

Gefahr der Überdosierung: Überhöhte Einnahme von konzentrierten Nährstoffen kann Nieren belasten.

Tägliche Mindestmenge: 700 bis 800 Milligramm.

Reichlich enthalten in: Milch, Käse, dunklem Gemüse (Löwenzahn, Brunnenkresse), Mandeln, Algen, Melasse, Hirse.

Phosphor

Funktion: Ist ein Wirkstoffpartner des Kalziums. Hat Einfluß auf die Sexualität. Ein wichtiger Faktor bei der Kohlehydrat-Metabolisierung und dem Säure-Basen-Gleichgewicht. Ist Nerven- und Gehirnnahrung.

Die Aufnahme wird gestört oder verhindert durch: Spinat oder Mangold. Ein Übermaß an Phosphor bringt auch Kalziummangel, da Phosphor und Kalzium in partnerschaftlichem Gleichgewicht stehen müssen.

Mangelerscheinungen: „Lustverlust", Schwäche, Nervosität, alle mit Kalzium zusammenhängenden Mangelerscheinungen.

Gefahr der Überdosierung: möglich.

Tägliche Mindestmenge: 700 bis 800 Milligramm

Reichlich enthalten in: Hirn, Austern, Milchprodukten, Eigelb, Vollkorn, Weizenkeimen.

Magnesium

Funktion: Wichtiger Faktor für viele Enzymvorgänge, unterstützt die Verwertbarkeit von Vitamin B und E, Fetten, Kalzium und andere Mineralien. Wichtig für den Muskeltonus, für gesunde Knochen und zur Eiweißsynthese. Voraussetzung für gesunde Herzfunktion. Mitregulator des Säure-Basen-Gleichgewichts. Ein natürliches Beruhigungsmittel. Spielt eine Rolle bei der Senkung des Cholesterinspiegels.

Die Aufnahme wird gestört oder verhindert durch: Antibiotika, Diuretika, Abführmittel. Weiterhin ist in Gemüse, das in Monokulturen gezüchtet wurde, kaum noch genug Magnesium vorhanden.

Mangelerscheinungen: Bei längerem Mangel entstehen Kalium- und Kalziumverluste. Dadurch bedingt können Nierensteine, Nervosität, Depressionen, unregelmäßiger Herzschlag, Krämpfe, Zittern, Schlaflosigkeit, verzögerte Heilung bei Knochenbrüchen und Lockerung der Zähne auftreten. Weitere Folgen sind durch die Störung der Eiweißsynthese bedingt, wie zum Beispiel Faltenbildung.

Gefahr der Überdosierung: 30 Gramm täglich über längere Zeit können die Nieren überfordern.

Tägliche Mindestmenge: 300 bis 350 Milligramm.

Reichlich enthalten in: Nüssen, rohem und gedünstetem dunklen Gemüse, Melasse, Meersalz, Meeresfrüchten, Trockenmilch.

Kalium (Potassium)

Funktion: Wichtiger Faktor des Säure-Basen-Gleichgewichts als Basenträger. Essentiell bei Muskelfunktionsabläufen. Das betrifft vor allem das Herz. Fördert die Hormonausschüttung. Wichtig zur Unterstützung der Nierenfunktion. Stimuliert die endokrinen Drüsen, wichtig zur Gesunderhaltung des Nervensystems.

Die Aufnahme wird gestört oder verhindert durch: Entwässerungstabletten, Abführmittel, zuviel Salz.

Mangelerscheinungen: Wasserretentionen (Ödeme), hoher Blutdruck, Herzversagen, Verstopfung, Muskelschwäche, Nervosität.

Gefahr der Überdosierung: nicht gegeben.

Tägliche Mindestmenge: 2 bis 3 Gramm.

Reichlich enthalten in: allen Gemüsesorten, Ananas, Vollkorn, Sonnblumkernen, Kartoffeln (vor allem der Schale), Bananen, Nüssen.

Sodium (Salz)

Funktion: Ist für viele Abläufe des Körpers in Zusammenhang mit Kalium und Chlorin wichtig. Diese Minerale bestimmen das Elektrolytspannungsverhältnis der Zellen. Dieses Spannungsverhältnis entscheidet über die Fähigkeit, elektrische Impulse weiterzuleiten, und über den osmotischen Druck, der für die Weiterleitung der Nährstoffe durch den Darm wichtig ist. Sodium ist notwendig für die Hydrochloridsäure-Produktion im Magen und damit eine Voraussetzung für die richtige Verdauung.

Die Aufnahme wird gestört oder verhindert durch: Entwässerungstabletten, Abführmittel, Schwitzen, Durchfall.

Mangelerscheinungen: Sind bei uns selten, da eher zuviel als zuwenig Salz verwendet wird. Muskelschwäche, Apathie, Brechreiz, Schwindel, Atembeschwerden.

Gefahr der Überdosierung: ist gegeben.

Tägliche Mindestmenge: 200 bis 400 Milligramm.

Reichlich enthalten in: Salz, Sellerie, Algen.

Chlor

Funktion: Wichtig für die Produktion der Hydrochloridsäure im Magen, welche zu Verdauung und Mineralassimilierung benötigt wird. Hilft der Leber bei der Entgiftung. Ein Kofaktor bei der Wahrung des Flüssigkeitsgehaltes und der Spannung der Körperzellen.

Die Aufnahme wird gestört oder verhindert durch: siehe Sodium.

Mangelerscheinungen: Mundgeruch (bedingt durch mangelnde Hydrochloridsäure-Produktion), ungenügende Verdauung der Speisen, Blutdruckschwankungen.

Gefahr der Überdosierung: wie Sodium.

Tägliche Mindestmenge: 3 bis 5 Gramm.

Reichlich enthalten in: Algen, Fisch, Salz, Sellerie, Spargel.

Sulfur (Schwefel)

Funktion: Schönheitsmineral. Schwefelbäder werden seit langer Zeit hauttherapeutisch eingesetzt. Als Bestandteil des L-Cystein zum Aufbau von Haut, Haaren und Nägeln unerläßlich. Gilt als Radikalfänger und beugt so Alterserscheinungen vor. Bindet Umweltgifte wie Cadmium.

Die Aufnahme wird gestört oder verhindert durch: nicht bekannt.

Mangelerscheinungen: Hautstörungen verschiedenster Art, brüchige Haare und Nägel, fahles Aussehen.

Gefahr der Überdosierung: nicht bekannt.

Tägliche Mindestmenge: nicht festgesetzt. Bei einer unbelasteten Umwelt und richtig bereiteten hochwertigen Speisen wäre kein Zusatz nötig.

Reichlich enthalten in: Zwiebeln, Fisch, Meerrettich, Eiern, Fleisch.

Eisen (Fe)

Funktion: Voraussetzung der Hämoglobin-Bildung. Baut die Abwehrfähigkeit des Körpers auf und entscheidet über die „Farbigkeit" des Menschen. Voraussetzung der Vitalität.

Die Aufnahme wird gestört oder verhindert durch: Mangel an Hydrochloridsäure im Magen, Trinken von Kaffee und Tee während der Einnahme mindern die Aufnahmefähigkeit, während Vitamin C die Aufnahmefähigkeit erhöht. Eisen sollte immer abends, getrennt von allen anderen Vitaminen und Nährstoffen eingenommen werden, weil es viele biochemische Abläufe stört und umgekehrt.

Mangelerscheinungen: Anämie, Infektanfälligkeit, Müdigkeit, Kurzatmigkeit, Kopfschmerzen, Desinteresse an Sexualität.

Gefahr der Überdosierung: Überdosierung ist möglich.

Tägliche Mindestmenge: 12 Milligramm Männer, 18 Milligramm Frauen.

Reichlich enthalten in: Leber, Nieren, dunklem Gemüse, Melasse, Brunnenkresse, Sprossen von Soja und Sonnblumkernen.

Kupfer

Funktion: Kupfermangel erschwert auch die Eisenresorption. Ein Partner des Eisens. Ohne Kupfer kann Eisen nicht sein „Soll" erfüllen. Spielt eine Rolle in der Eiweißmetabolisierung. Wichtig zur Wundheilung. Erhält Haarfarbe. Nötig zur Entwicklung und Erhaltung von Knochen, Gehirn, Nerven und Bindegewebe.

Die Aufnahme wird gestört oder verhindert durch: gestörte Darmflora, zuviel Kaffee und Tee.

Mangelerscheinungen: Anämie, Haarausfall, Atemschwierigkeiten, Verdauungsschwierigkeiten, Verlust der Haarfarbe, Herzschwäche und Schwäche der Abwehr.

Gefahr der Überdosierung: möglich.

Tägliche Mindestmenge: 2 Milligramm.

Reichlich enthalten in: Leber, Nieren, Geflügel, Nüssen, Trockenpflaumen, dunklem Gemüse, Melasse.

Jod

Funktion: Voraussetzung zur Bildung des Thyroxins, des Hormons, das die Schilddrüsenaktivität und deren Auswirkung auf körperliche und geistige Regheit reguliert. Beeinflußt den Grundumsatz, Energiehaushalt, Gewicht, Aussehen, Haut, Haare, Ausstrahlung. Ihm wird eine Schutzfunktion vor radioaktiven Strahlen zugeschrieben. Unerläßlich für eine gesunde Schilddrüse.

Die Aufnahme wird gestört oder verhindert durch: Möglicherweise durch exzessives Essen von rohem Kohl und Nüssen.

Mangelerscheinungen: Kropf, Anämie, Lethargie, Desinteresse an Sexualität, langsamer Puls und Gewichtszunahme.

Gefahr der Überdosierung: nicht bekannt bei organischem Jod.

Tägliche Mindestmenge: 1 Mikrogramm pro Kilogramm Körpergewicht.

Reichlich enthalten in: Algen, Mangold, Knoblauch, Eigelb, Fisch, Meersalz.

Zink

Funktion: Wichtiger Bestandteil etlicher Enzyme, wird zur Metabolisierung von Fett, Kohlehydraten und Eiweiß benötigt. Nährt Nerven und Gehirn und bedingt Koordinationsabläufe zwischen Gehirn, Muskeln und Nerven. Zink ist ein wichtiges und vielseitig benötigtes Mineral. Voraussetzung zur Herstellung von Enzymen im Körper. Die Hautbeschaffenheit ist in großem Maß zinkabhängig. Wichtig für den Abwehrmechanismus. Voraussetzung für die Metabolisierung des Vitamin A. Beeinflußt Zellatmung und Wachstumsprozesse. Hilft dem Körper, Ammoniak abzubauen. Unabdingbar für Knochenaufbau. Auch der Geruchssinn ist zinkabhängig, es wird ferner benötigt zur Bildung der Neurotransmitter. Es ist ein Bestandteil der Synthese verschiedener Steroidhormone.

Die Aufnahme wird gestört oder verhindert durch: Alkohol, gestörte Darmflora, Antibabypille, Streß, Narkose, Verbrennung, Entwässerungstabletten, Abführmittel.

Mangelerscheinungen: Wachstumsstörungen, Stoffwechselstörungen, Knochenverformung, Sterilität, Impotenz, Gleichgewichtsstörungen, Asthma, schlechte Dunkeladaption, zerebrale Veränderung (durch mangelhaften Abbau von Ammoniak), schlechte Stimmung, weiße Flecken auf den Nägeln, Apathie, Lernunlust, Haarausfall und Leberfunktionsstörungen.

Gefahr der Überdosierung: Überdosierung nur durch unmäßige Einnahme möglich, bitte nur nach Absprache mit dem Arzt einnehmen.

Tägliche Mindestmenge: 15 bis 30 Milligramm.

Reichlich enthalten in: Austern, Zwiebeln, Eiern, Meeresfrüchten.

Silicon

Funktion: Essentiell für die Bildung der Knochen, Haut, Haare und Zähne. Hilft bei allen Heilprozessen des Körpers.

Die Aufnahme wird gestört oder verhindert durch: unbekannt.

Mangelerscheinungen: Elastizitätsverlust der Haut, Falten durch verminderte Spannung. Weiche, brüchige Nägel, dünnes Haar, Schlaflosigkeit, Knochenschwund.

Gefahr der Überdosierung: nicht bekannt.

Tägliche Mindestmenge: nicht festgesetzt.

Reichlich enthalten in: Algen, Haferflocken, Äpfeln, Erdbeeren, Zwiebeln, Alfalfa-Sprossen, Mandeln, Sonnblumkernen.

Mangan

Funktion: Aktiviert Enzyme, wird benötigt zur Metabolisierung von Kohlehydraten, notwendig für Bildung von Sexualhormonen, mit Cholin unterstützt es die Fettverdauung, nährt Nerven und Muskeln.

Die Aufnahme wird gestört oder verhindert durch: exzessive Einnahme von Phosphor.

Mangelerscheinungen: Schwindelanfälle, Muskelschwäche, Drüsenfunktionsstörungen.

Gefahr der Überdosierung: nicht bekannt.

Tägliche Mindestmenge: 2,5 Milligramm.

Reichlich enthalten in: grünem Gemüse, Blaubeeren, Aprikosen, in der äußeren Schicht von Nüssen und Vollkorn, rohem Eigelb, frischen Weizenkeimen, Algen, frischen Erbsen.

Selen

Funktion: Ein Antioxydans. Hat eine dem Vitamin E ähnliche biologische Aktivität. Bewirkt Minderung des Vitamin-E-Bedarfs. Schützt die Blutzellen vor Oxydationsschäden. Schützt vor Schäden durch freie Radikale. Hilft bei der Behebung von Leberschäden. Spielt eine Rolle bei Enzymvorgängen.

Die Aufnahme wird gestört oder verhindert durch: unsachgemäße Behandlung selenhaltiger Speisen.

Mangelerscheinungen: frühzeitiges Altern, Wachstumsstörungen, Arteriosklerose, Leberschäden.

Gefahr der Überdosierung: ist gegeben.

Tägliche Mindestmenge: nicht festgesetzt.

Reichlich enthalten in: Bierhefe, Meerwasser, Algen, Pilzen, Knoblauch, Milch, Eiern, Gemüse, Fleisch (Innereien), Fisch.

Aminosäuren

Aminosäuren gehören als Bausteine der Proteine und Peptide und als Nährstoffe für den gesamten Zellstoffbereich zu den wichtigsten organischen Stoffen. Ungefähr zwanzig Aminosäuren sind am Proteinaufbau beteiligt. Man unterscheidet zwischen essentiellen Aminosäuren, das sind diejenigen, die der Körper nicht selbst herstellen kann, und den nichtessentiellen, jenen, die der Körper selber produzieren kann.

Die tägliche Einnahme von essentiellen Aminosäuren bestimmt über Vitalität und Schönheit. Natürlich nicht allein, aber sie sind besonders wichtig im Zusammenspiel der vielen Elemente. Einige Zeit war die Bedeutung des Eiweißkonsums so in den Vordergrund gerückt worden, daß ganz vergessen wurde, daß das Eiweiß natürlich nur mit Hilfe anderer Stoffe seine Bestimmung erfüllen kann. Zuviel Eiweiß hinterläßt Stoffwechselabfälle, und die lagern sich als Säure im Körper ein. Das tierische Eiweiß ist für den Menschen leichter zu verwerten als pflanzliches. Dadurch wird es aber auch schnell überdosiert und bringt dann mehr Nachteile als Vorteile.

Bekannt ist, daß der Bedarf an Aminosäuren während der Kindheit am größten ist. Was ja auch verständlich ist, da sich der Körper dann noch im Aufbau befindet und die Aminosäuren ja Aufbausteine sind. Später sind sie sozusagen nur noch für Renovierungsarbeiten nötig. Das Kind verfügt auch über ein Enzym, Laktase, das später im dritten oder vierten Lebensjahr verschwindet und damit auch die Fähigkeit, Milch richtig zu verdauen.

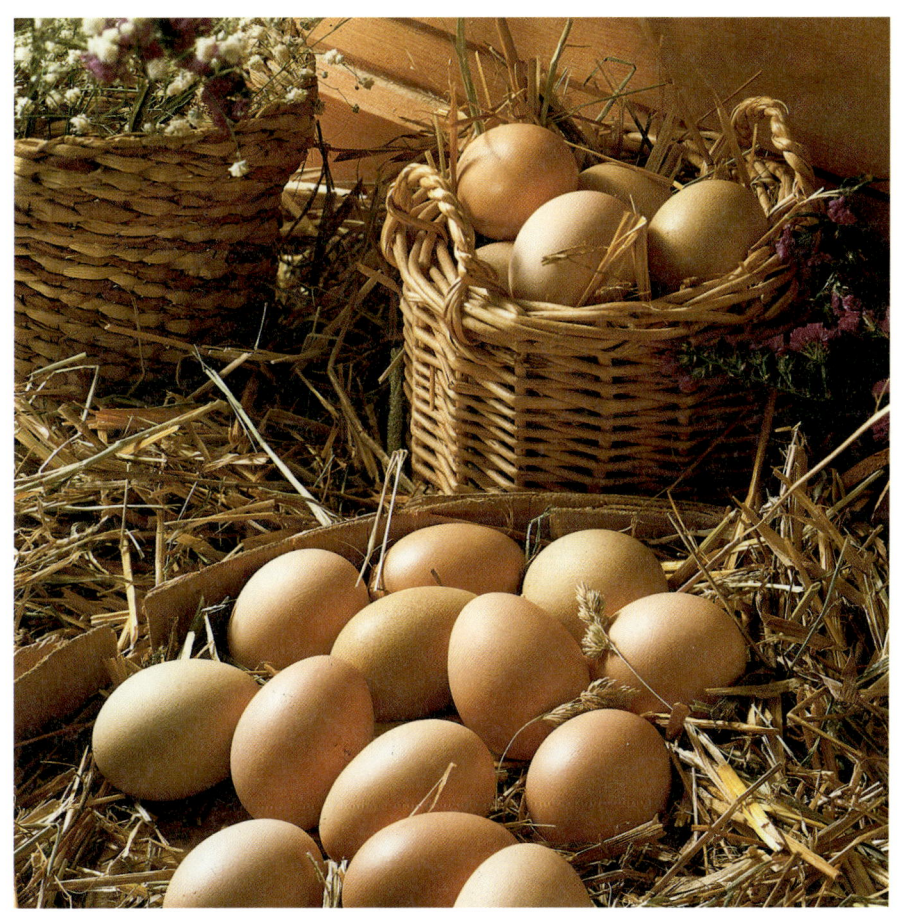

Als Quark oder Käse jedoch hat die Milch eine Umwandlung durchgemacht, die sie auch für erwachsene Menschen, die auf Milch allergisch reagieren, verträglich macht.

Die Angaben über den täglichen Eiweißbedarf schwanken wie die Rocklänge in der Mode. Mal braucht man angeblich viel, dann wieder wenig. Auch da gibt es letztendlich nur individuelle Maßstäbe, die jeder für sich herausfinden muß. Bei einem verminderten Lebensgefühl und reduzierter Energie, körperlicher oder geistiger, ist ein Mangel an Aminosäuren oft die Ursache.

Achtung

Die zusätzliche Einnahme von Aminosäuren mit einem Arzt besprechen.

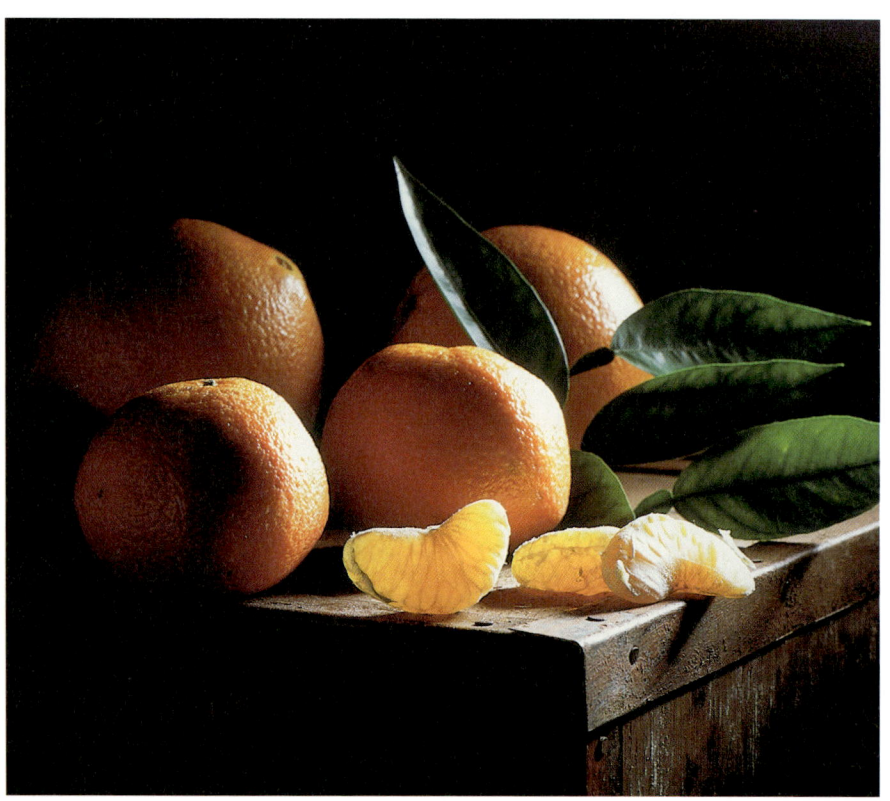

Die Einnahme erfolgt am Morgen, am besten auf leeren Magen und nicht willkürlich gemischt. Nährstoffe stehen nämlich teilweise in einer Art Konkurrenzverhältnis. Einige sind synergetisch, wirken also im Zusammenspiel, andere heben sich gegenseitig auf (die einen Nährstoffe gehören sozusagen zum Chor, während die anderen ihre Arien allein singen wollen). Dies gilt zum Beispiel für Tryptophan und Tyrosin, die sich, zusammen eingenommen, neutralisieren.

Zum Abtransport der Eiweißstoffwechselrückstände (Schlacken, Säuren) braucht der Körper Basen. Basenträger sind Obst und Gemüse. Für die optimale Verwertung von Aminosäuren empfiehlt sich vor allem frische, Vitamin-C-haltige Nahrung. Einige Rezepte für Säfte zur Einnahme von Aminosäuren:

Eine oder zwei ungespritze Orangen schälen und in Scheiben schneiden. Kerne entfernen und die Frucht mit etwas Mineralwasser verquirlen, bis die Flüssigkeit sahnig ist. Die ganze Orange hat mehr Vitamin C, da ein Teil davon in dem hellen Teil der Schale und den weißen Fasern steckt.

Das gleiche läßt sich auch mit anderen Früchten machen wie Ananas, Papaya, Erdbeeren, Quavas, Kiwis, Johannisbeeren, Himbeeren, Heidelbeeren.

Darauf achten: saure Früchte nicht zu einem Stärkefrühstück. Wer süß und fruchtig nicht mag, kann sich einen frischen Gemüsesaft verquirlen. Das paßt zu Eiweiß- und Stärkeessen.

Rezept für ein Gemüsegetränk:

1/2 Gurke (geschält, wenn nicht biologisch)
1 grüne Paprikaschote
1 Tomate
1 Prise Herbamare
ein wenig Mineralwasser
Petersilie, Brunnenkresse, Sauerampfer (einzeln oder gemischt)
Eventuell ein Schuß Zitronensaft, jedoch nur, wenn das darauffolgende Frühstück kein Stärkefrühstück ist.
Das Ganze verquirlen, bis es ein sahniges Getränk ergibt.

Zu den Vitamin-C-haltigen Getränken wird die Einnahme von Vitamin B 6 und Zink empfohlen. Mindestens 4 große Gläser Mineralwasser oder Kräutertee (Entwässerungstee, Hafertee täglich). Reichliches Trinken von Wasser oder Kräutertee ist ein wichtiger Faktor der gesunden Ernährung. Bei einer Aminosäuretherapie ist Flüssigkeitszufuhr unerläßlich.

Warnung

Bei einer Behandlung mit antidepressiven Mitteln dürfen keine Aminosäuren eingenommen werden! Schwangere, Kinder, Halbwüchsige und stillende Mütter sollten ebenfalls davon absehen.

Fasern

Leben wird als Bewegung definiert. Beweglichkeit ist Lebendigkeit. Eine faserarme Nahrung ist nur wenig beweglich. Sie braucht länger, um sich durch den Körper zu schleppen. Die Transportzeit, die unsere Nahrung braucht, spricht im Vergleich zu Völkern, die faserreiche Stoffe essen, gegen unsere Ernährungsweise. Je mehr faserfreie Speisen gegessen werden, um so größer wird die Gefahr von Darmkrebs. Fasern werden bei uns meist nur in Kleie und anderer Vollkornnahrung vermutet. Sie enthalten jedoch nur einen Teil der zur Verfügung stehenden Fasern und können sogar, im Übermaß genossen, schädlich sein. So stört zum Beispiel der Stoff Phytin die Zinkaufnahme. Weiterhin kann auch die Aufnahme von Kalzium, Eisen und Magnesium gestört werden. Phytat, eine Substanz im Vollkorn, bindet einige Mineralstoffe und macht sie unwirksam.

Fasern gibt es in verschiedenen Formen. Zellulose und Hemizellulose sind Bestandteil der Pflanzenschale. Hemizellulose und Pectin schaffen das Gitter, in das sich die Zellulose einfügt. Fasern sind wie die Besen, die kehren. Sie sind biochemisch gesehen Kohlehydrate. Lignin ist eine hölzerne Substanz, welche pflanzliche Zellwände stützt.

Faserstoffe

Zellulose ist enthalten in: Äpfeln, Kleie, Vollkornmehl, Karotten, Bohnen, Broccoli.
Hemizellulose ist enthalten in: Kleie, Zerealien, Mangold, Rote-Beete-Blättern, Vollkorn.
Pectin ist enthalten in: Äpfeln, Karotten, Faserstoffe verhindern Verstopfung, Divertikulose, Hämorrhoiden und Krampfadern. Sie sollten, wie schon erwähnt, nicht mit Vollkornnahrung aufgenommen werden, sondern auch aus faserhaltigen Obst- und Gemüsesorten. Die tägliche Mindestmenge wird auf 20 bis 30 Gramm pro Tag geschätzt. Im ländlichen Afrika essen die Bewohner 60 Gramm am Tag. Es gibt dort wesentlich weniger Fälle von Herzkrankheiten, Darmkrebs und Divertikulose.

Ohne spezielle Zusätze der Nahrung läßt sich der Faseranteil durch das Essen unraffinierter Speisen erhöhen. Verarbeiten Sie zum Beispiel auch die Stiele der Gemüsepflanzen. Und, wie schon oft gesagt, essen Sie möglichst viel Rohkost.

Das Schweinefleischverbot

As Kind lebte ich mit meinen Eltern in einer Wohnung auf dem Land über einer Metzgerei und Schlachterei. Wie alle Kinder faszinierte mich der Tod und das Töten. Wie sich ein lebendiges Wesen von einer Sekunde zur anderen in etwas verwandeln kann, das wie ein abgelegtes Kleidungsstück daliegt, war mir vollkommen unverständlich. Das Verhalten der Tiere, wenn sie aus dem Lastwagen geholt wurden, hat mich so angezogen, daß ich schließlich auch sehen wollte, wie sie sterben. Zwei- oder dreimal hatte ich beobachtet, wie ein Kalb oder ein Huhn getötet wurde. Dann, eines Tages im Sommer, war ein schreckliches Geschrei im Hof. Ich lief schnell die Treppe hinunter, es war eine Sau. Es dauerte unendlich lange, bis das riesige Tier vom Auto

herunter und in den Schlachtwagen gezerrt und geschoben war. Wie die Male zuvor sprang ich auf eine Bank und stellte mich auf die Zehenspitzen, um die Schlachtung durch ein kleines, vergittertes Fenster zu beobachten. Durch die Stäbe des Gitterfensters konnte ich nur noch Fragmente des Schweins sehen, und plötzlich verwandelte sich diese Sau für mich in einen Menschen, und das Geschrei war auf einmal Menschengeschrei. Die Male zuvor hatte ein dumpfes Geräusch den plötzlichen, lautlosen Tod der Tiere verursacht, doch diesmal war alles anders. Die Sau wehrte sich, der erste Bolzenstoß mißlang, und die blutende Sau quietschte nicht, sondern schrie genau wie ein Mensch. Die Sau wälzte sich in dem gekachelten Raum in ihrem eigenen Blut und wehrte sich so heftig, daß die Männer sie kaum bändigen konnten. Ich bin natürlich weggelaufen und dachte die ganze Zeit, sie hat es gewußt, sie hat es von Anfang an gewußt.

Ich will jetzt nicht den Eindruck erwecken, daß mich das Blut oder der Tod so erschreckt hatten, aber daß die Sau vielleicht wie ein Mensch Vorahnungen gehabt hatte, erschütterte mich. Vielleicht ist diese Geschichte ein Grund dafür, daß ich in meinem Leben so gut wie nie Schweinefleisch gegessen habe. Damals dachte ich mir, ein Tier, das so viel Angst hat, kann nicht gut zu essen sein. Später, während meiner Beschäftigung mit Ernährungsfragen, bin ich immer wieder Ärzten begegnet, die kategorisch sagten, kein Schweinefleisch, bitte. Warum, hat mich anfangs weniger interessiert, da ich es ja sowieso nicht aß. Zu der Zeit meiner Symbioselenkung habe ich mich dann gründlicher mit diesem Schweinefleischverbot auseinandergesetzt.

Es gibt ja auch das religiöse Schweinefleischverbot. Die Gläubigen, mit denen ich darüber sprach, konnten mir allerdings keine konkreteren Gründe angeben als: Das Schwein ist unrein. Sehr viel konkreter ist da der Bericht des Arztes Dr. Reckeweg, der, von vielen Beobach-

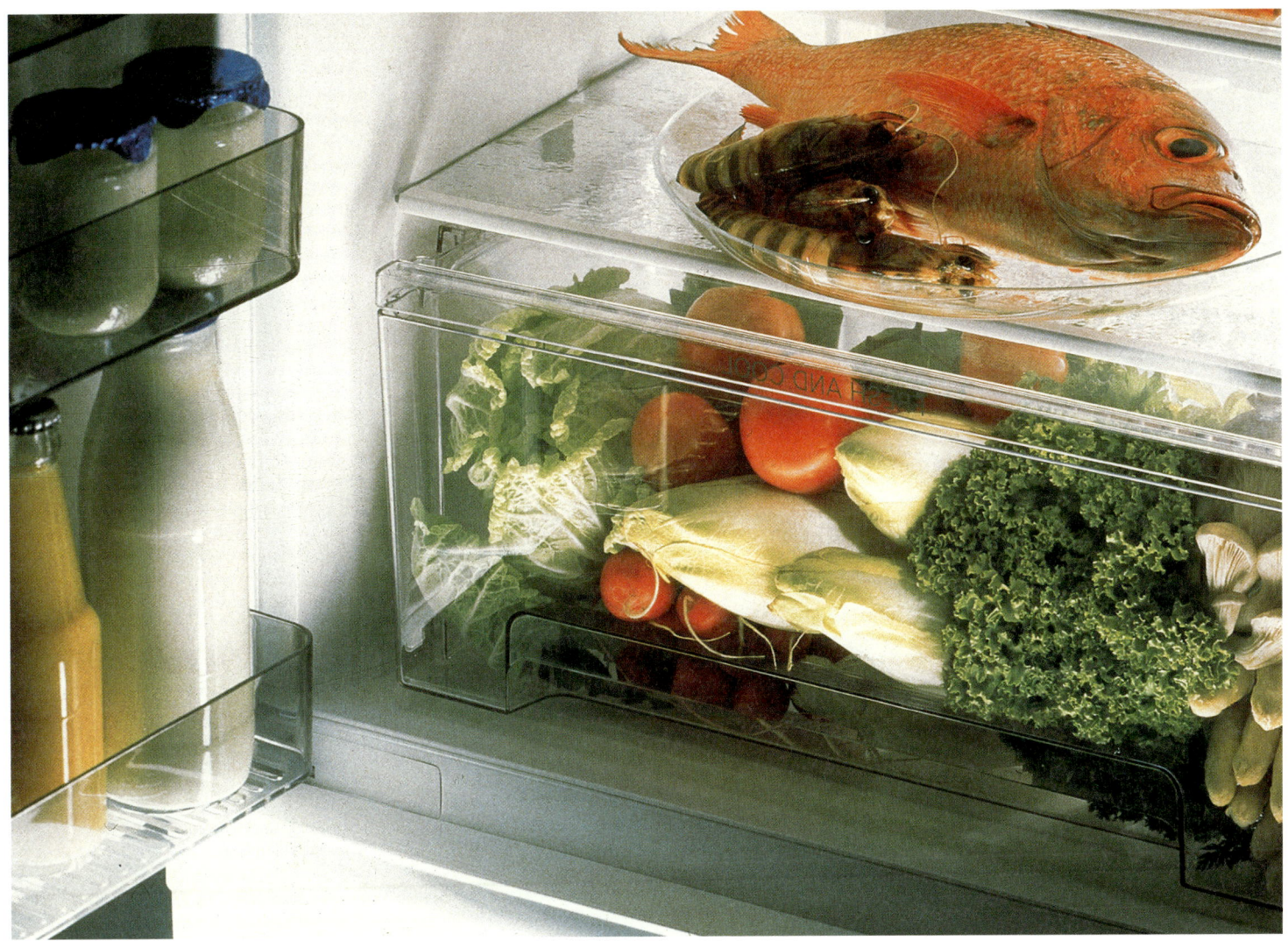

tungen dazu angeregt, ein Buch mit dem Titel *Schweinefleisch und Gesundheit* geschrieben hat. Fairerweise ist in diesem Buch nicht nur seine Sicht und die von ähnlich denkenden Kollegen wiedergegeben, sondern auch eine Gegenmeinung. Interessant aber ist, daß sogar der Vertreter dieser Gegenposition zugibt, daß ein Schwein, das mit Antibiotika und Zusätzen gefüttert und falsch gehalten wird, als nicht gesund, also als krankmachend anzusehen ist.

Bevor ich weiter auf die Beobachtungen von Dr. Reckeweg eingehe, möchte ich noch einmal an meine Schweinefleischgeschichte anknüpfen. Als Kind habe ich Schweinefleisch gemieden, weil das Tier so unsägliche Angst hatte und so lange und so intensiv leiden mußte. Jahre danach jedoch entdeckte ich Fakten, die meine damalige Überlegung bestätigten: Das Schwein ist ein intelligentes Tier.

Eine Freundin von mir, die auf einer amerikanischen Schweinefarm aufwuchs, hatte ein Lieblingsschwein, das auf ihr Fingerschnippen hin das Kringelschwänzchen gerade stellte. Aufgrund seiner Intelligenz merkt das Schwein mehr, und das macht es auch körperlich empfindlicher. Damit es nicht so „empfindlich" ist, bekommt es Medikamente, unter anderem auch Betablocker, ein starkes Herzmittel. Wenn wir diese Herzmittel durch das Kotelett zu uns nehmen, ist das nicht nur überflüssig, sondern auch gefährlich. Weiterhin wird das Schwein auch noch mit Antibiotika vollgestopft gegen die vielen Krankheiten, die es in der Massentierhaltung befallen können.

Eine Freundin von mir bestätigt, daß sie nach dem Genuß von Schweinefleisch Rheumaschmerzen bekam. Ein Journalist, mit dem ich vor kurzem gesprochen habe, erklärte mir, daß er von Schweinefleisch Akne bekommt. Ich selber habe, nachdem ich in einem Käsesoufflé zu spät Schinken entdeckte, Pickel und Bauchschmerzen bekommen.

Als ich vor zwölf Jahren nach einem längeren Aufenthalt in Indien wieder nach Hause flog und in Frankfurt landete, vermittelte sich mir der Eindruck „gute Landung in Schweineland". Sicher war es auch Zufall, aber plötzlich stand ich mitten in einem Strom von fetten, rosigen, quietschenden Schweinchen mit Koffern. Fast alle Inder, nicht nur die Armen, waren schlank, anmutig und konturiert gewesen, vor allem die Frauen.

Die Ähnlichkeit mit Schweinen bei Schweinefleischessern kommt laut einer Studie nicht von ungefähr. Dr. Reckeweg zitiert Professor Lettré, einen Pathologen aus Heidelberg. In Tierversuchen wurde nachgewiesen, daß Spaltprodukte der Gewebe nach Aufnahme in die Organe dorthin wandern, wo sie biologisch hingehören. Die Ähnlichkeit zwischen dem Schwein und dem Menschen ist so groß, daß man früher, im Mittelalter, als die Sektion von Menschen verboten war, wegen der Ähnlichkeit Schweine verwendet hat. Im Film werden für Hautschnitte Teile des Schweins verwendet. Für Dr. Reckeweg ist das Schwein das negative Abbild des Menschen. Kannibalen sollen erklärt haben, daß Menschenfleisch wie Schweinefleisch schmeckt.

Die Ähnlichkeit ist groß, sie ist so groß, daß der Schweinebauch bei dem, der ihn ißt, zum eigenen Bauch geht, der Schinken zum Schenkel usw. Egal, wie das hiesige zubereitet ist, es ist auf jeden Fall nicht gesund. Die feiste, rosige Erscheinung mancher Menschen ist eine Scheingesundheit. Ein Bild der Üppigkeit, das sich in Notzeiten geprägt hat und täuscht. Hier einige Gründe, warum Schweinefleisch homotoxologisch ist:

1. Schweinefett ist mit Cholesterin verbunden, das fördert Bluthochdruck und Arteriosklerose.
2. Schweinefleisch ist histaminhaltig, das erzeugt Juckreiz, verschlimmert Herpes, Dermatitis und führt zu Furunkeln und Karbunkeln.
3. Schweinefleisch kann Wachstumshormone enthalten, sie fördern Entzündungs- und Wachstumswucherungen, Dickenwachstum.
4. Schweinefleisch enthält schwefelreiche Schleimsubstanzen, das führt zu Einlagerungen von Schleimsubstanzen in Sehnen, Bändern und Knorpel. Die Folgen sind Rheuma, Arthritis und Arthrosen.
5. In Schweinelungen übersommert der Grippevirus.

Abschließend noch etwas zum Schweinchenthema, was vielen sicherlich zu weit geht: Durch das Essen von Nahrungsmitteln ißt man auch deren Geninformation mit. Praktisch gesehen heißt das, man ißt den Charakter und die Eigenart der verzehrten Nahrung. Es ist bekannt, daß Kopfjäger ihre Feinde verspeisten, um deren Kraft zu bekommen. Man mag über die Annahme, daß man mit dem Verspeisen eines anderen auch dessen Wesen ißt, lächeln. Doch gibt es in der Natur viele ähnlich geartete Beispiele. Wenn Kartoffeln gepflanzt und mit natürlichem Dünger aus vermoderten Kartoffeln gedüngt werden, so bringt die Geninformation des Düngers die Art der neuen Kartoffeln hervor, falls die Geninformation der eingegrabenen Kartoffel die schwächere ist. Denn in jeder Zelle ist die Geninformation der ganzen Art gespeichert. Der Gedanke, daß man sich durch zu viel Schweinessen in ein Schwein verwandelt, wird für viele zu weit gehen. Ich habe auch gar nichts gegen Schweine, ich will bloß keins werden.

Weiß – süß – ungesund

Warum wird der Konsum von weißem Zucker von allen Ernährungswissenschaftlern kategorisch abgelehnt, während das ganze Volk scheinbar danach lechzt und sich eine Riesenindustrie mit der Herstellung von Zuckerwerk reich verdient? Kann etwas, das so viele lieben, wirklich schlecht sein? Weißer Zucker ist eine funkelnde Kristallmasse, die ein Bedürfnis konzentriert und befriedigt. Die biochemische Reaktion des Körpers ist, wenn auch in weitaus geringeren Maßen, der von anderen weißen, funkelnden Kristallen wie Heroin und Kokain ausgelösten nicht unähnlich. Hier dürfte ein Schrei der Empörung der Zuckerindustrie fällig sein; aber ich habe ja gesagt, in weitaus geringeren Maßen. Dennoch, einer kurzen beglückenden Hochstimmung folgt ein nicht minder intensives Tief, das den Wunsch nach dem nächsten Hoch nur noch drängender werden läßt. Und so entsteht Sucht.

Historisch gesehen hat alles, was sich mit der Farbe Weiß verbindet, eine enge Assoziation zu reich und rein. Angefangen hat es mit den Adligen, die nicht nur die schönen Künste erblühen ließen, sondern leider auch das Essen „raffiniert" und verfeinert haben, und somit weiß und hell werden ließen. Interessant, daß sich die Assoziation von weiß gleich fein, edel und gesund beim Essen schneller wieder abbaut als zum Beispiel bei der Wäsche oder Watte. Weiß verführt, weil es Reinheit vorspiegelt. Sicher spielt dabei eine Rolle, daß Schmutz und Flecken auf Weiß sofort zu erkennen sind.

In der Natur aber gibt es dieses „Reinweiß" nicht oder nur selten, und schon gar nicht beim Essen. Dort ist das Gegenteil, nämlich die Farbe, ein Zeichen der Qualität. Je dunkler, kräftiger, um so höher ist der Nährstoffgehalt. Weißen Kuchen zu backen ist für viele ein Zeichen des Guten und Schönen; Vollkorn hingegen signalisiert das Grobe und Arme.

Bevor ich auf die gesundheitlichen Auswirkungen von raffinierten Süßigkeiten eingehe, möchte ich auf eine Studie hinweisen, die nicht von Gesundheitsaposteln, sondern in einem Gefängnis gemacht worden ist. In dem *American Journal of Clinical Nutrition* wurde über die Twinkie-Theorie der Gewalttaten berichtet. (Twinkie ist ein weißes Zucker-Mehl-Produkt, mit dem sich amerikanische Kinder auf dem Schulhof ernähren.) Die Zwei-Jahres-Studie mit 276 jugendlichen Gesetzesbrechern wurde im Tide Water Detention Center, einem Gefängnis, durchgeführt und brachte folgendes Ergebnis: Aggressives Verhalten reduzierte sich um 48 Prozent, als man die Getränkeautomaten (mit

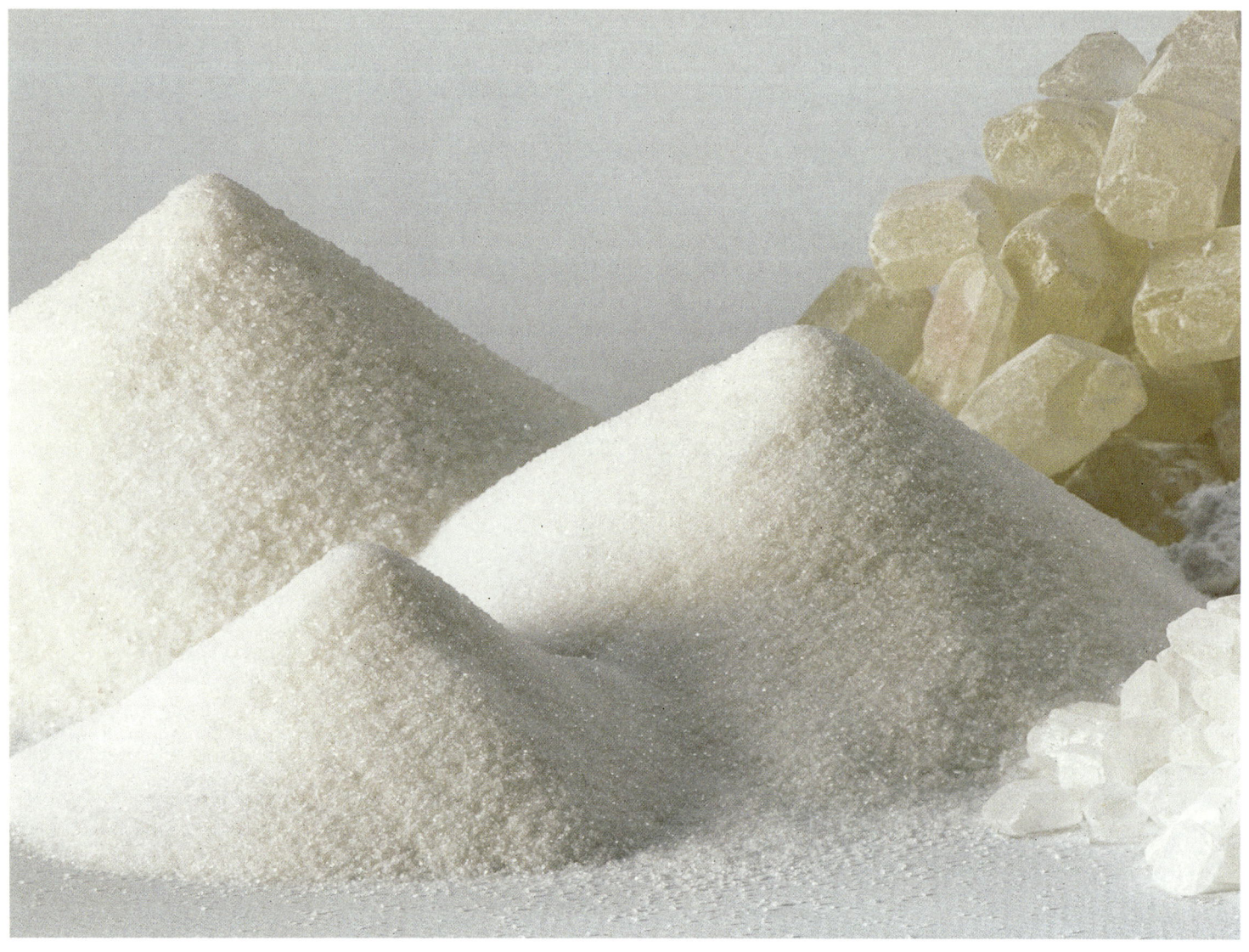

zuckerhaltigen Getränken) entfernte und weißer Zucker durch Honig in Snacks und Nachspeisen ersetzt wurde! Weitere Studien haben gezeigt, daß in Ländern, deren Süßigkeiten hoch besteuert werden, die Kriminalitätsrate niedriger ist. Man nimmt an, daß der Zuckerkonsum den Vitamin-B-Spiegel senkt, der direkt auf die Funktion des Nervensystems wirkt. Eine Folge des B-Mangels sind Nervosität und Streß und damit eine erhöhte Bereitschaft zu Überreaktionen.

Da der Körper Zucker braucht, denken viele, Zucker ist gleich Zucker. Das stimmt aber nicht, denn es sind ja immer die Umwandlungsprozesse, die entscheiden, was wohin kommt und wie. Der isolierte, raffinierte Zucker ist aller Begleitstoffe beraubt, die ihn für den Körper, außer als reinen Kalorienträger, brauchbar machen würden. Zur Verarbeitung des Zuckers im Körper ist eine Anzahl von Fermenten nötig, und die benötigten Mineralstoffe holt sich der Körper dort, wo sie gelagert sind, zum Beispiel aus den Knochen und den Zähnen. Kommt es schließlich zu einem Defizit, macht sich das nicht nur in einem fragilen Nervenkostüm, sondern auch als Übersäuerung und damit Prädisposition für etliche Krankheiten bemerkbar. Hinzu kommt das Problem der Hypoglykämie, auf das ich gleich näher eingehen möchte.

Mit der Verwertung von weißem Mehl hat der Körper dieselben Probleme. Auch hier wird industriell etwas getrennt, was in unendlich langer Zeit zusammengewachsen ist, und man vergißt, daß sich unser Körper symbiotisch mit und durch die Nahrung entwickelt hat. Die raffinierten weißen Mehle wirken ähnlich zerstörerisch wie weißer Zucker.

Raffinierte und konzentrierte Mittel sind nur als gezielt wirkende Medikamente einzusetzen. Jeder weiß, wie wichtig und positiv Morphium bei gewissen Krankheitsverläufen wirkt. Doch deshalb würde niemand auf die Idee kommen, Morphium, Heroin und Kokain als Volksnahrungsmittel gelten zu lassen, nur weil es kurzfristig guttut und man sich nach der Einnahme auch kurzfristig gut fühlt. Natürlich ist die Wirkung von weißem Zucker nur in entferntester Weise diesem Phänomen ähnlich. Doch viele Ernährungsexperten halten weißen Zucker gerade deswegen für gefährlich, weil seine Auswirkungen subtiler und langfristiger und die Schäden nicht so schnell zu erkennen sind.

Gewiß wird das gelegentliche Essen von Eis, Schokolade und Kuchen niemandem schaden. Ein absolutes Nein zu allen „sündigen" Dingen wäre unsinnig. Die Spannung, die durch das generelle Verbot entsteht, löst bestimmt ganze Lawinen von unerwünschten Stoffwechselprozessen im Körper aus, die noch viel ungesünder sind als die eigentliche Sünde. Nur, ständig etwas zu essen, was „sündig" ist, nimmt auch der Sünde ihren Reiz. Es wird zur Gewohnheit, zur schlechten Gewohnheit.

Das übermäßige Bedürfnis nach Zucker kann eventuell auch ein Zeichen für Hypoglykämie sein, was für die meisten Menschen im ersten Moment nicht fremder als das sprichwörtliche böhmische Dorf klingt. Den Begriff Hypoglykämie kennt fast niemand, und doch hat jeder zumindest gelegentlich schon einmal Anzeichen dieser Krankheit an sich verspürt.

Hier eine Liste der Symptome, die Anzeichen für hypoglykämische Zustände sein können: Vergeßlichkeit, Heißhunger zwischen den Mahlzeiten, unkontrollierbares Gähnen, das Bedürfnis, tief einzuatmen, Hautsensationen, das Gefühl, verrückt zu werden, nicht klar denken zu können, Koordinationsmängel, sexuelle Unlust, Stimmungsschwankungen, unbegründete Ängste, Ohnmachtsanfälle, Lebensunlust, Schwächen, kalte Hände und Füße, Erstickungsanfälle, Taubheit, cholerische Anfälle. Hypoglykämie liegt zumeist dann vor, wenn diese Symptome nicht nur gelegentlich, sondern öfter und sogar gebündelt vorkommen. Die meisten Frauen haben diese Anzeichen vor ihrer Periode, in der effektiv auch ein hypoglykämischer Zustand eintreten kann. Hypoglykämie ist ein Absinken des Blutzuckerspiegels, was nicht nur die genannten Symptome, sondern auch noch viel schlimmere verursachen kann. Paavo

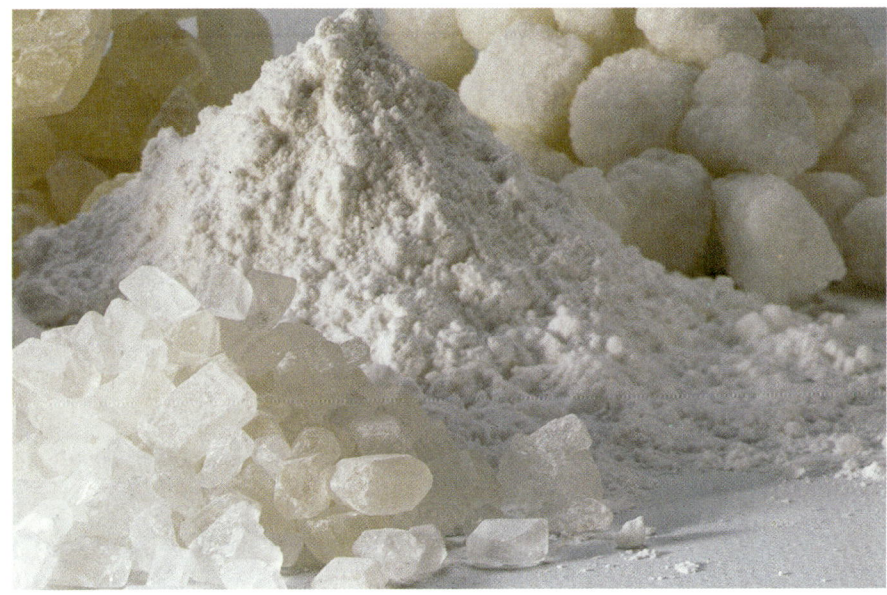

Ayrola, eine der größten Ernährungskapazitäten der Welt und Spezialist auf diesem Gebiet, schreibt in seinem Buch *Hypoglykämie*, daß sogar Menschen, die als schizophren galten, als Hypoglykämiker erkannt und geheilt wurden.

Auch diese Krankheit ist eine „Zivilisationskost-Erscheinung". Ihr Name ist gebildet aus „hypo" gleich unter, und „glyko", gleich süß. Die Hypoglykämie wurde 1924 von Dr. Seale Harris entdeckt. Der Zustand wurde als Hyperinsulinismus bezeichnet. Man nahm an, daß das Insulin den Zucker verstärkt verbrannte und so ein Absinken des Blutzuckerspiegels verursachte. Bei Diabetes mellitus wird zuwenig Insulin produziert, und somit bleibt zuviel Zucker im Blutstrom (Hyperglykämie). Hyper, gleich „übermäßig", also erhöhter Blutzucker. Anscheinend war ein hyperaktives Pankreas, das zuviel Insulin produzierte, für das Problem der Hypoglykämie verantwortlich. Warum aber produzierte das Pankreas, die Bauchspeicheldrüse, zuviel Insulin?

Zucker wirkt als Heiz- und Energiestoff und wird so vom Körper eingesetzt. Normalerweise stellt der Körper diesen Zucker aus kohlehydratreichen Nahrungsmitteln wie Getreide, Gemüse, Kartoffeln, Früchten und Bohnen her. Die Kohlehydratkomplexe werden zu kleinen Molekularstrukturen verändert und als Glykose durch die Darmwände aufgenommen. Dieser Zucker kommt in die Leber, wo er in Glykogen verwandelt wird und auf Verwendung wartet. Wenn dieser Zucker gebraucht wird (für Bewegung, Denken usw.), wird das Glykogen wieder in Glykose zurückverwandelt und im Blut dorthin transportiert, wo es gebraucht wird. Der Unterschied dieses Zuckers zu dem, wie wir ihn kennen, besteht also darin, daß der erste in einem organischen Prozeß gespeichert wird, während der zweite sofort als Glykose den Organismus überschwemmt und Organe wie Pankreas, Leber und Adrenalindrüsen und endokrine Drüsen vollkommen überfordert. Eine verstörte Reaktion der Bauchspeicheldrüse kann dann die übermäßige Produktion des zuckerreduzierenden Insulins sein, obwohl vielleicht nur eine kleine Menge Zucker gegessen wurde. Das Resultat ist die Hypoglykämie. Wenn die Bauchspeicheldrüse überaktiv ist, wird durch das Insulin der Blutzuckerspiegel so drastisch gesenkt, daß für die normale Funktion des Körpers nicht mehr genug Zucker vorhanden ist. Dann Zucker zu essen ist, obwohl natürlich gerade dazu die Lust am größten ist, falsch und verschlimmert die Situation noch, da sich die Bauchspeicheldrüse verpflichtet fühlt, immer mehr Insulin auszuschütten. Auch übermäßiger Streß, Alkohol-, Kaffee- oder Tabakgenuß können ähnliche Fehlreaktionen auslösen. Viele Menschen denken, sie essen keinen Zucker, weil sie ihren Kaffee oder Tee nicht süßen. Aber Zucker verbirgt sich in unglaublich vielen Produkten. Für den Hypoglykämiker ist aber auch die gesunde Form des Zuckers in getrockneten Früchten nicht zu empfehlen. Fruchtsäfte sind, selbst wenn sie nicht gezuckert sind, konzentrierte Zuckerträger und können eine Insulinflut auslösen. Man muß bedenken, daß Fruchtsäfte, auch Karottensaft, im Verhältnis viel mehr Zucker enthalten als die Ursprungsfrüchte.

Um herauszufinden, ob man Hypoglykämiker ist, reicht ein einfacher Glykosetest; er wird GTT genannt, Glykose-Toleranz-Test. Sollte sich herausstellen, daß Sie Hypoglykämiker sind, kann ich Ihnen nur das Einhalten diätetischer Richtlinien empfehlen. Das hat sowohl mir als auch meiner Freundin mit großem Erfolg geholfen.

Die Tage vor den Tagen

In den Tagen vor meinen Tagen wollte ich mir früher ein Schild um den Hals hängen: „Vorsicht, bissige Hausfrau". Die prämenstruellen Symptome reichen von Tränenausbrüchen bis zu kalter Wut. Weibliche Filmstars weigern sich, in diesen Tagen Großaufnahmen zu machen. Meine Töchter und ich kündigten uns gegenseitig einige Tage vorher an, es ist bald soweit, und ich möchte mich schon vorher für eventuelles Fehlverhalten entschuldigen. Wenn man an einem Ernährungsprogramm festhält, kommt es schon mal vor, daß die Periode plötzlich da ist, ohne daß sie sich mit schlechter Stimmung angekündigt hat.

Heißhunger auf spezielle Speisen vor der Periode ist oft ein Zeichen für Hypoglykämie. Vor der Periode haben viele Frauen Anzeichen dafür. Basenreiche Mahlzeiten über den Tag verteilt erleichtern viele prämenstruelle Symptome. Weiterhin sollten Sie berücksichtigen, daß Monomahlzeiten leichter verdaulich sind, dies speziell vor der Periode.

Vor allem B-Vitamine sind vor und während den Tagen wichtig, denn sie sind Nervennahrung. Bestimmte Speisen stören die Fähigkeit des Körpers, die B-Vitamine zu verwerten. Besonders vor der Periode sind deshalb zu meiden: weißer Zucker, weißes Mehl, Fritiertes, Kaffee, Tee, Alkohol, Limonaden, Cola usw. Vitamin B 6 sorgt für die Eisenverwertung im Körper, die selbstverständlich während der Periode besonders wichtig ist. Zusätzliche Einnahmen von Viatmin B 6 aber bitte mit dem Arzt besprechen.

Diuretische Kräutertees (indischer Nierentee) beugen gegen Wasserretention vor. Mindestens acht Tassen am Tag sollten Sie trinken. Für Kaffeetanten ist speziell vor der Periode Malzkaffee eine empfehlenswerte Alternative. Gymnastik ist nie so wichtig wie während Ihrer Tage. Fahrradfahren hilft, die Wutanfälle herauszutreten. Bücher mit angenehmen Themen helfen, die emotionale Instabilität zu dämpfen. Humor und Ehrlichkeit erhellen die schwarze Stimmung.

Menopause

Nichts ist je so gut oder schlecht, wie es scheint, sagte vor vielen Jahren ein liebenswerter alter Freund zu mir. Es ist nur einer seiner weisen Sätze, die mich Jahre später in gewissen Situationen lächeln lassen. Jetzt, nachdem ich den menopausalen Anfechtungen Herr oder besser Herrin geworden bin, kann ich sagen: Es ist nicht so schlecht, wie es scheint.

Wechseljahre sind wie Pubertät, nur ohne Sex. Der schwindende „Sexdrive" ist für viele das Problem. Doch das Problem ist ein künstliches und kommt mir immer vor wie das Problem der Geschlechtsumwandlung. Erst seitdem es diese Operationen (und vor allem das Medienthema) gibt, besteht das Problem.

Warum sollte sonst die natürliche Tatsache, daß man nach der Phase der Fruchtbarkeit weniger Lust auf körperliche Sexualität hat, ein Problem sein? Nur das in den Medien plattgewalzte Thema von Sex, Viagra, Sexbomben über Fünfzig etc. läßt die Bevölkerung im unklaren, was „normal" ist, und daher verschleiert sich auch die Perspektive, die ein System für ein angenehmes, sinnliches Lebensgefühl jenseits der „Brunft" bietet.

Dieses Kapitel richtet sich auch an Männer, die Stiefkinder aller „Fit for fun"-Ratgeber. Der ältere Mann ist ebenso wichtig als Fragment einer erfreulichen Welt, in der Kinder und Jugendliche heranwachsen, wie die appetitliche, weise und gut riechende Oma.

Das Problem der Depressionen, Ängstlichkeit, Sinnentleerung, der schlechten Laune, des schlechten Geruchs, des erschlaffenden Körpers, der schwindenden Zähne gab es früher nicht, weil die Menschen früher starben, und daher sind die Probleme ein wenig Luxus. Eine Zeile in einem Poplied der achtziger Jahre lautete: „stay pretty, die young", also bleib hübsch, stirb jung, aber wer von uns hat nicht ab vierzig gelegentlich einen leisen Vorwurf an Gott über eine scheinbare Tatsache des Lebens: „Kaum weiß man, wie es geht, schon ist es vorbei ..."

Aber was ist vorbei? Auch ein wenig die hormonell bedingte Torheit.

Gerade in der dritten Lebensphase läßt sich ohne aufblähende Hormonbomben und Viagra dank dem großen Angebot an Arzneimitteln mit etwas Geschick ein Vitalmenü zusammenstellen, mit dem sich gut leben läßt.

Wie immer beginnt das Nähren und Vitalisieren des Körpers mit einer vorbereitenden Reinigung.

Reinigen, körperlich

Die körperliche Reinigung ist besonders wichtig, da die Verschlackung des Körpers einer der Faktoren bei der Bildung sogenannter Alterserscheinungen ist. Die in diesem Buch beschriebenen Reinigungskuren sind, nach Absprache mit Ihrem Arzt, durchaus eine milde empfehlenswerte Wartung des Körpers. Dazu gibt es in Deutschland ein hervorragendes Produkt von der Firma Pascoe, das ich schon mit in meine Wellness Care Linie aufnehmen wollte. Das Produkt heißt Pasomucil und reinigt auf sanfte Weise den Darm, und damit den Körper.

Nahrung für Geist und Körper

Frauen bekommen Hormone, Männer Viagra. Meine Erfahrungen mit Hormonen waren anfänglich positiv, um sich dann völlig ins Negative zu wenden. Daher fing ich wieder einmal an, mich selber als Versuchskaninchen zu testen. Auch bei diesem Thema sei gesagt, es ist wichtig, sich mit Ärzten abzusprechen. Allerdings hat es mir bei diesem Thema nicht viel gebracht. Hilfreich war das jahrelange Sammeln von Informationen, vor allem im französischen Fernsehen, denn dort wird die Lebensfreude und auch Lust des „troisième âge" (des dritten Lebensalters) sehr viel ernster genommen, was auch im deutschsprachigen Raum nicht schaden könnte.

Zu emotionaler Instabilität, Lustlosigkeit, Antriebsschwäche usw. sah ich einen ausführlichen Bericht im französischen Fernsehen. Es wurde dort eine Salbe empfohlen, Testosteron ist das in ihr enthaltene Wundermittel, auch für Frauen, denn gerade die sind für viele Vergnüglichkeiten verantwortlich.

Es ist möglich, diese Salbe in Deutschland zu erhalten. Selbstverständlich sollten Sie sich vorher mit Ihrem Arzt absprechen. Denn weil Männer inzwischen auch weibliche Hormone verabreicht bekommen, sollte dieses delikate Gleichgewicht in die Hände eines Arztes gelegt werden. Allerdings ist es auch da wichtig, seinen eigenen Körper zu kennen und zu lernen, wie sich Befindlichkeiten ändern.

Ob weibliche oder männliche Hormone in Gelform, die Dosierung ist wichtig, nicht nur jene, die einem verschrieben wird, sondern auch jene, bei der man eine Besserung spürt. Der Name der Testosteronsalbe ist Andractim und sie ist über internationale Apotheken zu bestellen.

Meine persönliche Kombination ist wie folgt:
Morgens:
- ❖ Eine Kapsel Nachtkerzenöl
- ❖ Eine Kapsel Q 10
- ❖ Zwei Kapseln Soja Isoflavonen (Alsiryal)
- ❖ Eine Dosis Pascofemin Tropfen
- ❖ OPC

Abends:
- ❖ Neurapas
- ❖ Schlafförderndes Mittel auf natürlicher Basis
- ❖ Mittel zur Stärkung des Immunsystems und der Vitalität
- ❖ Eine Kur mit Thymusextrakten

(Diese letzten Mittel müssen vom Arzt verschrieben und gespritzt werden. Man fühlt sich merklich besser, und mir scheint, es wirkt sich auch auf die sexuelle Lust aus.)
- ❖ Lokal appliziertes Testosteron (vaginal).

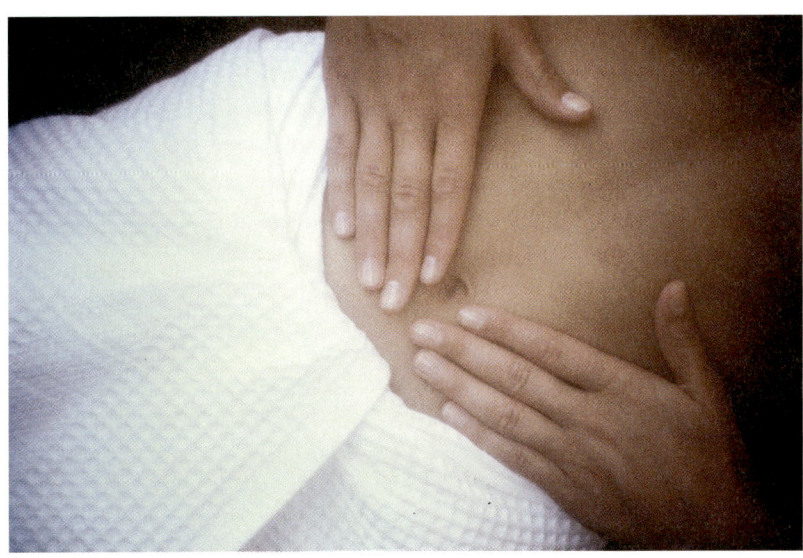

Ernährung und Sexualität

Wenn sich Menschen verlieben, wird ein Hormon produziert, dessen Wirkung alle Anzeichen von dem zeigt, was man Irrsinn nennt. Pflastersteine mit Herzen bemalen, angezogen ins Wasser springen, nackt auf dem Fenstersims Gedichte rezitieren, all dies gilt als „normal", wenn man verliebt ist, und als „verrückt", wenn nicht. Der freigesetzte Wirkstoff ist chemisch gesehen Aufputschmitteln ähnlich, und der Aufprall nach dem Höhenflug ist auch ähnlich hart.

Liebe ist sowohl Verursacher chemischer Abläufe als manchmal auch ihr Opfer, wenn die Chemie nicht mehr stimmt. Studien, die sich mit nächtlichen sexuellen Erregungszuständen beschäftigen, beweisen, wie wenig man über die sexuellen Mechanismen weiß. Weder der Inhalt der Träume ist für Erektion oder Befeuchtung der Sexualorgane verantwortlich, noch garantiert die nächtliche Potenz auch eine „wache" Leistung.

Die Auswirkung von Nährstoffen auf die Liebesfähigkeit ist jedoch bewiesen. Die Liebesfähigkeit läßt sich unterstützen, wenn der Geist willig ist, aber der Körper schwach. Angestrengt von Streß, unterernährt trotz vieler Kalorien, wird die Erleichterung der Spannung oder Einsamkeit in den Armen der oder des Geliebten oft ein Problem. Ein Mangel an Nährstoffen läßt selbst den willigsten Geist nicht körperlich werden. Die Spannung, die aus einer unerfüllten Liebe entsteht, ist für beide Teile frustrierend, und Frustration macht dann noch weiter krank, raubt noch mehr Nährstoffe.

Medikamente, die oft gegen ganz andere Beschwerden eingenommen werden, können sexuelle Impotenz und Unlust hervorrufen. Der Betroffene bringt die Einnahme der Medikamente oft nicht in Zusammenhang mit seinem Unvermögen. Zum Beispiel gelten die folgenden Medikamente als lustmindernd:

Diuretika (Entwässerungstabletten)

Sie bewirken eine Senkung des Blutdrucks, die Flüssigkeit des Körpers wird reduziert. Betroffen sein kann dadurch natürlich auch der Genitalbereich, das heißt die Erektionsfähigkeit des Mannes und die Durchfeuchtung der Vagina.

Beruhigungstabletten

Es gibt zwar auch Menschen, die durch die Entspannung mehr Lust erfahren, bei den meisten jedoch verursacht eine Dauerbehandlung verminderte Potenz- oder Orgasmusfähigkeit.

Antidepressiva

Sie können im schlimmsten Fall völlige Impotenz zur Folge haben.

Schnupfen- und Allergiemittel

Mittel, die gegen Allergien wirken, vermindern die Reaktionsfähigkeit des Körpers auf Reize. Logischerweise nicht nur auf jene, die uner-

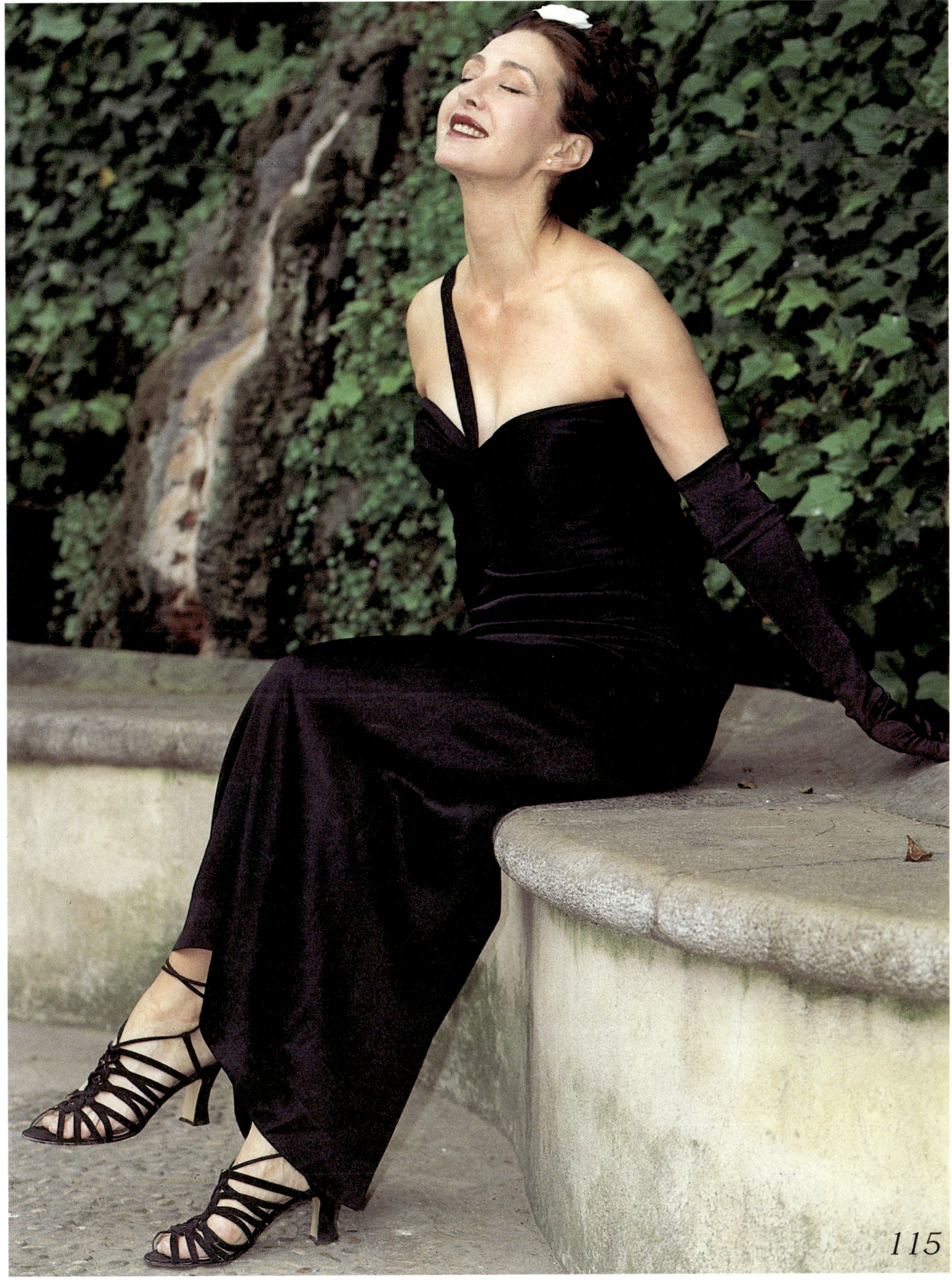

wünscht sind. Schnupfenpräparate wirken ähnlich. Bei einer Erkältung empfiehlt es sich daher, ein Mittel zur speziellen Behandlung der Atemwege zu nehmen statt eines, das alle Schleimhäute austrocknen läßt.

Schmerzmittel
Sie wirken dämpfend – auf alles.

Auch Alkohol zieht viele Nährstoffe aus dem Körper. Auf die Dauer führt er, leider selbst mäßig, aber regelmäßig genossen, zu sexuellen Störungen.

In unserer Zeit ist der Rauschmittel- und Tablettenkonsum zu einer unbewußten tagtäglichen Sache geworden. Doch Tabletten,

selbst wenn sie Nährstoffe enthalten, darf man nie unbewußt konsumieren. Sie verursachen Kettenreaktionen, und das Ende dieser Kette kann eine zerstörte Beziehung sein. Mangelnde sexuelle Zuwendung oder Lust wird von dem Partner immer als Ablehnung empfunden.

Dagegen galten gewisse Speisen schon immer als erotisierend. Oft ist es lediglich die Form, die eine Assoziation zur Sexualität aufkommen läßt, wie bei Spargel oder Austern. Während der phallische Spargel jedoch lediglich zum Klo treibt, enthält die Auster tatsächlich eine ganze Reihe von Vitalstoffen, die auf die Sexualität wirken. Zum Beispiel Zink. Zink ist notwendig, um die Vagina feucht zu halten. Ohne diese Feuchtigkeit wird der Akt schmerz-

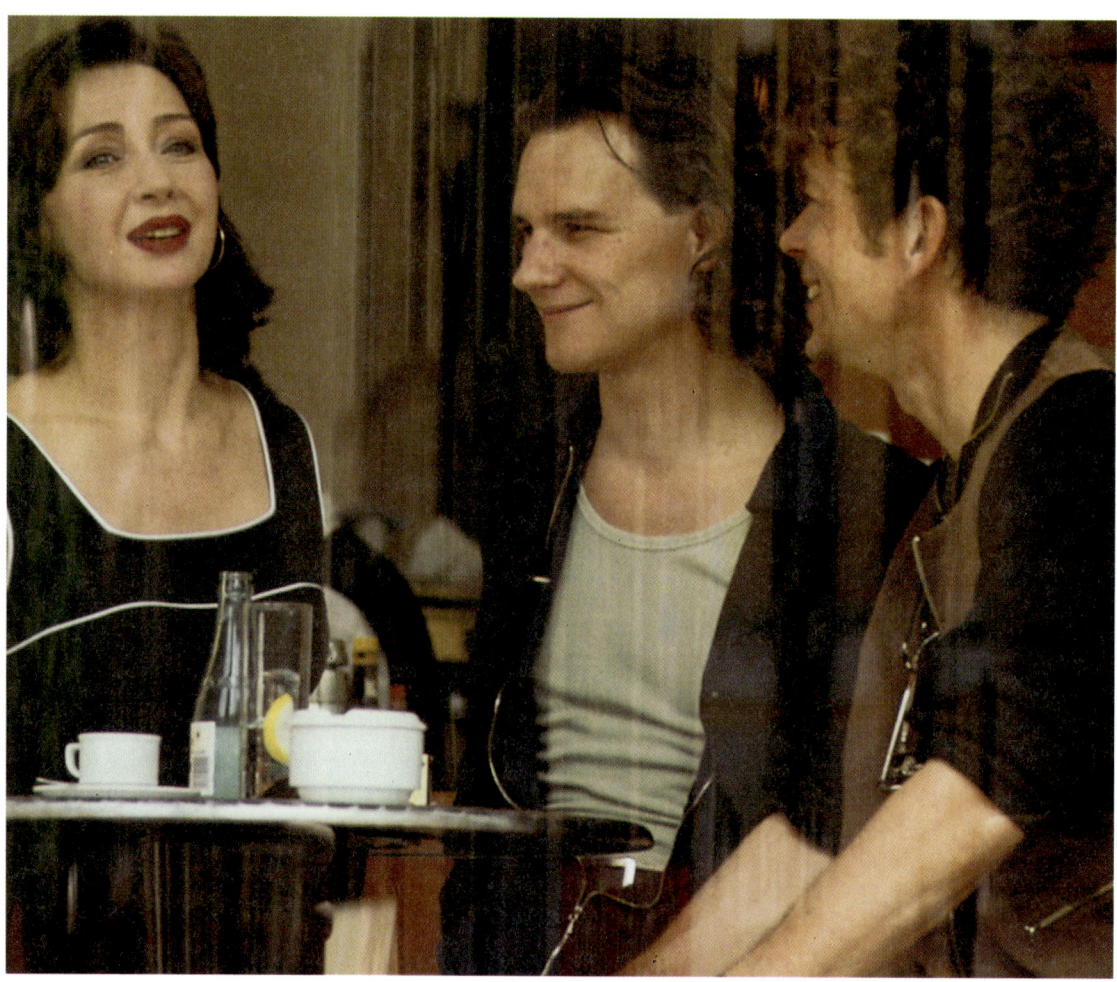

lich statt erfreulich. In den Gehirnregionen, die verantwortlich sind für Emotion und Libido wie auch im Auge befinden sich hohe Zinkanteile.

Doch durch den allgemein niedrigen Mineralgehalt unserer bläßlichen Früchte und Gemüse ist eine ausreichende Zinkzufuhr fast unmöglich. Leber, eigentlich neben Austern die reichste Zinkquelle, kommt zur Zeit als Nahrungsmittel kaum in Frage, weil gerade die Leber viele Umweltgifte speichert. Cadmium usw. ißt man praktisch mit. Am sichersten ist es, einen Nährstoffzusatz zu sich zu nehmen.

Vitamin E gilt als das Sex-Vitamin schlechthin. Vitamin E ist ein Antioxydans. Es unterstützt den Sauerstofftransport des Blutes in die Geschlechtsteile, während es eine Oxydation des Gewebes verhindert. Vitamin E beeinflußt die Drüsen des Sexualbereichs. In Verbindung mit der Schilddrüse hat Vitamin E eine positive Wirkung auf die sexuelle Reaktionsbereitschaft.

Auch zur Linderung von Vaginitis (Scheidenentzündung) wird Vitamin E verwendet. Bei einem unvermuteten Vitamin-E-Mangel empfiehlt es sich, einen Bluttest wie für Mineralstoffanalyse machen zu lassen.

Vitamin C

Rauchen und die Antibabypille sind Vitamin-C-Räuber. Abgesehen von der Wichtigkeit des Vitamin C bei der Bildung von Collagen und als Infektionsschutz, hat sich in einer klinischen Studie erwiesen, daß Vitamin C auch Fehlgeburten vorbeugt. Eine Verbindung von Vitamin C und erhöhter Orgasmusfähigkeit wird ebenso angenommen. Bis zu 1000 Milligramm am Tag werden für die Erhaltung sexueller Vitalität empfohlen.

Vitamin A

Die Anzahl der Spermien erhöht sich mit ausreichendem Vitamin A im Körper des Mannes. Es ist eine Voraussetzung für die Herstellung aller Geschlechtshormone bei Frau und Mann. Es wird sogar behauptet, daß Vitamin A Hodenkrebs verhindern hilft.

Vitamin B und Libido

Eine unteraktive Schilddrüse braucht jeden Tag 150 Milligramm Vitamin B 1. Selbst bei genügender Zufuhr des Vitamins können Kaffeekonsum, Alkohol und andere Faktoren den Vitaminspiegel senken. Eine schwach funktionierende Schilddrüse wirkt sich ebenso lustmindernd aus wie Adrenalinschwäche oder Erschöpfung. 100 Milligramm Vitamin B Riboflavin, 200 Milligramm Vitamin B Niacin und 500 Milligramm Pantothensäure werden zur Stärkung empfohlen.

Phosphor

ist eines der Minerale, das in größten Mengen im Körper vorhanden ist. Die Beziehung zwischen Nährstoffen und Sexualität wurde beim Phosphor zuerst entdeckt. Europäer und Chinesen verwendeten es bei der Bereitung von Liebesträanken und -speisen. Phosphor befindet sich in Curry, Chutney und anderen „scharfen" Sachen. Oft wirken diese scharfen Stoffe auch deshalb schärfend, weil sie eine Irritation der Schleimhaut hervorrufen. Fisch, Hummer, Eigelb und Trüffel enthalten ebenfalls Phosphor.

Phosphor ist zudem wichtig für die Energiegewinnung aus Glukose, die auch für die Muskelbewegung unentbehrlich ist. Der Energieverbrauch eines Orgasmus entspricht in etwa dem eines Waldlaufs. Gleichzeitig bringt der Liebesakt vieles in Schwung; er braucht also nicht nur Kraft, sondern gibt sie auch, wenn die Ernährungsvoraussetzungen stimmen.

Bodybalance

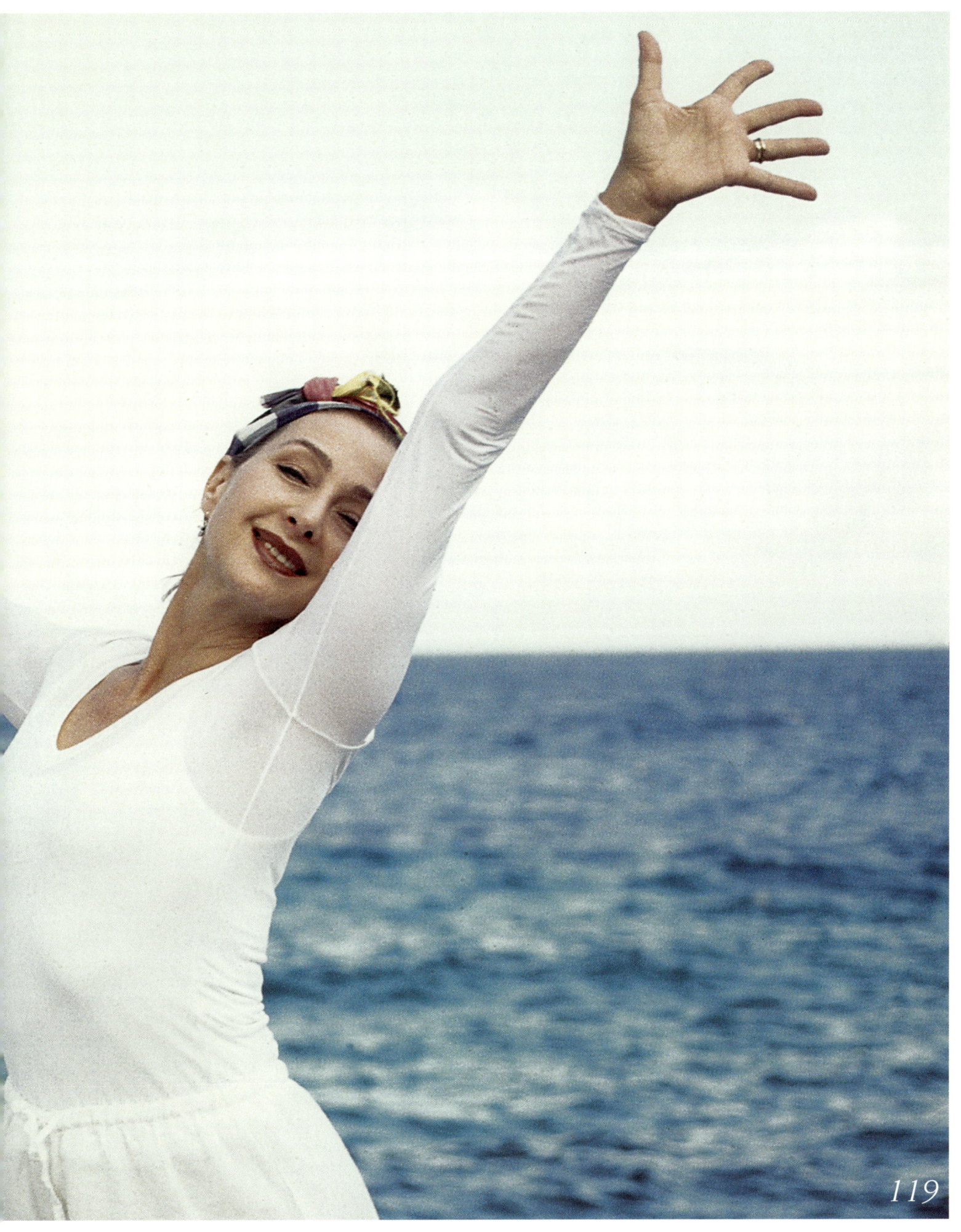

Heilatmen gegen innere Blockaden

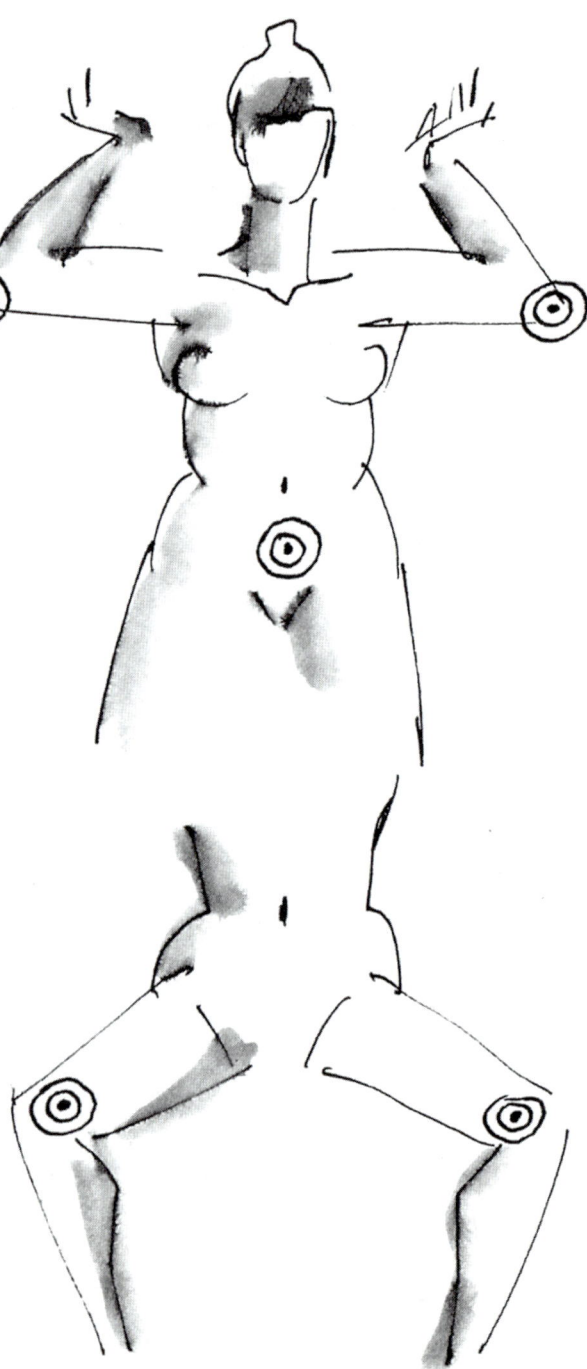

Meine Atemübungen beschreibe ich im Anschluß an dieses Kapitel, doch bevor man sich an das Atmen in schöner Umgebung macht, umgeben von Wohlgerüchen, ansprechenden Tönen und Farben, tut als Basis eine Atemreise durch den Körper gut. Sie werden feststellen, daß Sie an gewissen Stellen Blockaden haben, „Straßensperren" sozusagen. Diese Sperren entstehen durch die Gefühle der Angst oder des Sich-Versperrens. Sicher ist, daß sich diese Dinge leichter durch Heilatmen auflösen lassen als durch jahrelange Therapien. Ich habe diese Erfahrung selbst sehr intensiv gemacht. Durch die Hilfe eines Atemlehrers hat sich meine Stimme mit dem richtigen Atmen verändert. Seit dieser Zeit kann ich Theater spielen, ohne heiser zu werden. Das Stimmvolumen vergrößert sich in dem Maße, wie man sich das Recht auf tiefes Atmen zugesteht.

Die Atem-Acht

Ziel dieser Übung ist es, das eigene Atmen zu erfühlen, zu lernen, daß man nicht nur in der Lunge atmet, sondern in jedem einzelnen Körperteil. Reiben Sie sich die Stelle, die Sie „beatmen" wollen, mit ätherischem Öl oder einer anderen duftenden Essenz ein. Besonders „prickelnd" auf der Haut fühlt sich Pfefferminzöl an. Die Haut wird angenehm gekühlt, und Sie bekommen ein Gefühl für den richtigen Ort – und müssen nicht verkrampft vor sich hin murmeln: „Ich atme jetzt in den Bauch, den Unterarm ..."

Reiben Sie diese Punkte mit einem prickelnden Öl ein und lassen Sie die Luft dorthin einströmen. Durch diese Gedankenübung überschreitet man die normale Auffassung der Atemgrenze. Die Folge: Die Atmung findet nicht mehr nur im Brustbereich statt.

Ganz wichtig: Atmen besteht nicht nur aus Ein und Aus. Es handelt sich nicht um einen Wasserhahn, sondern um eine Schleife, eine Acht, wenn man so will. Dem Höhepunkt des Einatmens folgt das Ausatmen, dem Höhepunkt des Ausatmens folgt das Einatmen.

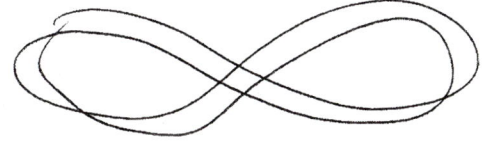

Um zu vermeiden, daß Sie beim Atmen denken (und damit ins Stocken kommen) müssen Sie etwas ganz Natürliches empfinden, was aber in unserer Vergnügungsdrill-Gesellschaft abhanden gekommen ist. Das Vergnügen am eigenen Körper, an der anmutigen Bewegung. Nehmen Sie bei den Atemübungen den Oberkörper, die Schultern, die Arme mit. Zeichnen Sie mit der Hand die Atemschleife in die Luft!

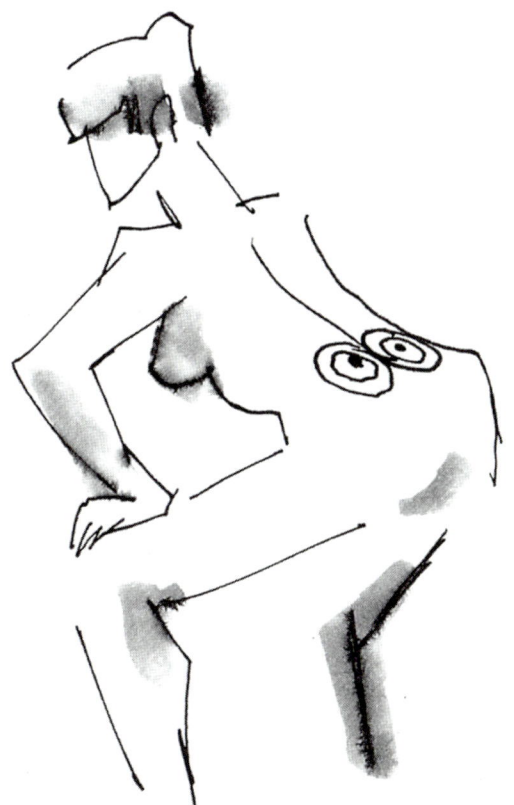

Egal wie bewußt oder willensstark Sie sind, hier wird Ihr Wille abgelöst. Sich dieser Reise innerlich hinzugeben, ist eine einzigartige Erfahrung: Nicht Sie selbst atmen, sondern „Es" atmet mit Ihnen. Beim Atmen nehmen Sie Verbindung zum Universum auf, Sie spüren das All und befinden sich praktisch an der Stelle, an der auf feinster Ebene der Planet eingeatmet wird.

Versuchen Sie, sich beim Atmen eine schöne Landschaft vorzustellen, eine Verbindung zur Erde und zum Weltall. Sie werden sehen, die Atmung bereichert sich, auch wenn Mauern trennen, auch in einem tristen Hotelzimmer. Ihre Vorstellung ist grenzenlos, und man kann sich beim Atmen kosmisch „anschließen".

Atmende Mitte:
Stellen Sie sich, die Füße
hüftbreit auseinander,
gerade hin. Die Hände hinter
dem Rücken verschränkt,
die Arme gestreckt. Beugen
Sie sich langsam und
kontrolliert vor. Atmen Sie
tief! Kommen Sie aus der
Dehnung genauso langsam
wieder hoch.

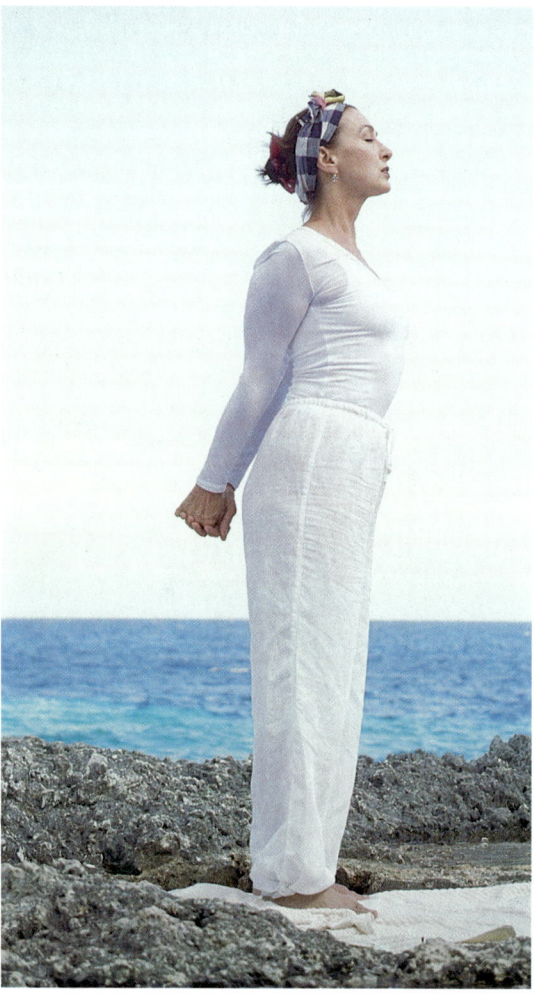 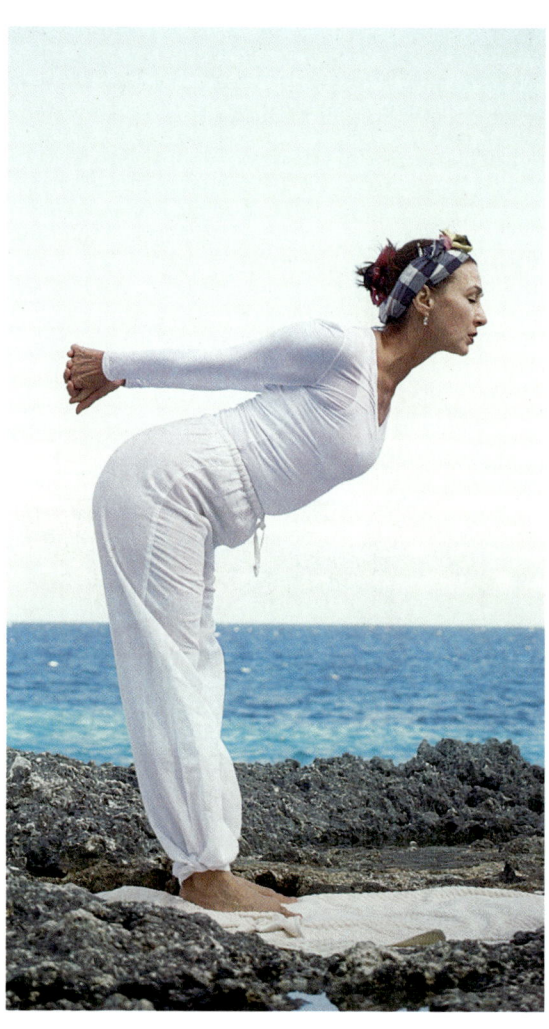

Atem-Acht-Übung 1: Atmende Mitte

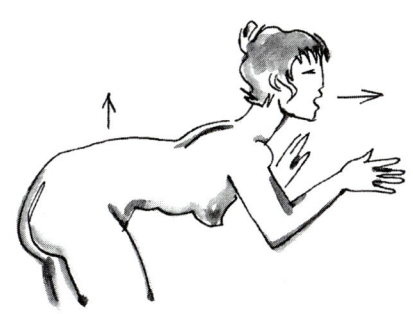

Beginnen Sie mit dem Ausatmen, durch das Hereinlassen der Luft füllt sich der Bauch mit Luft-Champagner. Diese Übung dient in erster Linie dem Vertrautmachen mit dem Bauch, der atmenden Mitte, die einen zuverlässig vom Anfang bis zum Ende des Lebens begleitet. Genießen Sie diese feinste Speise. Sie ist die wichtigste Nahrung.

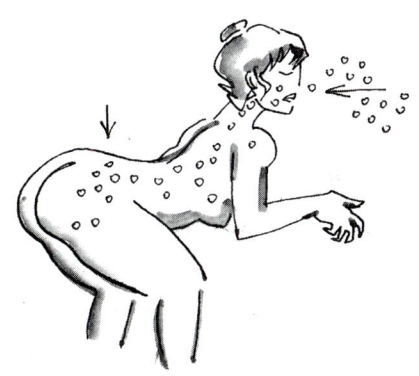

Die Biegsamkeit der Wirbelsäule ist für jede Art von Lebendigkeit wichtig. Die Fähigkeit, sich weit vorzubeugen, ist wie eine kosmetische Behandlung von innen. Die Haut wird durch die Durchblutung gereinigt und genährt – und damit schöner.

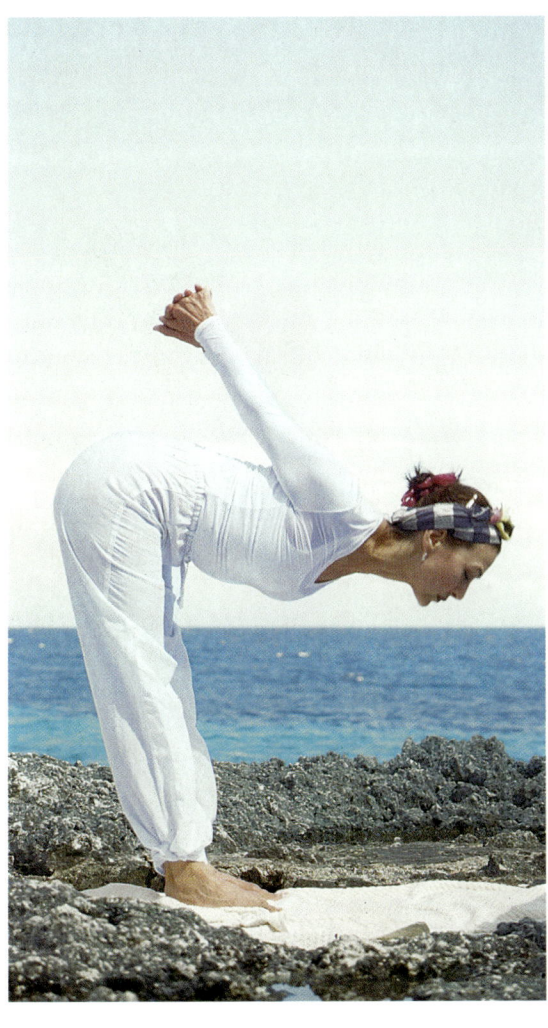

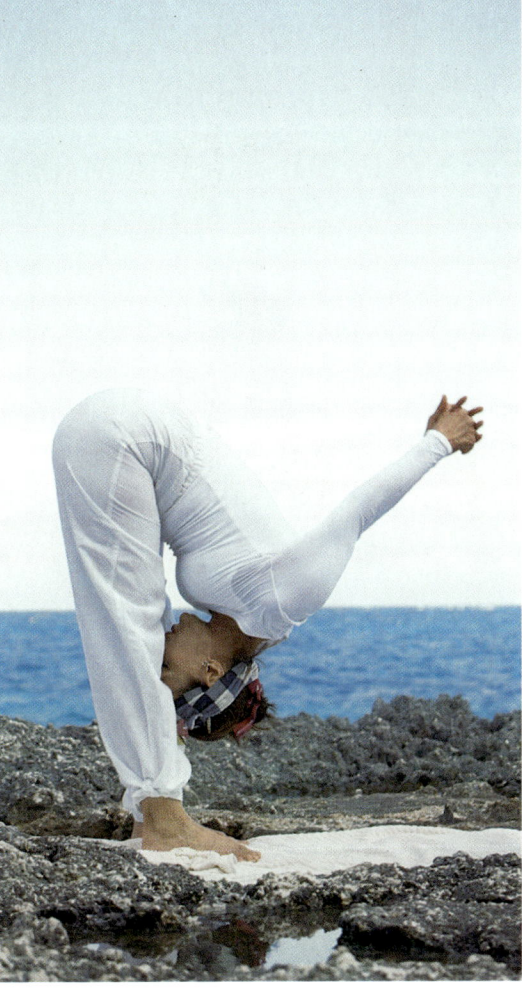

Atem-Acht-Übung 2: Schwingen

Mit dieser seitlichen Bewegung trainieren Sie vor allem die Bauchmuskulatur. Das Ausatmen wird von einer seitlichen Schwingung begleitet. Es sieht sehr einfach aus, und erst die Zeit zeigt, wie effektiv diese Übung für Schultern, Bauch, Beine und Hüften ist.

Aber daran sollten Sie während der Gymnastik überhaupt nicht denken. Lassen Sie sich einfach schön entspannt schwingen.

Atmen Sie dabei zügig im Rhythmus Ihrer Bewegungen ein und aus. Sie werden ins Schwitzen kommen!

Atem-Acht-Übung 3: Stehend

Die Atmung verfolgt immer das gleiche Ziel: kreativ ausatmen, die Luft einfließen lassen. Im Stehen ist es jedoch wichtig, dem Einatmen mit dem Po Nachdruck zu verleihen. Dieser Nachdruck wird Ihren Allerwertesten straffen. Doch darum geht es nur in zweiter Linie. Es geht immer vor allem darum, die Atmung mit dem ganzen Körper zu erspüren.

Wenn Sie Atmung mit Bewegung verbinden, ist diese Übung eine sehr effektive Art, den Körper zu straffen, ohne dabei unnötige Muskulatur zu entwickeln.

Beginnen Sie diese Übung langsam. Mit der Zeit werden Ihre Bewegungen harmonisch und zügig.

Schwingen. Sie können diese Übung mit gestreckten oder auch leicht gebeugten Knien machen.

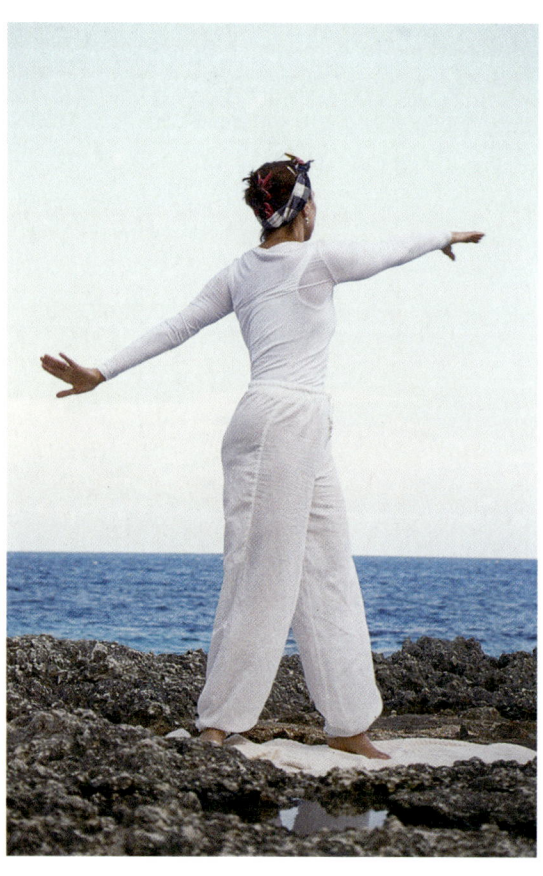
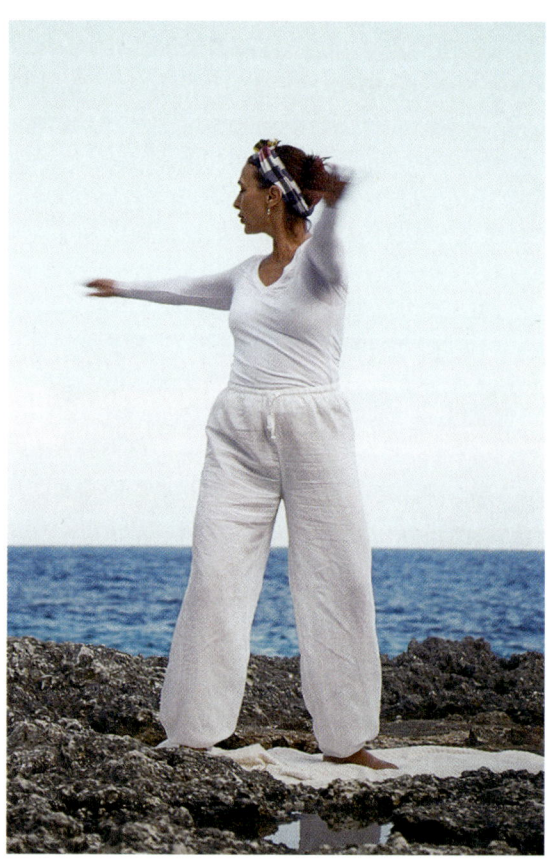

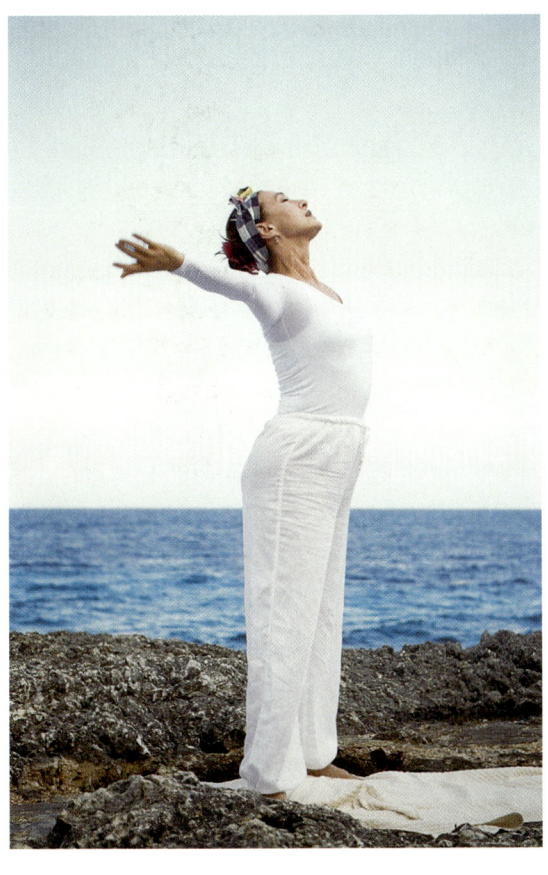

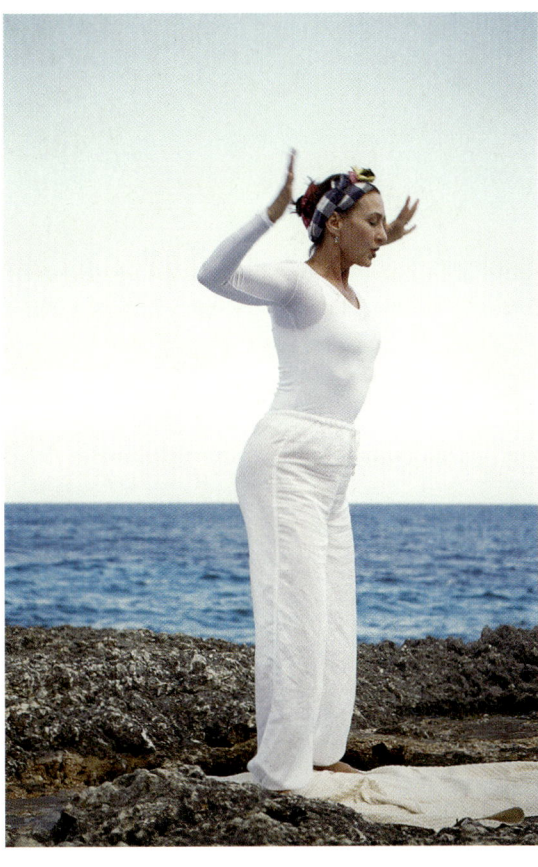

Stehend.
Während Sie Oberkörper und Knie beugen, beschreiben Ihre Arme eine Kreisbewegung. Beim Aufrichten „Öffnen" Sie auch Ihre Arme mit der entgegengesetzten Kreisbewegung.

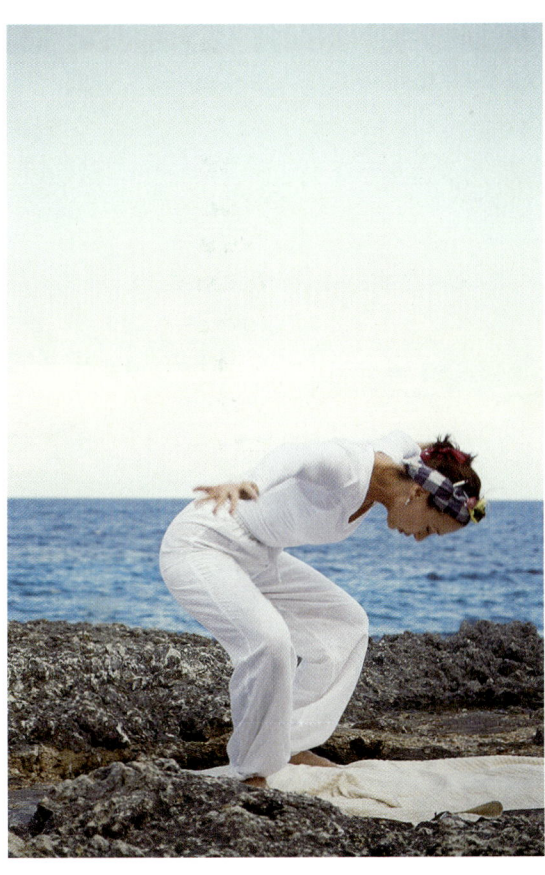

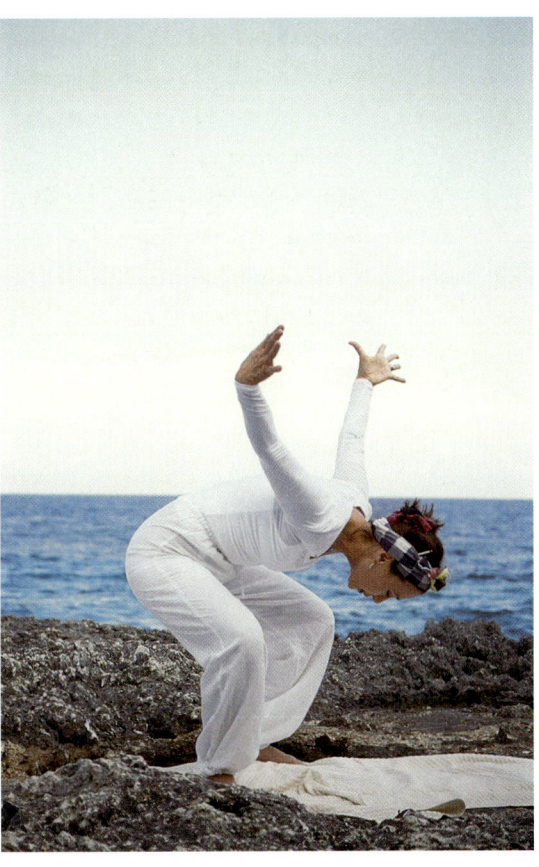

125

Der Rücken gibt Auskunft

Die Wirbelsäule ist das, was uns aufrecht hält. Entlang unserer beweglichen Säule werden – genauso wie im Gesicht – Disharmonien festgehalten. Man sagt, der Mensch ist so alt, wie seine Wirbelsäule beweglich ist. Ein geschultes Auge kann schon am Rücken erkennen, welches Organ im Innern des Körpers in Mitleidenschaft gezogen ist, egal ob die Ursachen physischer oder psychischer Natur sind. Das ist eine Trennung, die es sowieso nur im westlichen Gesundheitssystem gibt.

Bei einer der von mir empfohlenen Kosmetikbehandlungen bei Piroche wird deshalb auch der Rücken abgetastet und mitbehandelt. Schließlich ist das Leben ein Fluß, alle Organe sind über Kanäle miteinander und mit dem Rücken verbunden. Diesen Fluß gilt es in Gang zu halten. Eine Disharmonie ist eine Überschwemmung unter der Haut, im Innern des Körpers. Sie können eine Überschwemmung eines lebenden Systems nicht beheben, indem Sie nur an der obersten Stelle das Wasser abschöpfen. Sie müssen dafür sorgen, daß der Fluß weiterfließen kann. (Wenn Ihr Keller überschwemmt ist, werden Sie schließlich auch nach dem Haupthahn suchen und ihn abdrehen.)

Bei jeder Disharmonie wird die Beweglichkeit als erstes beeinträchtigt. Sogar Zahnschmerzen beeinflussen den Gang und seine Leichtigkeit, die Agilität eines jeden Menschen. Der Rücken ist sowohl Panzer als auch Schaltsystem. Rückenverletzungen haben katastrophale Auswirkungen auf den gesamten Organismus.

Ein paar Tips zu den Übungen

❖ Bitte lassen Sie jede Art von sportlichem Ehrgeiz außen vor. Es geht hier um den Genuß am eigenen Körper. Seien Sie nicht zu schlaff, aber auch nicht hyperkritisch.

❖ Machen Sie die Übungen morgens, bevor das Leben Sie einholt.

❖ Bitte gehen Sie vor den Übungen auf die Toilette. Dafür ist das Trinken eines heißen Getränkes wichtig.

❖ Nicht vergessen: Musik, Düfte, schöne Töne und – wenn möglich – zumindest eine Pflanze oder eine Blume zum Betrachten! Auch das Drumherum ist wichtig. In harmonischer Atmosphäre wirken die Übungen tausendmal besser.

❖ Machen Sie beim Ausatmen Geräusche. Es muß nicht so laut sein, daß die Nachbarn aufwachen. Trotzdem sollten Sie die verbrauchte Luft – und Ihre alten Sorgen – mit Schwung entlassen.

❖ Die richtige Kleidung: Ich liebe Batistpyjamas. Verwenden Sie Stoffe, die luftdurchlässig sind. Keine einschnürenden Bodys!

❖ Achten Sie darauf, daß Sie richtig stehen: Füße parallel zueinander und gerade nach vorn ausgerichtet, dabei leicht gegrätscht, etwa in Hüftbreite, stehen, damit Sie einen sicheren Stand haben.

Die meisten Berufe verursachen Rückenschmerzen, ob Hausfrau oder Tennisspieler, Chirurg oder Verkäuferin – fast alle Tätigkeiten belasten das Rückgrat.

Auch aus diesem Grund möchte ich Ihnen meine Bodybalance-Übungen ans Herz legen – damit Sie Ihre eigene Beweglichkeit stimulieren und erhalten.

Tiefe Bewegung

Diese Übung ist sozusagen die Megafassung der Atem-Acht. Es geht darum, sich auf eine intensive Schwingung einzulassen. Dabei ist es wichtig, sich gut zu „erden", also fest mit beiden Füßen auf dem Boden zu stehen.
Wie Sie sehen, kann dieses tiefe und dynamische Ausatmen Freude bereiten. Mir ist es unmöglich, bei dieser Übung nicht zu lächeln. Fangen Sie ruhig klein an. Atmen Sie seitlich aus und lassen Sie in den mittleren Bereich Luft einströmen.

Diese Übung wirkt sich besonders vorteilhaft auf jene Rückenbereiche aus, die gern verfetten. Die Muskeln straffen sich, dadurch verbessert sich die Haltung, ohne daß man daran denkt, sich krampfhaft gerade zu halten.

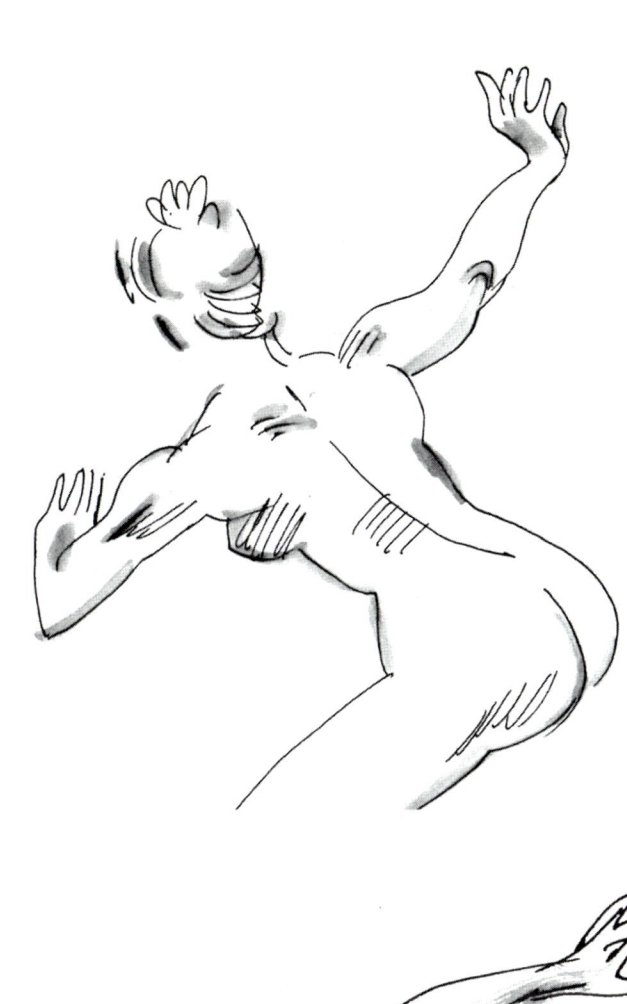

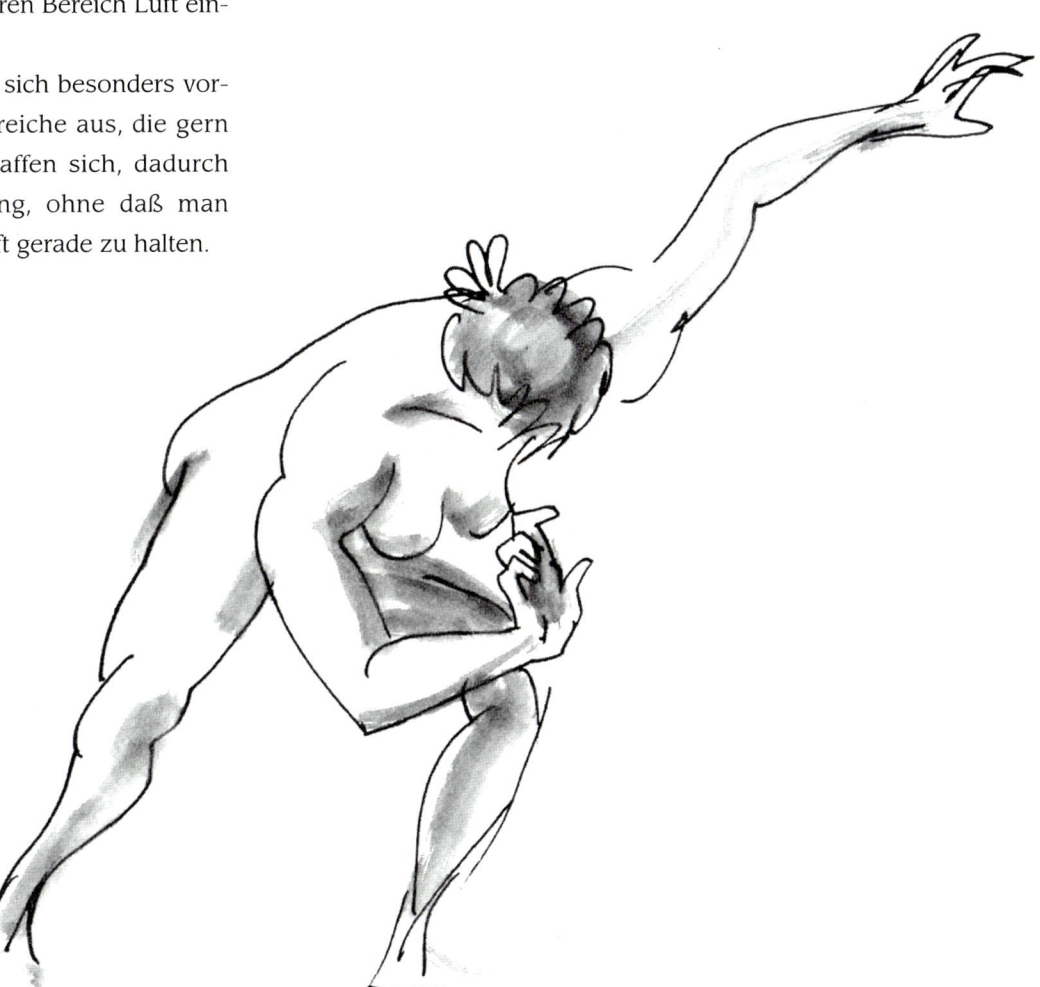

Gymnastik

Die Gymnastik sollte sein wie das Anspringen eines Motors. Meine Übungen mache ich täglich seit Jahren, außer während einer Grippe. Inspiriert hat mich nicht Jane Fonda (nichts gegen sie!), sondern meine Oma. Sie ging aufrecht durch die Turbulenzen ihres Lebens (zwei Weltkriege) und hatte, seit ich sie kannte, Taillenweite 59, war aber nicht dünn, sondern „griffig". Jeden Morgen machte sie vor dem offenen Fenster fünfzehn Minuten Gymnastik, manchmal zu klassischer Musik. Mit 60 heiratete sie zum zweiten Mal, und ich habe mit Rührung beobachtet, wie die beiden eleganten Herrschaften ihre Gymnastik zusammen machten. Ich war als Kind eine Ballettratte und habe viele verschiedene Arten von Gymnastik ausprobiert. Schließlich aber bin ich auf das zurückgekommen, was meine Oma ein Leben lang aufrecht erhielt. Ich habe mein Programm so gestaltet, daß es auf engstem Raum ohne modisches Zubehör ausgeführt werden kann. Je nach Stimmung übe ich bis zu 25 Minuten, aber nie weniger als 15. Musik nach Belieben. Der Grund, warum ich nie nach Kassetten turnen konnte, liegt hauptsächlich darin, daß ich ab dem fünften Tag dieselbe Stimme und Musik nicht mehr ertragen kann! Ich reagiere allergisch, wenn ich zum hundertsten Mal „Fühlt Ihr euch gut?" höre. Ich habe festgestellt, daß man sich zu gewisser klassischer Musik hervorragend „anwerfen" kann. Ich habe einmal eine Aerobic-Lehrerin in einem Fernsehfilm gespielt und stellte bei den Dreharbeiten fest, daß die Kondition durch meine Übungen so gut war, daß ich sechs Stunden ohne Schwierigkeiten Aerobicturnen konnte. Allerdings standen am nächsten Tag meine Waden in Flammen! Mit einer vitalen Ernährung und etwas Gymnastik ist es kein Problem, von sechs Uhr morgens bis abends verschiedenen Tätigkeiten nachzugehen (zum Beispiel mit dem Fahrrad als Transportmittel zum Einkaufen). Je mehr Bewegung, um so mehr Energie.

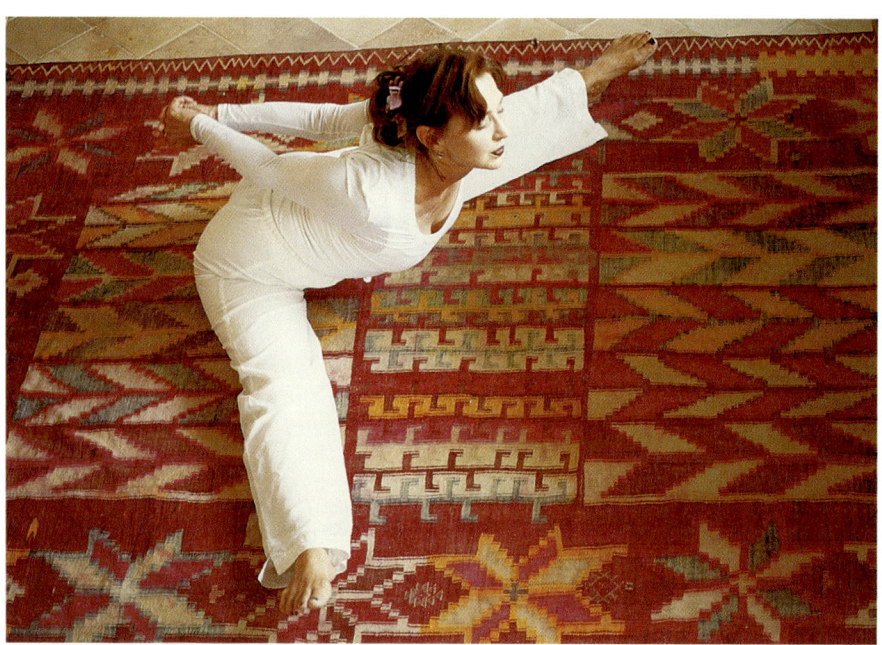

Wann nicht geturnt werden darf

An sich signalisiert einem das der Körper rechtzeitig, und man entwickelt ein Unterscheidungsvermögen zwischen Faulheit und Schwäche. Wenn Schwäche durch niedrigen Blutdruck entsteht, so ist eine Atemgymnastik das optimale Mittel. Anders verhält es sich bei Grippe und Erholungsphase, Zahnschmerzen, extremem Übergewicht, Herzschwäche, Lungenerkrankungen, Anämie, erhöhtem Blutdruck.

Menstruation ist kein Grund, nicht zu üben. Es zeigt sich immer wieder, daß sich speziell bei Yoga Periodenbeschwerden lindern.

Die Vorteile der Gymnastik

Weit über einen vitalen, attraktiven Körper gehen die Vorteile der Gymnastik hinaus:

❖ Verbesserung des Hautbildes,
❖ Entsäuerung,
❖ die vitalen Organe werden angeregt,
❖ die Nieren entlastet,
❖ Entgiftung,
❖ der Serotoninspiegel erhöht sich.

Selbst wenn Sie sechzig sind, können und sollten Sie tägliche Übungen machen. Langsam und beständig erhöhen sich die Fähigkeiten. Dehnen und atmen ist meiner Meinung nach besser als hüpfen. Stimmen Sie sich mit Ihrem Körper ein. Werden Sie Freunde – es ist der einzige Freund, den Sie für immer haben werden.

Übung 1

Stellen Sie sich aufrecht hin, die Füße dabei auf Schulterbreite auseinander. Dann stoßen Sie die Arme mit gestreckten Fingern in die Höhe. Bleiben Sie einen Moment in dieser Haltung, und beugen Sie dann den Oberkörper mit gestreckten Armen vor, bis ihre Hände den Boden berühren, und stoßen Sie dann die Arme, so weit Sie können, durch Ihre geöffneten Beine. Wenn Sie in dieser „anstrengenden" Haltung bis drei gezählt haben, dürfen Sie sich wieder aufrichten.

Übung 2

Gehen Sie in die Grundstellung von Übung 1. Falten Sie jetzt Ihre Hände hinter dem Rücken, und beugen Sie sich so weit wie möglich nach hinten. Die Arme müssen dabei gestreckt bleiben. Dann beugen Sie sich vor, so tief es geht, und heben dabei die Arme so hoch, wie Sie es schaffen. Zählen Sie in dieser Haltung im Rhythmus Ihres Atems bis fünf. Anschließend beugen Sie sich wieder weit zurück und zählen noch einmal bis fünf.

Übung 3

Legen Sie sich flach auf den Boden, die Beine gerade, die Arme schräg nach hinten gestreckt. Jetzt richten Sie sich mit gestreckten Armen auf und öffnen die Beine. Dann beugen Sie den Oberkörper – die Arme bleiben gestreckt – so weit wie möglich vor. Einatmen beim Zurücklegen, ausatmen beim Vorbeugen.

Sie können diese Übung bis zu dreißigmal machen, aber überanstrengen Sie sich nicht. Es geht jeden Tag ein Stückchen weiter, und schon bald werden Sie merken, wie sich Rücken, Po und Oberschenkel straffen.

Übung 4

Stellen Sie sich wieder aufrecht hin, die Füße schulterbreit auseinander. Jetzt falten Sie die Hände über dem Kopf, die Ellbogen bleiben gespannt. Mit gestrecktem Oberkörper beugen Sie sich nun, so weit es geht, nach rechts. Zählen Sie im Rhythmus Ihres Atems bis drei, dann folgt dieselbe Übung zur linken Seite. Wiederholen Sie die Übung in jede Richtung zehnmal.

Augengymnastik

Setzen Sie sich entspannt hin und heben Sie die Hände rechts und links neben das Gesicht. Versuchen Sie jetzt, ohne den Kopf zu bewegen, nach Ihrer linken Hand zu sehen. Ihr rechtes Auge muß dabei noch das Profil Ihrer Nase wahrnehmen. Halten Sie diese Augenstellung und zählen Sie dabei im Rhythmus Ihres Atems bis acht. Anschließend machen Sie diese Augenübung zur rechten Seite.

Dann geht es im Rhythmus Ihres Atems weiter. Sie schauen nach links oben – einatmen, ausatmen; nach rechts unten – einatmen, ausatmen; nach rechts oben – einatmen, ausatmen; nach links unten – einatmen, ausatmen. Das Ganze achtmal.

Atemgymnastik – die ideale „Zwischendurch-Bewegung"

Daß die meisten Menschen nicht richtig atmen, wird Ihnen jeder Masseur bestätigen. Verspannungen von Brust- und Rückenmuskulatur sind ein Ergebnis davon. Viele atmen zu flach, das heißt, sie beanspruchen nur einen Teil der Lungenkapazität. Probieren Sie aus, was für ein angenehmes Gefühl sich einstellt, wenn Sie ganz tief einatmen und dann langsam die Luft wieder aus Ihren Lungen entweichen lassen. Ich finde, das Gefühl ist mit dem nach einem Bad zu vergleichen, man fühlt sich frisch und wohlig. Tief durchatmen hilft auch, die geistigen Kräfte zu sammeln und sich wieder zu konzentrieren. Eine ideale Form von einfacher Atemgymnastik für alle, die einen ganzen Tag lang an ihrem Schreibtisch oder ihrer Schreibmaschine sitzen müssen.

Gähnen

Das ist ebenfalls eine gute Atemgymnastik. Wenn Sie morgens aufwachen, sollten Sie mehrmals ganz bewußt kräftig gähnen. Ziehen Sie dabei, bei weit geöffneten und hochgestreckten Armen, tief Luft ein, bis hinunter in Ihre Lungenspitzen, und pressen Sie beim Ausatmen die Arme angewinkelt an den Körper. Gähnen ist zwar nicht fein, und Sie müssen es ja auch nicht unbedingt in der Straßenbahn oder im Großraumbüro praktizieren. Allerdings sollten Sie diese Gähn-Übung nicht auf den Morgen beschränken, sondern Sie mehrmals am Tag machen. Auch sie ist eine Form des Durchatmens, die zu neuer geistiger Frische und Konzentrationsauffrischung führt. Beide Übungen, sowohl das Gähnen als auch das Durchatmen, haben natürlich nur dann Sinn, wenn Sie es bei zumindest halbwegs frischer Luft machen. An Smogtagen oder bei Zigarettendunst verzichten Sie besser darauf.

Lachen

Ja, lachen Sie ruhig – auch Lachen ist eine hervorragende und vor allem völlig natürliche Atemübung. Lachen lockert das Zwerchfell, und diese Entkrampfung ist weit mehr als die Gefahr des Auftauchens von Lachfältchen. Böse Zungen behaupten, daß Schauspielerinnen aus lauter Angst vor diesen Fältchen oft so humorlos sind, daß sie sich nur gelegentliches, sehr gedämpftes Lächeln gestatten, das nicht bis zu ihren Augen reicht. Also ich habe mich daran nie gehalten. Was wäre das Leben, wenn wir nicht mehr lachen könnten. Und – jenseits aller Atemgymnastik – wir sollten alle dafür sorgen, daß wir zumindest gelegentlich Grund dazu haben. So traurig kann kein Leben sein, daß es nicht gelegentlich auch etwas zum Lachen gibt.

Das Telefonbuch auf dem Bauch

Eine weitere Möglichkeit, Atemverspannungen zu beseitigen und verbrauchte Luft aus der Lunge zu bekommen, ist gleichermaßen einfach und effektiv: Legen Sie sich flach auf den Rücken – am besten auf den Fußboden – und stützen Sie Ihren Nacken und die Kniekehlen durch untergeschobene, flache Kissen ab. Dann legen Sie ein schweres Telefonbuch oder Lexikon auf Ihren Bauch und atmen tief und gründlich aus. Drücken Sie dabei auf das Telefonbuch oder Lexikon, damit das Zwerchfell in Richtung Brustkorb gedrückt wird. So können Sie Ihre Lunge gründlich „säubern" und haben noch den angenehmen Nebeneffekt, etwas für Ihre Bauchmuskulatur zu tun.

Körper-harmonie

Ihren Körper einkehren, er läßt „locker", Verspannungen geben nach ... auch aufgrund Ihrer Gedankenkraft, die in solchen Momenten des totalen Abschaltens von nichts Negativem und Unnötigem beeinflußt wird.

Warme Sommerwiesen, würziger Waldboden oder weiche Sandstrände sind ebenfalls ideale „Matten", um darauf Atemgymnastik zu betreiben. Legen Sie sich bäuchlings hin, den Kopf auf die Unterarme gebettet, und atmen Sie tief und regelmäßig aus und ein. Versuchen Sie sich dabei auf den Geruch des Bodens zu konzentrieren oder auf den angenehmen Körperkontakt, den Ihnen dieser Boden verschafft. Stellen Sie nach und nach alle Gedanken an Ihre Alltagssorgen und Probleme ab, konzentrieren Sie sich auf Ihren Geruchssinn und – das ist sehr wichtig – auf Ihr Atmen. Sie werden dabei feststellen, daß Ihnen Ihr Atem vorkommt wie die Wellen des Meeres. Ein gleichmäßigs Kommen und Gehen. So können Sie hören, wie Sie leben. Es wird Ruhe in

Nicht auf die Quantität kommt es an

So wie Sie bei Ihrer Nahrung anspruchsvoll und wählerisch sein sollten, was deren Qualität betrifft, so sollten Sie es auch bei dem „Material" sein, das Sie für Ihre Atemgymnastik brauchen: der Luft. Machen Sie Ihre Spaziergänge nicht in der Nähe verkehrsreicher Straßen, lüften Sie Ihre Wohnung durch, bevor Sie Gymnastik und Atemgymnastik machen. Halten Sie sich nicht länger in rauchverpesteten Lokalen auf als unbedingt notwendig. Und wenn doch, weil Sie sich in einer Runde Menschen befinden, die Sie mögen, und weil Sie vielleicht auch nicht als zimperlich abgestempelt werden möchten, dann tun Sie Ihrem Körper und Ihren Lungen wenigstens vor dem Schlafengehen oder spätestens am nächsten Morgen etwas Gutes, indem Sie ihnen die Luft zuführen, die sie brauchen, um gesund und voller Spannkraft zu bleiben. Ja, selbst wenn Sie jetzt noch Raucher oder Raucherin sind (es wird der Moment kommen, wo Ihr Kopf und Ihr Wille über die Sucht siegen!), geben Sie Ihren Lungen wenigstens zwischen den Rauch-Attacken Gelegenheit, sich an den Stoff zu erinnern, den sie zu atmen bekamen, als Sie Ihrem Körper noch näher waren: frische Luft.

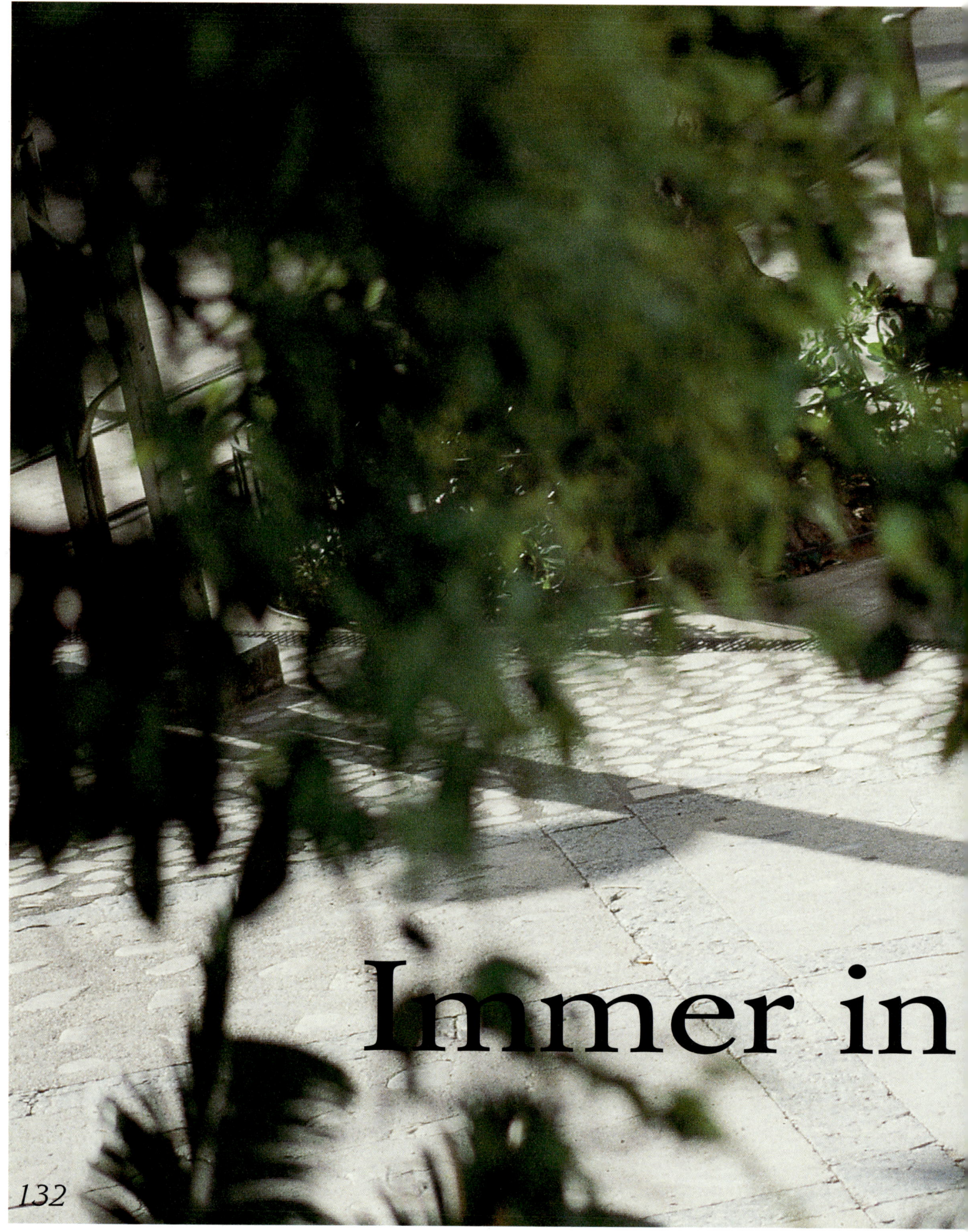

Immer in

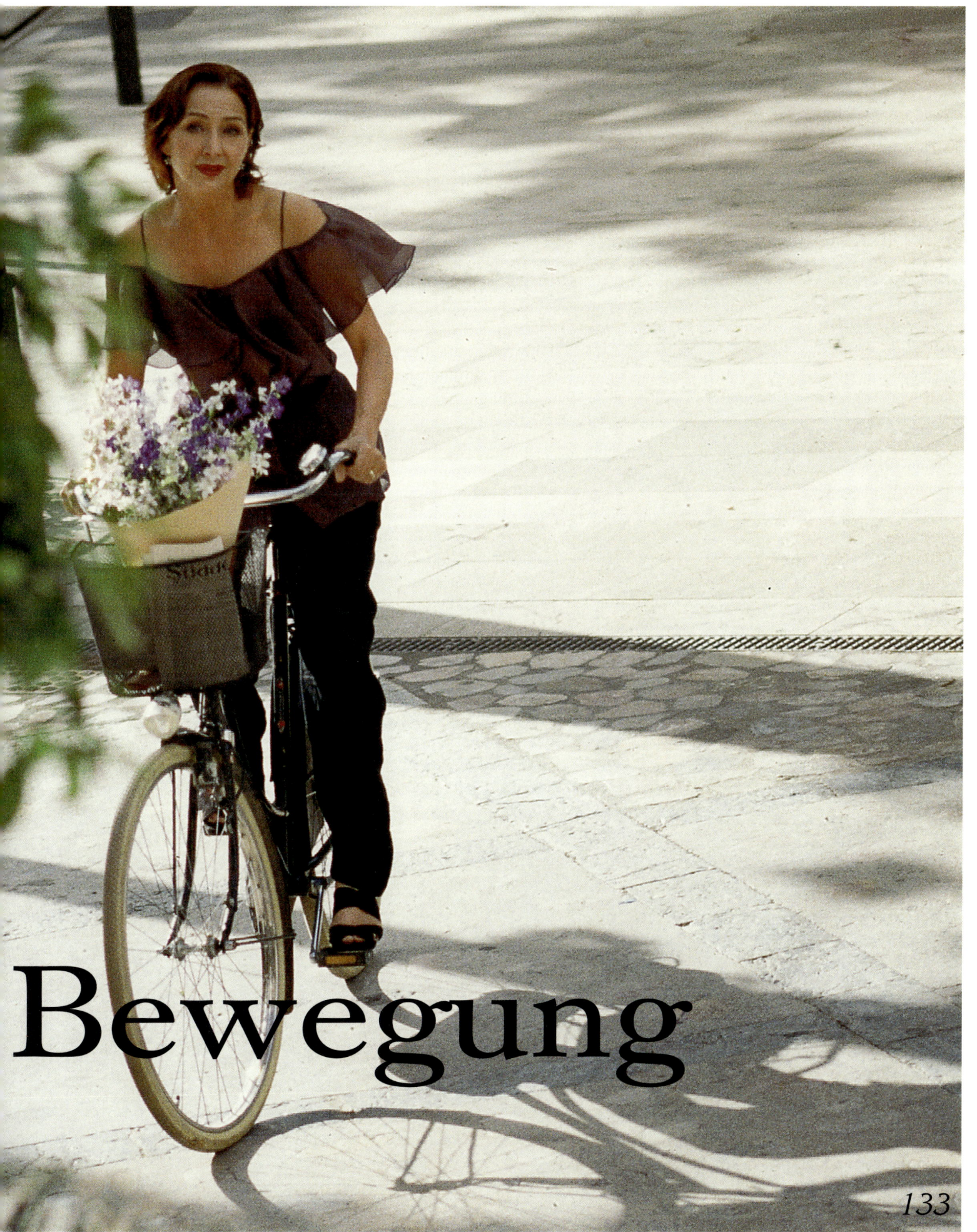

Bewegung

Der Biorhythmus — das ständige Auf und Ab in unserem Leben

Wir alle haben es schon an uns selbst erfahren: Es gibt Tage, da geht alles schief. Was wir auch anfassen, „die Tücke des Objekts" richtet sich gegen uns. Es sind die Tage, an denen uns teure Vasen oder Teller aus den Händen gleiten, Schnürsenkel reißen, Geldbörsen in Telefonzellen vergessen werden und Streit — mit den liebsten Menschen, die wir haben — vom Zaun gebrochen wird. An anderen Tagen läuft alles glatt: Wildfremde Menschen lächeln uns auf der Straße freundlich zu, die Marktfrau schenkt uns einen Blumenstrauß, weil wir doch schon so lange Stammkunde sind, es kommt ein unerwarteter Brief von Freunden, die wir schon „abgeschrieben" hatten — die Sonne scheint, selbst wenn es regnet. Zufall? Nein, ganz bestimmt nicht. All diese positiven oder negativen Einflüsse haben durchaus auch etwas mit uns selbst zu tun, mit dem Verlauf unserer Biorhythmus-Kurven. Sie sind dafür verantwortlich, in welchem geistigen, seelischen und körperlichen Zustand wir uns befinden.

Zum besseren Verständnis zitiere ich mit Erlaubnis des Biorhythmus-Experten Hans-Peter Jenssen aus dessen Buch *Mein Biorhythmus für das ganze Leben*, das inzwischen zu meinem ständigen Lebensbegleiter geworden ist:

„Vor rund 80 Jahren entdeckte der Berliner Sanitätsrat Dr. Wilhelm Fließ aufgrund der Krankheitsgeschichte seiner Patienten übereinstimmende Rhythmen: Krisen im Krankheitsverlauf, selbstverschuldete Unfälle, Komplikationen nach Operationen, Selbstmordversuche — das alles trat verstärkt, und zwar so deutlich verstärkt, an bestimmten Tagen auf, daß sich daraus ein biologischer Rhythmus, ein Biorhythmus ablesen ließ: Wie das Wechselspiel von Tag und Nacht gibt es Aktiv-Phasen und Erholungsphasen für die körperlichen, seelischen und geistigen Kräfte.

Und die sind unterschiedlich lang: Elfeinhalb Tage lang sind die Körperkräfte ‚oben', das heißt aktiv und besonders belastbar. Anschließend brauchen Sie ebenfalls elfeinhalb Tage zur Erholung. In diesem Zeitraum sind sie anfälliger, labiler, ermüden rascher — sind eben ‚unten', unterhalb der normalen Leistungsfähigkeit. Nach 23 Tagen beginnt das Auf und Ab wieder von vorn.

14 Tage lang befinden sich die seelischen Kräfte in der ‚Tag-Phase': Man ist entsprechend ausgeglichen, heiter, optimistisch — und vermag auch einiges einzustecken. Nach diesem Zeitraum sinkt die Kurve für weitere 14 Tage in die ‚Nacht-Phase' ab: Das ist dann die Zeit der Regeneration, der Erholung, der Gesundung. Dr. Fließ stellte nun fest, daß es in diesem ständigen Aufsteigen und Absinken jeweils zwei kritische

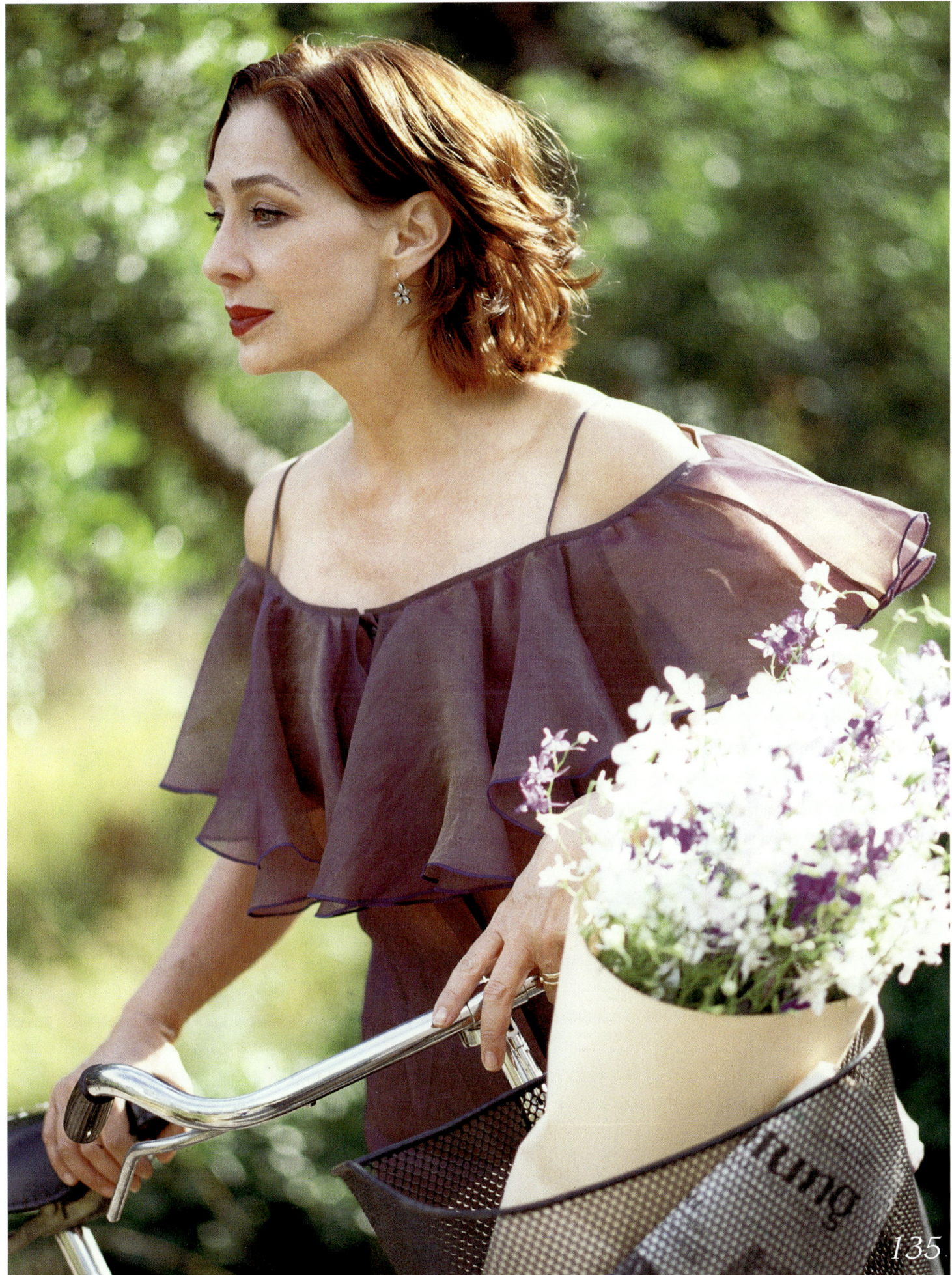

Augenblicke gibt: Immer dann, wenn eine der Kurven vom ‚Tag' in die ‚Nacht' oder umgekehrt von der ‚Nacht' in den ‚Tag' überwechselt. Normalerweise merkt man davon nichts, doch im Falle einer Krankheit oder bei übermäßiger Belastung kann das gefährlich werden. Jeweils am 12. und am 24. Tag befindet sich der Mensch in einer kritischen körperlichen Verfassung. Nahezu alle Herzinfarkte, um nur ein Beispiel zu nennen, ereignen sich an einem solchen Krisentag. Die kritischen Augenblicke für die seelischen Kräfte wiederholen sich an jedem 15. und 29. Tag. In solchen Augenblicken häufen sich Zerwürfnisse und, bei entsprechender Veranlagung, Selbstmordversuche. Besonders kritisch kann es werden, wenn beide Sinus-Kurven gleichzeitig die Null-Linie schneiden oder sich in der Null-Linie kreuzen.

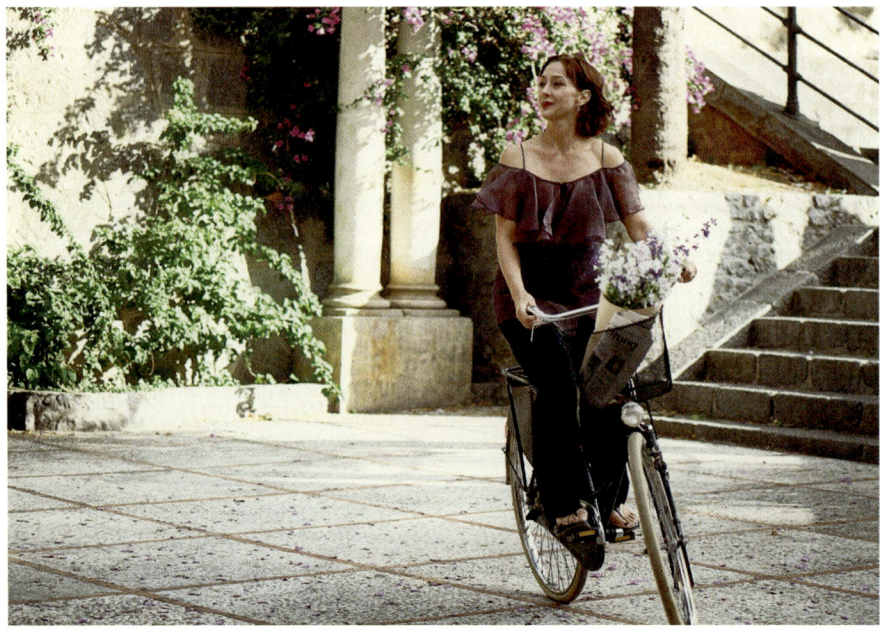

Dr. Wilhelm Fließ hatte seine Entdeckung kaum veröffentlicht, als sich aus Wien der Psychologe Hermann Swoboda meldete. Er war, völlig unabhängig – und ohne von den Forschungen in Berlin etwas zu ahnen – auf dieselben Rhythmen gestoßen: Körperkurve 23 Tage, Seelenperiode 28 Tage. Die beiden Wissenschaftler gerieten sich in die Haare, weil jeder glaubte, der andere hätte ihm seine Entdeckung gestohlen.

Es dauerte fast dreißig Jahre, ehe der Innsbrucker Forscher Dr. Friedrich Teltscher bei der Beobachtung der geistigen Leistungsfähigkeit seiner Studenten einen dritten Rhythmus entdeckte: Das Auf und Ab der Geisteskräfte innerhalb von 33 Tagen. 16 1/2 Tage lang ist der Mensch besonders spritzig, einfallsreich, reaktionsschnell. Danach braucht er eine ebenso lange Pause der Sammlung, des Aufbaus. Die Krisentage für die Geisteskräfte wiederholen sich am 17. und am 34. Tag. In solchen Momenten macht man mehr Fehler als sonst. Dazu zählen besonders auch Fehleinschätzungen und verzögertes Reagieren im Straßenverkehr.

Damit war nun das geboren, was man heute als Biorhythmus oder auch als Biorhythmik bezeichnet: Im Augenblick der Geburt eines Menschen, mit seinem ersten Atemzug, beginnen die drei verschieden langen Sinus-Kurven zu laufen, um fortan stets neue Kombinationen zu bilden. Erst nach 21 252 Tagen, also nach circa 58 Jahren, treffen sie sich wieder, wie am Tage der Geburt, gemeinsam an einem Punkt. Diese Kurven laufen für alle Menschen gleich. Das ist inzwischen hundertfach belegt worden. Sie stimmen.

Den berühmten Professor Dr. Ferdinand Sauerbruch hat man noch nachsichtig belächelt, wenn er für besonders schwierige Fälle vor der Operation die Biorhythmen berechnen ließ: ‚Laßt ihm doch seine Spinnerei!' Doch der Erfolg gab ihm Recht: Er konnte die Rate der Komplikationen deutlich senken."

So weit Hans-Peter Jenssen, der mit seinem Buch zum erstenmal kompliziertes Rechnen überflüssig macht, weil der Verlauf aller drei Kurven in seinem Buch überschaubar gemacht wurde. Sie können Ihren ganz persönlichen Kurvenstand, also Ihren Körper-, Seelen- und Geisteszustand, darin nachlesen wie in einer Mehrwertsteuertabelle. Mich hat dieses Biorhythmus-System restlos überzeugt, nachdem ich es in einer Zwei-Monats-Phase – nachträglich – überprüft habe. Eine schwere Grippe und ein äußerst schmerzhafter Kiefer-Abszeß überfielen mich während eines körperlichen Tiefs. Die Kieferbehandlung ließ ich während des darauffolgenden geistigen Hochs machen, und ich hatte dabei nicht die geringste Angst (was wirklich verwunderlich ist, denn erstens gehe ich – wie die meisten Menschen – nicht gerade mit einem Liedlein auf den Lippen zum Zahnarzt, und zweitens ist eine Kieferoperation weit weniger harmlos als eine Kariesbehandlung). Es hat auch immer geklappt, wenn ich meine beruflichen Termine und auch Dinge, die für mein Privatleben wichtig waren, auf sogenannte „gute" Tage gelegt habe.

Ein besonders wichtiger Aspekt dieses Systems, das ja nichts anderes signalisiert, als mit und nicht gegen seinen „inneren" Rhythmus zu leben, ist die Partnerschaftsfrage. Menschen, deren Biorhythmen nicht harmonieren, werden wahrscheinlich nie auf einen „grünen Zweig" miteinander kommen. Stellen Sie sich vor, Ihr Partner ist genau an den Tagen körperlich fit und schlägt Wanderungen oder Bergtouren vor, an denen Sie müde und schlapp herumhängen. Oder Sie haben Lust auf nächtelange Diskussionen, sind informationshungrig und wollen hochgeistige Vorträge hören, wenn die Geisteskurve Ihres Partners ausgerechnet am Boden ist. Der Streit und das Unverständnis ist (bei einer Ehe womöglich lebenslang) vorprogrammiert. Vielleicht wäre es zukünftig gar nicht schlecht, wenn sich Paare bei der Frage des Zusammenpassens nach den Aspekten des Biorhythmus orientierten.

Noch eine Tatsache, die mir die Stimmigkeit der Biorhythmuskurve beweist: Experten sagen, daß Kinder zumindest eine der Kurvenläufe parallel laufend zu der des Vaters oder der Mutter haben. Ich habe zum Beispiel eine sehr starke geistige Beziehung zu meiner älteren Tochter; wir sind, wie man so schön sagt, ein Herz und eine Seele, streiten uns so gut wie nie. Das höchste an Unstimmigkeiten sind kleine Reibereien, die aber eher darauf zurückzuführen sind, daß ich aufgrund meiner Lebenserfahrung Dinge gelegentlich etwas anders sehe. Aber auch in solchen Situationen sind wir sehr schnell wieder auf einer Wellenlänge (dieses Bild scheint mir direkt von der Biorhythmuskurve zu kommen). Meine jüngere Tochter hingegen scheint einen konträr verlaufenden Biorhythmus zu haben. Unsere Beziehung ist emotional aufgeladen, wir gehen uns schnell unter die Haut und bringen uns beide ebenso schnell zum Siedepunkt. Was uns aber alle drei verbindet, ist der uns eigene Humor. Er hat sich in unserem engen Zusammenleben entwickelt und ist unsere ganz persönliche Spezialität. Er reicht über alle Biorhythmen hinweg und läßt uns Brücken schlagen, wo es unsere verschiedenen Lebenstemperamente notwendig machen.

Die Erfahrung hat mir persönlich in meinem Berufsleben gezeigt, daß ich kurz vor meiner Periode keine Fotos von mir machen lassen sollte. Sie gefallen mir nicht – ich sehe anders, fremd darauf aus. Die Biorhythmen sind auch Perioden. Sie zu kennen und sich darauf einzustellen ist ein Teil unserer Körperharmonie.

Positives Denken

Der irreale Optimismus ist der Feind des positiven Denkens. Wir Mitteleuropäer wissen um die Folgen dieses Denkens im Bereich der Ökologie. Erst jetzt, wo die Katastrophe als Tatsache zu erkennen ist, ist eine positive Änderung tatsächlich möglich. Nur irreale Pessimisten sehen dies nicht ein.

Ob Katastrophen auf ökologischer oder privater Ebene, das „Annehmen" ist der allererste Schritt. Jetzt sind aber Menschen in vertrakten Situationen Meister auf dem Gebiet des „Nichtannehmens", des „Nichtzugebens". Ich war auch Weltmeisterin darin und denke, daß sich vielleicht einige in meiner Geschichte ein bißchen wiederfinden.

Es gibt Ereignisse, die sich als dramatischer Tiefpunkt, als plötzlicher Schicksalsschlag darstellen. Scheidungen, Verluste materieller Art, Trennungen. Sobald so etwas eingetroffen ist, zeigt sich der Wahrheitsgehalt solcher Sätze: „Ein Unglück kommt selten allein", „Wer den Schaden hat, braucht für den Spott nicht zu sorgen" usw.

So etwas traf mich aus scheinbar heiterem Himmel. Meine Kinder, das einzige in meinem Leben, was ich ohne Mißtrauen liebte, wurden mir auf recht tückische Art von dem Vater und seiner neuen Frau weggenommen. Das tat so weh, daß ich mechanisch alle Gefühle abstellte. Statt den Schmerz wollte ich lieber gar nichts fühlen und legte mir eine Hippie-Philosophie zurecht, daß wir in unserer Seele unzertrennlich sind, und dies entband mich wirklicher Taten. Mit einer gelähmten, negativen Träumerin läßt sich nur bedingt arbeiten, und so kamen recht bald finanzielle Schwierigkeiten hinzu. Selbstverständlich, wie üblich bei Personen des öffentlichen Interesses, wurde mein Schicksal mehr oder weniger ernsthaft in der Presse bis zum Erbrechen besprochen, und so gesellte sich zu den Schmerzen meiner Hilflosigkeit auch noch oft der Stachel einer ignoranten Beurteilung. Private Mißverständnisse mit dem Vater und der Stiefmutter brauche ich hier nicht zu erwähnen,

Bitte nehmen Sie nicht an, ich sei vermessen genug, Ihnen eine „Denklehre" erteilen zu wollen. Während ich mich in allen anderen Kapiteln als Mittlerin von Wissen und Information sehe, handelt es sich hier um eine ureigene Erfahrung, ohne die ich vielleicht gar nicht mehr leben würde. Das klingt sehr dramatisch, ich meine den Unterschied zwischen Lebensmüdigkeit und Lebensfreude. Der Lebensmüde wartet auf Situationen, die seine Einstellung bestätigen (Krankheit, lebensbedrohliche Situationen, Betrug usw.). Der Lebensfreudige formt aktiv das Gegenteil.

Die Änderung von Negativ zu Positiv ist eine Frage der Einsicht und des Handelns. Das positive Denken wird allzuoft mit dem Abdecken aller Aspekte der Realität verwechselt. Diese Art Positivismus ist höchstens ein Wegbereiter für Magengeschwüre.

Mein Mann sieht keine andere Frau an!
Das Leben ist herrlich!
Der Wald stirbt nicht!

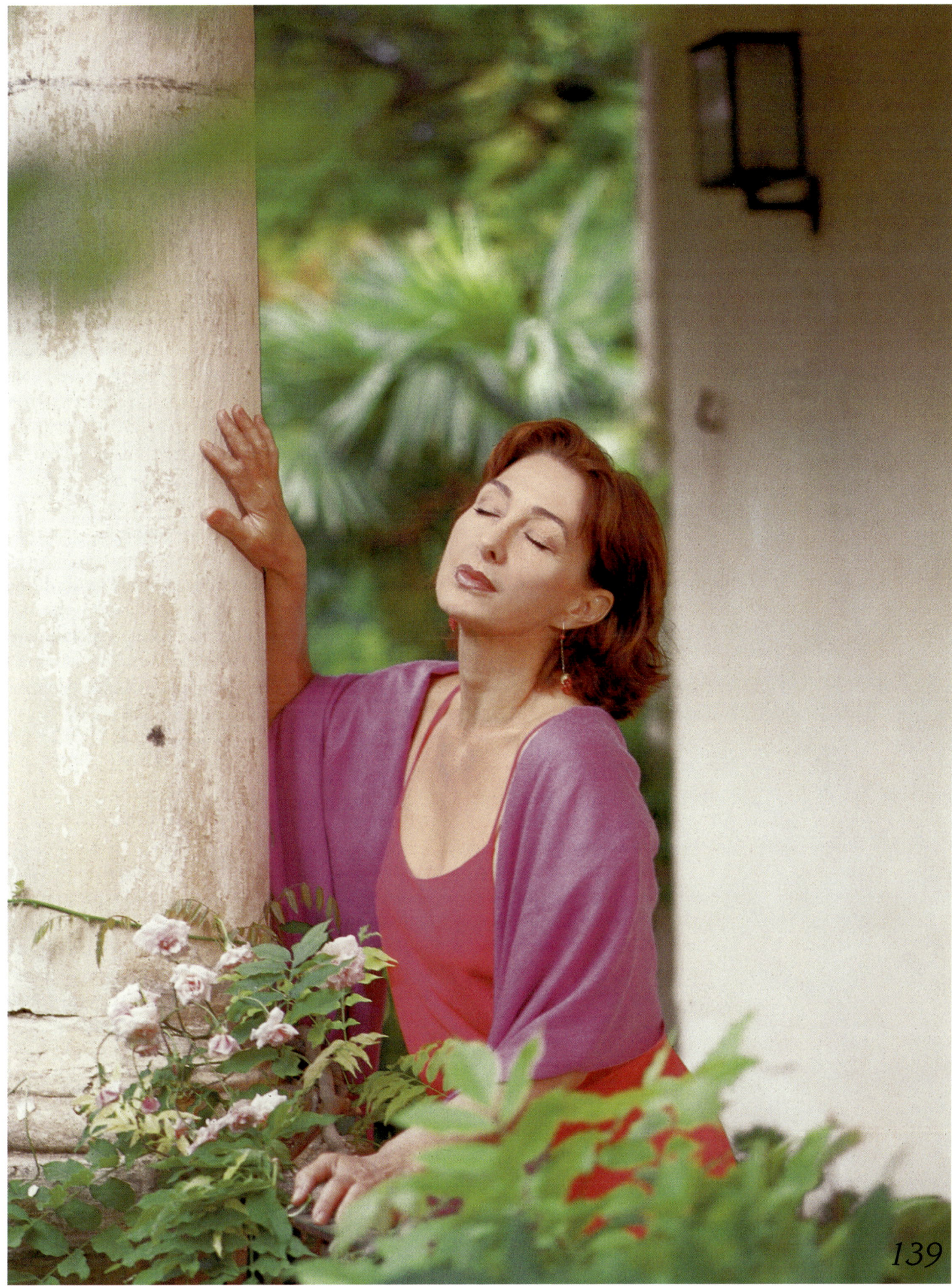

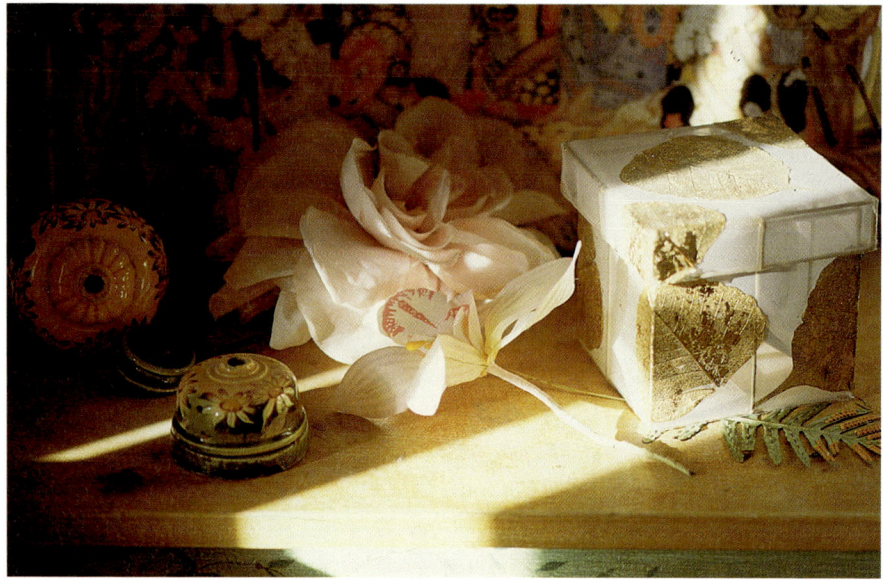

es wäre indiskret und ist überflüssig, jeder weiß von sich selbst, wie gemein man zu ehemals geliebten Menschen sein kann. Als ich richtig unten war (kein Geld, schlechte Beziehung, Lebensunlust), beschloß ich, mein Leben zu ändern. Ich war sicher, daß ich aus meinen Erfahrungen gelernt haben mußte, um mich da selbst wieder herauszukriegen.

Ich habe nach dem Entschluß, nach einer wirklichen Konfrontation mit mir selbst, nicht mehr lange gebraucht, um meine Situation zu ändern.

Ungefähr sieben Jahre. Ich meine dies nicht ironisch. Sieben Jahre für eine verläßliche Einstellung, die aus Negativ Positiv machen kann, ohne dabei zu retuschieren, ist nicht lang. Eine lähmende und scheinbar erstarrte, verhärtete Situation zu verändern ist keine äußerliche Korrektur (Scheidung, neue Frisur o. ä.), sondern

ein schmerzlicher Prozeß, eine Forderung an sich selbst. Die Forderung heißt: „Gib doch zu, daß du selber auch ein Täter bist." Kein schuldloses Opfer, ein Mittäter. Aus der Psychoanalyse kennt man diese Vorgänge.

So mußte ich mir selber ins Gesicht sehen und in meinem Herzen all die kleinen Wahrheiten finden, die ich so sorgfältig vor mir verstecken wollte.

Bei vielen Eingeständnissen konnte ich sagen: „Ich bin nicht schuld, die Weichen haben andere gestellt." Aber ich mußte mich fragen: „Damals schon, oder jetzt?" Selbstmitleid macht inaktiv und ist daher selbstzerstörerisch. Langweilig für andere und tödlich für einen selbst.

Ich entschied mich, meine Weichen anders zu stellen und an dem zu arbeiten, was mir täglich zur Verfügung stand. An mir selbst. Ich mußte erst mal akzeptieren, daß ich immer noch ein mißtrauisches, ängstliches Kind war, das durch diese Ängstlichkeit das verursacht hatte, wovor ich am allermeisten Angst gehabt hatte – den Verlust der Kinder.

Ich machte eine graphische Aufteilung der Probleme.

Es ist seltsam, wie klein Probleme auf dem Papier aussehen ...

Meine Liste sah ungefähr so aus (ich mache solche Listen immer noch, es macht alles greifbar und überschaubar):

Ziel – was willst du erreichen?

Eine Lebenssituation schaffen, in der sich eine innerliche, kraftvolle Harmonie auch materiell spiegelt. Das bedeutet – Geld verdienen. Man braucht sich nichts vorzumachen, Geld ist notwendig, aber nur positiv verwendbar, wenn es in einem ausgeglichenen Verhältnis zum inneren Reichtum steht.

In meiner Situation mußte ich erst mal akzeptieren lernen und mir nicht immer den Kopf an einer vorerst unabänderlichen Situation einschlagen. Sonst würde ich nie Ruhe und Verläßlichkeit austrahlen.

1. Warum bist du so ängstlich und mißtrauisch?
2. Akzeptiere, daß die Kinder von dir getrennt sind.
3. Die Vorteile an dieser Situation erkennen (nichts ist nur schlecht oder gut).
4. Aktiv an diesen Vorteilen arbeiten, so daß auch Vater und Stiefmutter davon profitieren – wenn sie können.
5. Keine Beziehungen aufrechterhalten, die eine Form des Kinderersatzes darstellen (Ersatz für Verlust).
6. Mit Hilfe von echten Freunden an der Entwirrung meiner Person arbeiten (danke, Elisabeth).
7. Welche Vorteile hat es, Christine Kaufmann zu sein? (Die Nachteile waren bis dahin das einzige, was ich sah.) Und wie kannst du damit umgehen?
8. Was kannst du und womit könntest du dein Geld verdienen, wenn der Hauptberuf nicht klappt?
9. Welche tägliche Disziplin macht deinen Körper zu einem zuverlässigen Mitarbeiter deiner geistigen Vorstellungen?

Schritt für Schritt und tagtäglich entwarf ich einen Plan zur positiven Änderung meiner Lebenssituation. Ich machte jeden Tag körperliche und geistige Gymnastik. Fing wieder an, mich um das zu kümmern, was ich aß, und langsam aber sicher, mich von den Menschen zu trennen, die eine Spiegelung meiner negativen Einstellungen waren.

Warum man nun die eine oder andere Eigenschaft hat, die lähmt und alle positiven Möglichkeiten überschattet, ist sehr schwer und schmerzlich zuzugeben. Es ist wie einen Zahn ziehen. Man hofft immer irreal: Die Schmerzen sind nicht da. Mit Aspirin gehen sie weg. Das war etwas anderes, das waren keine Zahnschmerzen. Auf jeden Fall nicht erkennen wollen, daß es ein schmerzender Zahn ist, der rausmuß.

Ist er aber erst mal gezogen, so scheint alles, was vorher unüberwindbar und mies war, ganz leicht zu handhaben. Ist es ja dann auch.

Die Voraussetzung des Positiven ist das Annehmen des Negativen. Ich möchte eine Liste von Situationen aufstellen, die falschen „Jubelsituationen", in denen Menschen Tatsachen verleugnen und sich dadurch den Weg zu einem realistischen Optimismus versperren. Optimismus und Pessimismus werden gerne mit dem Bild verglichen: Sehen Sie das Glas halb voll oder halb leer?

Der Optimist – halb voll, der Pessimist – halb leer.

Ich würde sagen, es kommt darauf an, ob das Glas vorher ganz voll war und ob die erste Hälfte getrunken, verschüttet oder nur zur Hälfte eingegossen worden ist. Der realistische Optimist trinkt die übrige Hälfte mit Genuß und grämt sich nicht über die andere.

1. Die Sache ist mir sicher.

Nichts ist sicher. Die Beziehung zu einer Sache ist viel lebendiger, wenn die Möglichkeit des Verlustes nicht ausgeschlossen wird. Zerbricht eine Vase in tausend Stücke, so wird ein Mensch, der die Möglichkeit des Verlustes schon mal „angenommen" hat, sie vorher ganz anders genossen haben. Die Vergänglichkeit der Dinge sollte keine erstarrte Lüge entstehen lassen, sondern eine Freude an der fließenden Veränderung.

Weiterentwickelt könnte man sagen, nur was man weggibt, gehört einem, denn es kann einem nicht genommen werden, Oft passiert es, daß ein Job, der einem weggenommen wurde, dem „Nehmer" kein Glück bringt. Was man im Augenblick in der Hand hat, ist ganz momentbezogen. Im Moment, auch wenn er Jahre dauert, sollte man Freude daran haben. Nicht an der engstirnigen Hoffnung, es sei von nun an „sicher".

2. Mein Ehepartner sieht nie andere an. (Ich bin sicher, ich werde nicht betrogen.)

Wozu sich durch eine Annahme gefährden. Wenn der Partner in Ihrer Gegenwart viele Ansprüche erfüllt, dann ist es eigentlich egal, was er macht, wenn Sie nicht dabei sind. Das tausendprozentige Verhältnis zu erträumen ist irreal. Jeder Mensch hat Bereiche, die anderen verborgen bleiben. In diese Bereiche auch noch zu projizieren kann nur eine Gefährdung des lichten, bekannten Teiles der Beziehung bedeuten. Man fordert daraufhin oft Geständnisse, die die gesamte Beziehung für immer belasten.

3. Mein Job ist herrlich.

Selbst Königin zu sein hat seine Tücken (siehe Königin von England!) Kein Job kann immer herrlich sein. Diese Annahme ist ein Wegbereiter für Katastrophen. Die Schwierigkeiten zu verleugnen bedeutet, sich Entwicklungsmöglichkeiten zu berauben.

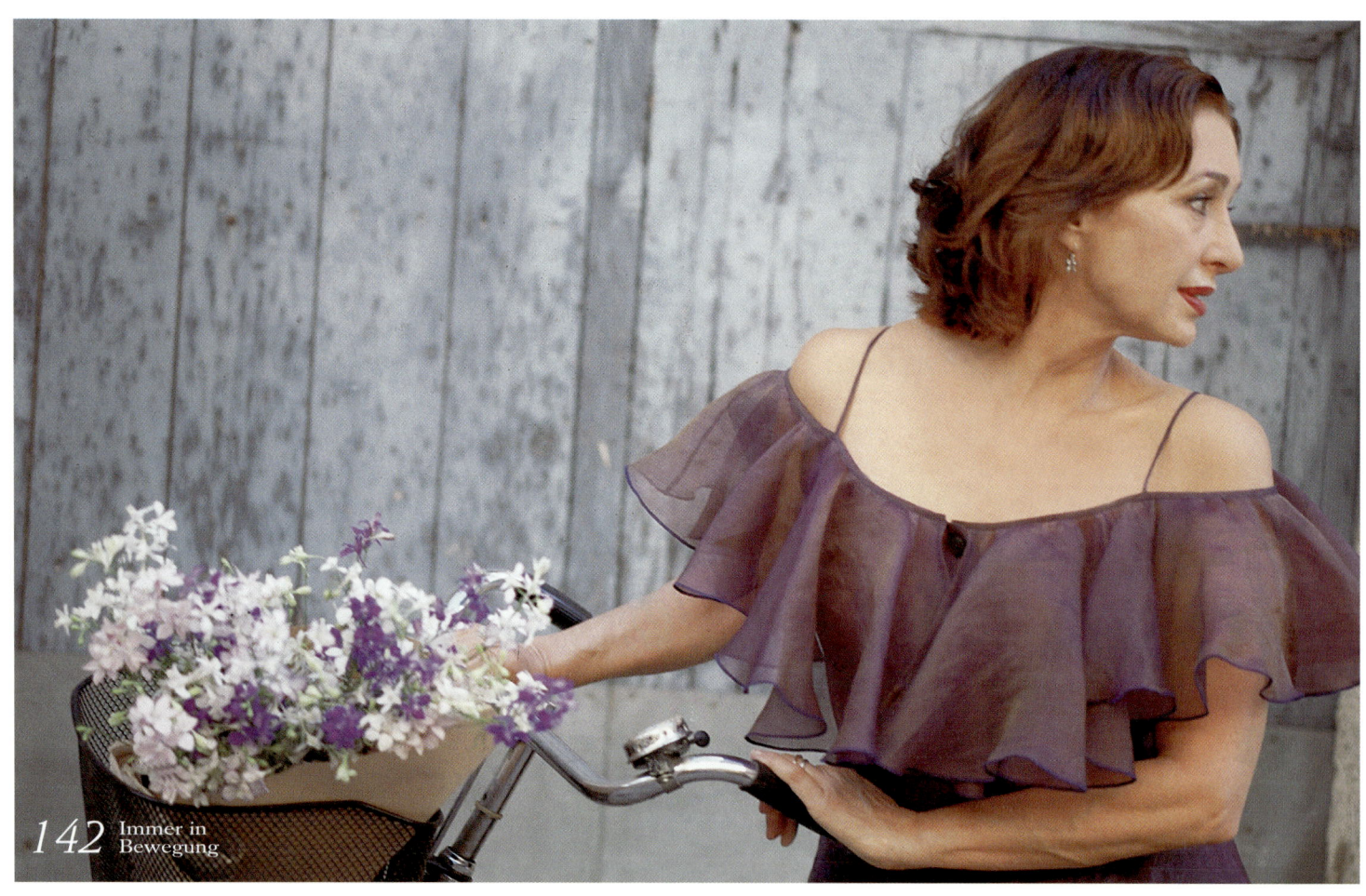

4. Meine Partnerbeziehung ist gut, wir streiten uns nie.

Wenn Sie wirklich eine gute Beziehung haben, in der beide Partner gleichberechtigt „leben", ist dieser Zustand nicht möglich. Verschiedene Temperamente haben verschiedene Wünsche, ärgern und freuen sich über Unterschiedliches. Das muß zwangsläufig zu gelegentlichen Reibereien und eben sogar Streit führen. Ist das nicht so, gibt es nur zwei Möglichkeiten: Entweder Sie gehören zu den großen Ausnahmen (Chance: 1 : 1 000 000) oder Ihre Beziehung ist längst tot – Sie haben sich in Wirklichkeit nichts mehr von Belang zu sagen.

5. Meine Eltern und ich, wir lieben uns immer.

Wenn die Möglichkeit zu spontaner Wut und Ärger genommen ist, breitet sich schwelender Haß aus. (Meine Kinder und ich haben immer laut und deutlich unseren gelegentlichen Mißmut aneinander ausgedrückt.) Wer immer liebt, liebt nie. Gerade über Auseinandersetzungen entsteht eine gewisse Festigkeit. Sicher nicht durch Spannungen, die dann entstehen, wenn der irreale Anspruch einer dauernden und immerwährenden Liebe aufgestellt wird. Wenn das Kind die Zahnpasta als dekoratives Element im Schlafzimmer verteilt hat, wäre es geradezu unfair zu behaupten, man liebe es dafür. Wenn ein Elternteil aus verlagerter Aggression sich dem Kind gegenüber unfair verhält, kann man dann dafür Ausdrücke der Liebe erwarten? Wut, Ärger und Verzweiflung echt und im Verhältnis zur Tat gezeigt sind eine ehrliche Liebe.

6. Es gibt Menschen und Autoritäten, denen ich bedingungslos vertrauen kann.

Mit dieser Einstellung macht man sich selbst zum Opfer. Sie ist dem anderen gegenüber fast schon eine Erpressung. Vertrauen ist Selbstvertrauen. Da ist es angebracht. Daran kann gearbeitet werden. Daran kann man jeden Tag polieren. Ich bin mit mir selbst so weit im reinen, daß ich meiner Entscheidung trauen kann. Habe ich den richtigen Blick, um jemanden zu beurteilen? Habe ich das richtige Obst gekauft, den richtigen Arzt gewählt, eine mir entsprechende Religion, eine meinen moralischen Prinzipien entsprechende Partei gewählt?

Sie wollen doch nicht blind vertrauen. Nach eigener Überprüfung jedoch können Sie jemandem Ihr (Selbst-) Vertrauen schenken. Aber nicht für immer oder bedingungslos.

Beispiel: Sie haben einen exzellenten Zahnarzt. Bei dem heutigen Termin für einen chirurgischen Eingriff sind Sie nervös. Er ist es auch. Sie merken es und sprechen darüber. Er bekommt gerade eine Grippe. Sie machen einen neuen Termin aus. Sie vertrauen sich und ihm.

7. Wenn ich immer das Richtige esse, werde ich nie krank.

Mit einer gesunden Ernährung sorgen Sie dafür, daß Ihr Körper widerstandsfähig ist. Sie belasten ihn nicht. Ihre Umgebung ist davon nicht beeinflußt. Dort lauern Viren auf geeignete Opfer. Sie können gelegentlich krank werden, nur werden Sie anders damit fertig. Das kann so weit gehen, daß Sie eine Lungenentzündung nicht richtig merken (ist mir passiert). Man fühlt sich etwas schwächer, aber es haut einen nicht so schnell um.

8. Ich werde um meiner selbst willen geliebt.

Das hieße, daß der Liebende genau die gleichen Vorstellungen von Ihrem „Selbst" hat wie Sie. Das ist schwer möglich, da Sie aus zwei verschiedenen Blickwinkeln, mit verschiedenen Assoziationen sehen. So kann es sein, daß Sie denken, er liebt Sie wegen Ihres Witzes, er liebt Sie aber wegen Ihres Gulaschs. Das köstliche Gulasch gehört für ihn zu Ihrem Selbst. Liebe ist beweglich. Das Selbst auch.

9. Ich bin normal, die anderen spinnen.

„Normal" ist eine kulturell entwickelte Vorstellung, die von Kulturkreis zu Kulturkreis variiert. In Papua-Neuguinea gilt es als normal, sich ein kleines Stückchen Finger oder ähnliches abzuschneiden, um seine Trauer über einen Verstorbenen zum Ausdruck zu bringen. Bei uns würde man nach einer solchen Tat sofort psychiatrisch behandelt. Das heißt, die Vorstellungen von Normalität sind nicht deckungsgleich. Wenn jedoch Sie allein etwas entwickelt haben, was nur für Sie normal ist und für alle anderen verückt, so lohnt es wenigstens zu untersuchen, ob die anderen nicht vielleicht doch recht haben.

Beispiel: Sie sammeln etwas, das Ihnen gefällt. Langsam entwickelt sich daraus eine Monstersammlung. Verschiedene Menschen sagen unabhängig voneinander, Ihre Sammelleidenschaft hätte schon verrückte Ausmaße angenommen. Überprüfen Sie, ob Ihnen da nicht etwas entglitten ist.

10. Ich bin okay, also muß ich soviel Glück bekommen, wie mir zusteht.

Das Maß an Glück mit Gerechtigkeit in Verbindung zu bringen ist nicht nur vermessen, sondern auch blauäugig. Mit dem Anspruch „ich muß" sind Sie bereits so verkrampft und zwanghaft, daß Sie Ihr wahres Glück gar nicht mehr erkennen könnten, selbst wenn es Ihnen auf dem Silbertablett serviert würde. Der (entspannte) Wille, glücklich (und zufrieden) zu sein, hilft viel dazu, es auch zu werden. Mit verbohrter Blindwütigkeit erreichen Sie mit absoluter Sicherheit das Gegenteil.

Ändere, was zu ändern ist. Akzeptiere das Unabänderliche. Sieh der Wahrheit ins Auge. Du kannst die Wahrheit verändern, nicht durch Lügen, sondern durch das Annehmen von Tatsachen als Voraussetzung für einen realistischen Optimismus.

Zur Änderung meiner Person:

Ich stehe immer am Anfang meines restlichen Lebens ...

Das Erreichte zehn Jahre später:

Meine Kinder sind von allein zu mir gekommen, denn sie fanden bei mir eine Atmosphäre der Geborgenheit. Trotz meiner unruhigen Arbeit ist mein Zuhause stabil. Meine ältere Tochter ist erwachsen. Als ich sie mit Neunzehn bekam, dachte ich: „Wenn du sie wirklich liebst, wird sie früh von dir gehen können."

Jetzt hat sie mir drei Enkel geschenkt und einen Blick in die Zukunft meiner DNA.

Ich habe akzeptiert, daß ich viele meiner Leiden selbst verursacht habe, und stehe positiv zu meinen „Peinigern", denn ohne mein Zutun hätten sie nicht so viel anrichten können.

Meine Beziehungen sind keine Ersatzbeziehungen mehr. Die Kinder sind Kinder, die Männer Freunde, die Frauen Freundinnen.

Ich verdiene mit meiner Kreativität Geld. Als ängstlicher, negativer Mensch hätte ich mich das alles nicht getraut.

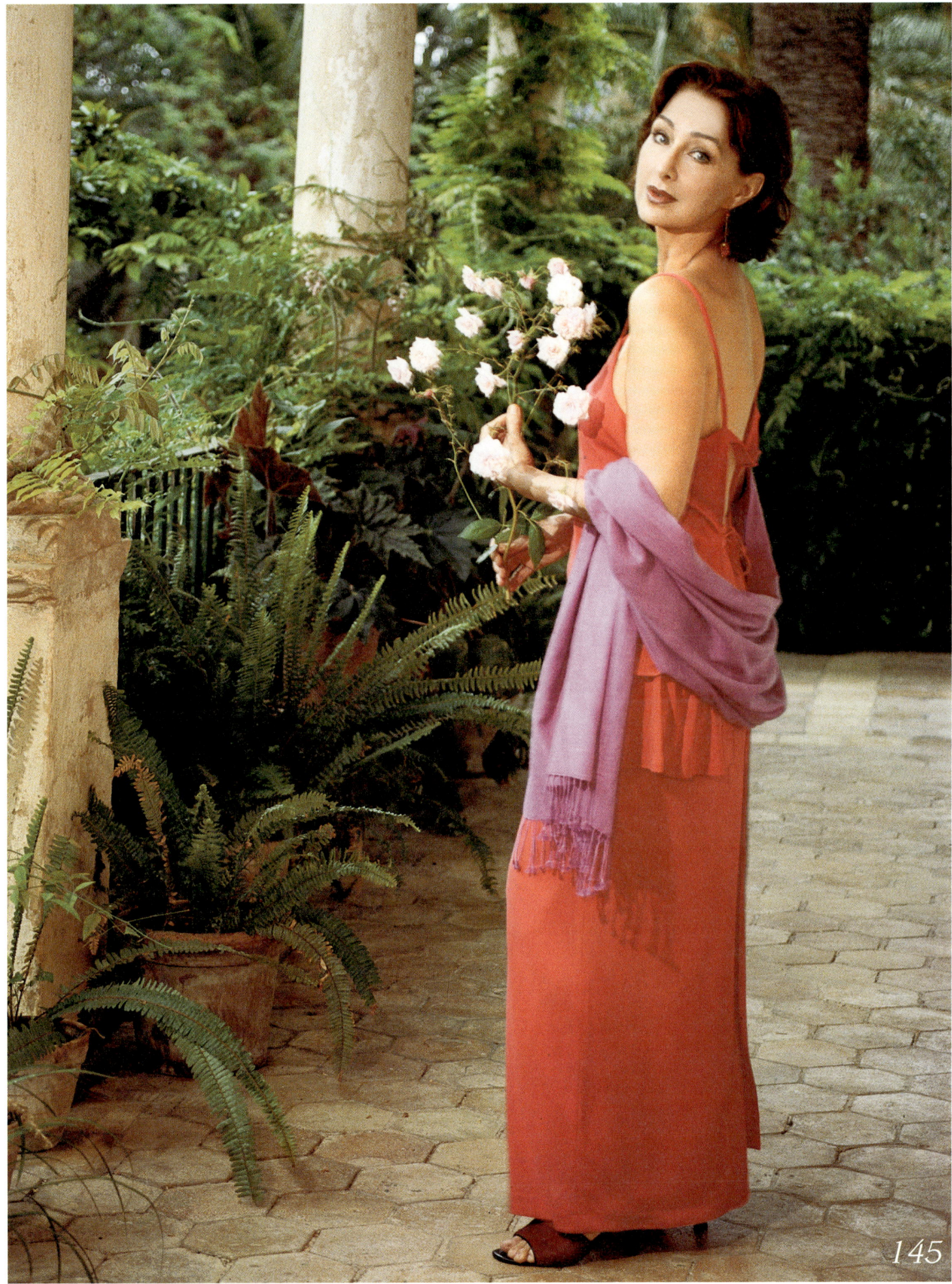

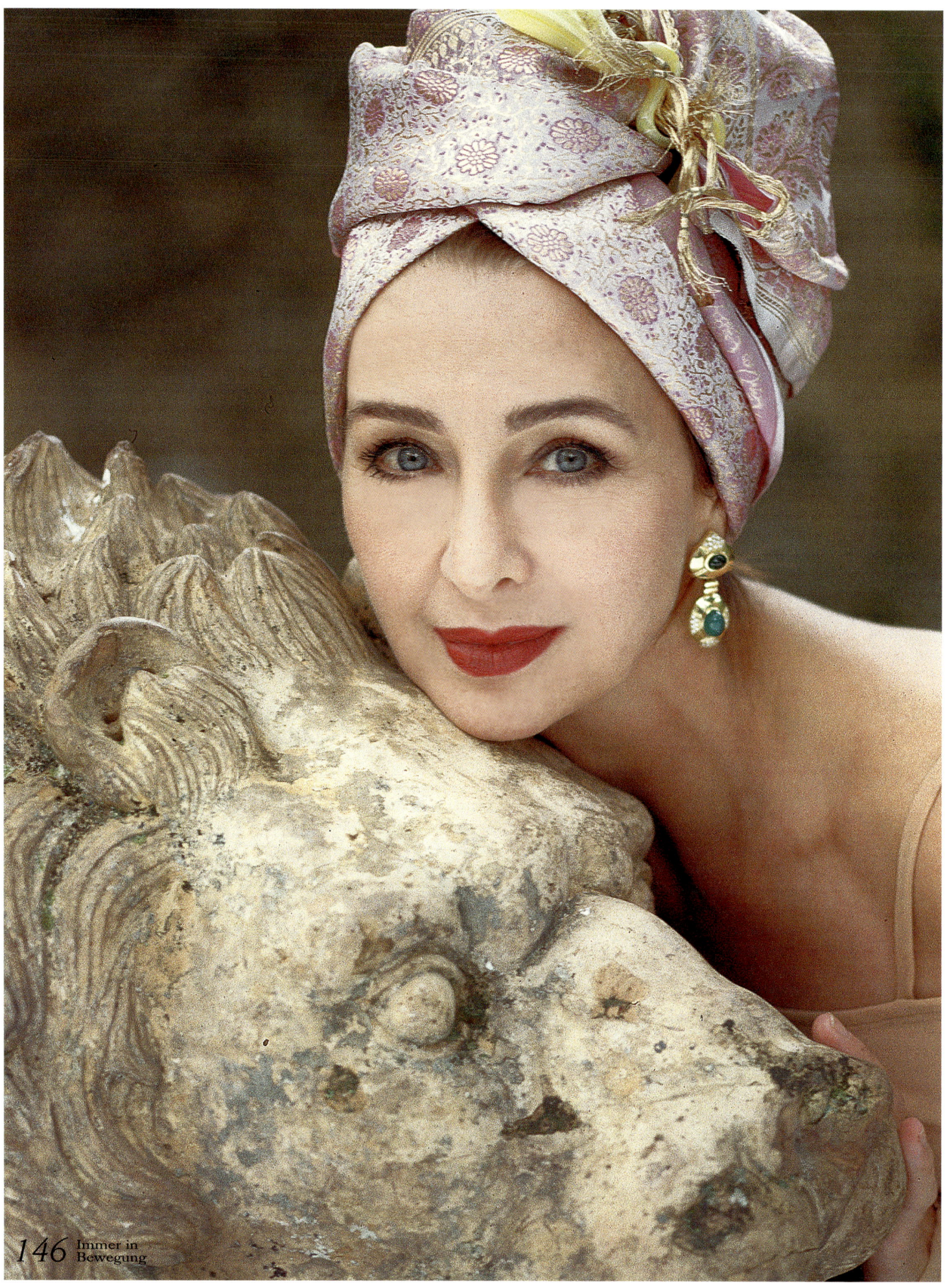

Schönheit
von innen

Egal, wie schön, glatt oder jung man aussieht, all dies ist für die Katz, wenn das persönliche Erscheinungsbild nicht von innen erfüllt ist. Schönheit von innen bekommt man nicht nur durch Vitamine und Mineralien; wie könnte es sonst angehen, daß wir Frauen auch manchmal kleine, dicke Männer attraktiv finden oder auch viele Männer Meryl Streep schön finden. Es ist das Interesse am Leben, das diese Menschen auszeichnet.

Uninteressierte Menschen sind Langweiler. Man sieht sie auf Laufstegen, in der Politik, am Strand oder in der U-Bahn. Sie alle haben eins gemeinsam: das ausschließliche Interesse an sich selbst. Es besteht hauptsächlich darin, alles von sich fernzuhalten, was sie von ihrem kleinen, ängstlichen Weg abbringen könnte. Es ist der Weg des kurzsichtigen Egoismus.

Für viele ist es immer noch irritierend und Mißtrauen erregend, wenn sich jemand für andere interessiert. Doch der gebende Egoist hat eben so viel, daß er nicht alles für sich selbst braucht. Er ist durchlässig, offen für Information und hat uneitle Freude an der eigenen Begabung. Besonders an guten Handwerkern, die mit wahrer Zen-Konzentration eins mit ihrem Handwerk werden, kann man das studieren. Aber auch bei stillenden Müttern, die ihre Liebe verströmen. Es ist ein Austausch von Nehmen und Geben. Ich hatte das Glück, ein paar großen gebenden Menschen zu begegnen. Der Regisseur Jean Renoir, eine legendäre Figur des französischen Films, war siebzig Jahre alt, als ich ihn mit Achtzehn kennenlernte. Er wurde ein echter Freund. Das war in den frühen sechziger Jahren. Lange bevor das breite Publikum die Beatles entdeckte, machte er mich mit der Musik und der Bewegung, die sie repräsentierten, bekannt. Er war einfach interessiert und spürte den Puls der Zeit. Nicht um jung zu wirken, das hatte er nicht nötig, denn es war etwas Ewiges in ihm. Einmal aßen wir zusammen in seinem Haus und betrachteten den Sonnenuntergang. Ich fühlte, daß auch seine Sonne irgendwie unterging, und als ich ihn ansah, sagte er lächelnd, als hätte er meine Gedanken erraten: „Wenn man jung ist, bereitet man sich auf das Leben vor und im Alter aufs Sterben. Ich bereite mich darauf vor." Wie schön er begriff und lebte.

Ein positives Zeichen des Erwachsenwerdens ist ein offenes Interesse an anderen. Viele Menschen sind so gräßlich egoistisch, andere tun angeblich alles nur für ihre Mitmenschen. Beide sollte man meiden und beides selbst abzulegen versuchen. Leicht ist es nicht, aber es lohnt sich. Vielleicht ist es Ihnen schon einmal aufgefallen, wie angenehm Menschen sind, die humorvoll mit sich selbst umgehen können.

Eine Frau wird erst schön durch die Liebe?! Ist damit wirklich nur der Mann gemeint? Nichts gegen Männer, aber lieben kann man auch ein Buch, ein Gemälde, ein gutes Essen, eine Ausstellung, eine alte Frau, der man über die Straße hilft. Die Aufnahmefähigkeit für Dinge und Ereignisse strahlt nach außen. Die Aufnahmefähigkeit anderen gegenüber und dem, was sie tun. Das ist das, was ich mit Schönheit von innen meine.

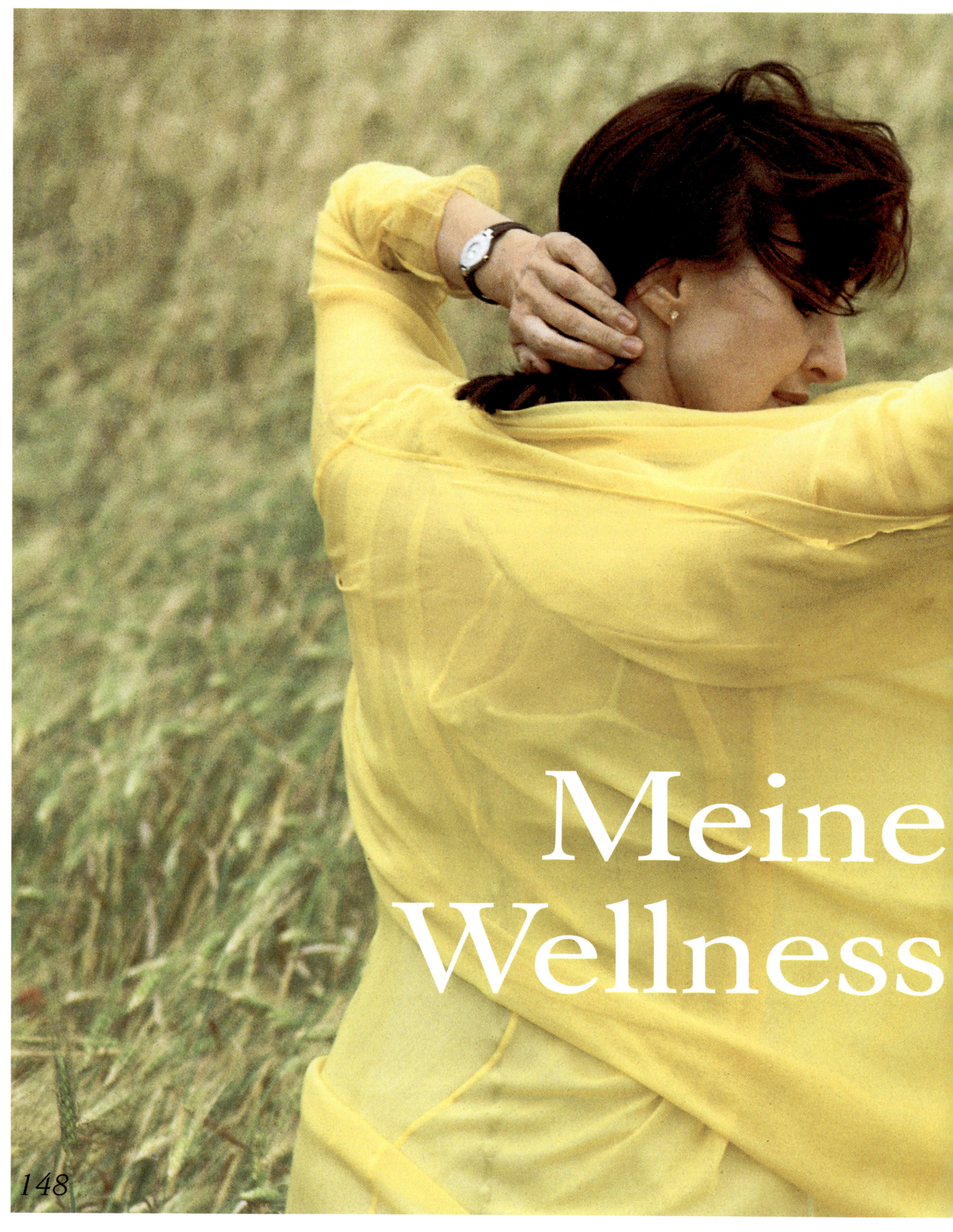

Meine
Wellness

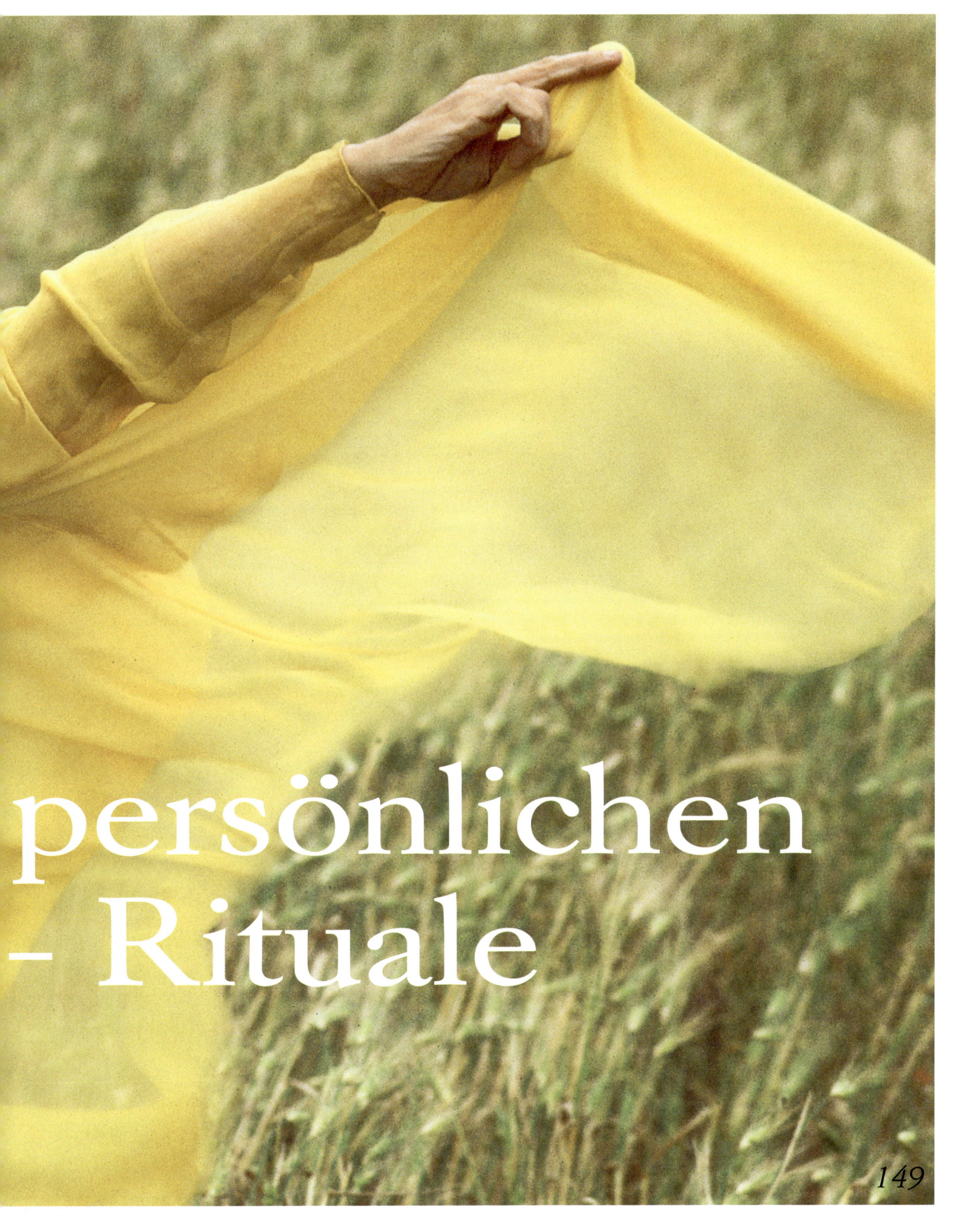

persönlichen
– Rituale

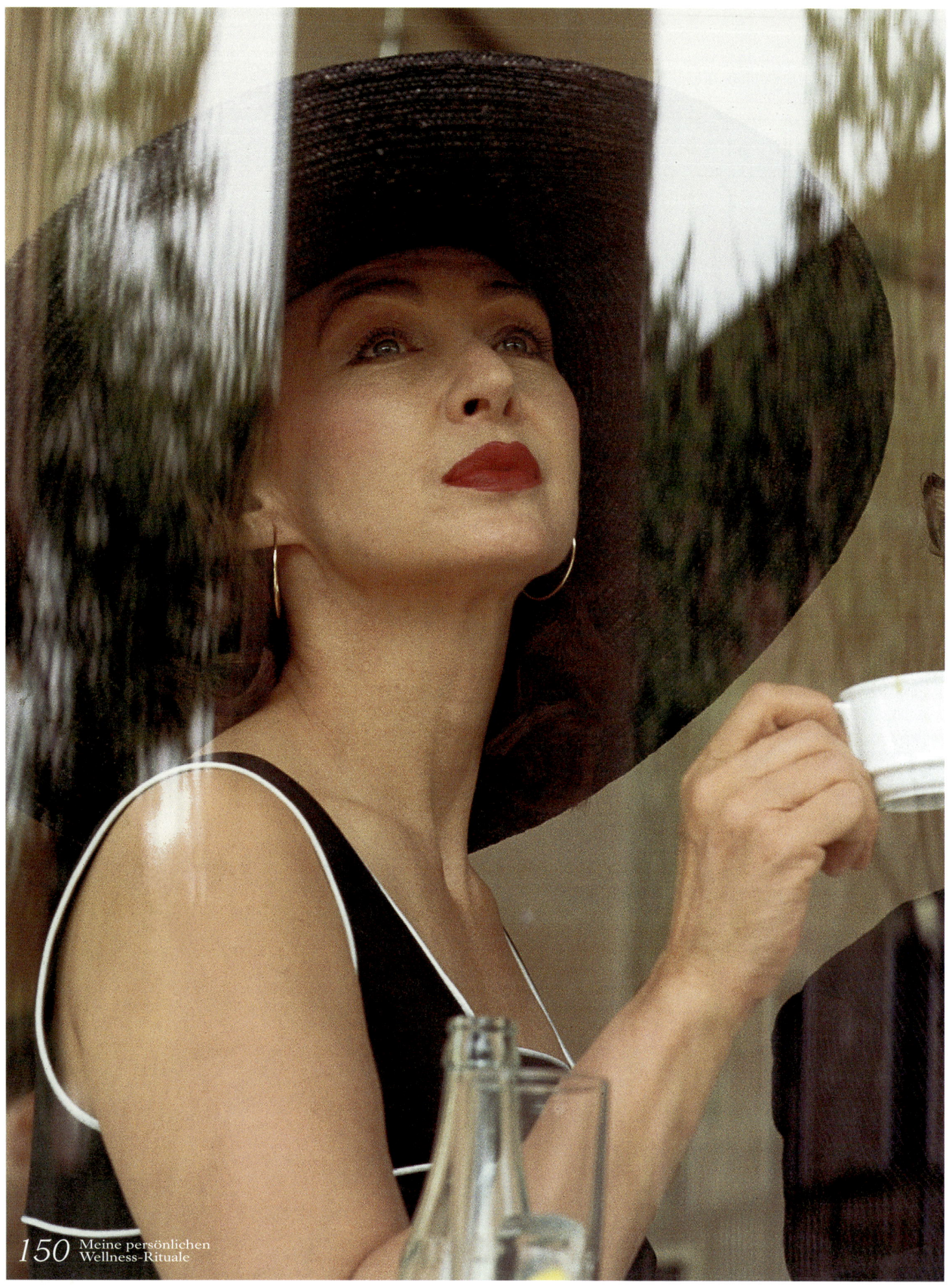

Vom Alltag eines „Stars"

Es gibt viele harte Jobs auf dieser Welt, aber ich kenne keinen Beruf, der auf diese seltsame Art und Weise so stressig ist wie der des „Stars". Ob Fernsehen, Theater oder Film, es gibt für jemanden, dessen Gesicht bekannt ist, sehr viele Schwierigkeiten, die zwar einzeln betrachtet lächerlich winzig sind, die aber durch ihre ständige Präsenz eine ganz besondere Art von Kraft kosten, die ein Mensch im normalen Leben nicht braucht. Für jeden ist das Leben voll mit alltäglichen Anforderungen: die Arbeit außer Haus, der Haushalt, Gesundheit und Krankheit, Kinder, Liebe, die Vergänglichkeiten im allgemeinen und der Tod im besonderen. Zu all diesen Dingen, die jeder kennt, kommen bei einer bekannten Persönlichkeit oder bei einem „Star" das öffentliche Auge, die Medien, in denen man vorgeführt und manchmal auch ausgenutzt wird. Ganz normale Dinge, die man im Leben eben so erlebt oder die man als lebendiges Wesen so tut, werden wie unter einem Vergrößerungsglas betrachtet und kommentiert. Diese zum Teil abenteuerlichen Lügen und Ungerechtigkeiten stellen wie auch die Liebe und die Zuneigung des Publikums besondere Anforderungen. Vor allem letztere sind insofern ein besonderes Erlebnis, da es nicht immer leicht ist, spontan darauf zu reagieren.

Ich möchte an dieser Stelle etwas bemerken, das mir seit längerem unter die Haut geht. In den letzten Jahren passiert mir immer häufiger etwas, das ich früher weder bei mir noch bei anderen prominenten Persönlichkeiten gesehen habe. Es kommen mir Menschen, meist Frauen, entgegen, sprechen mich an: „Ach, Sie sind doch die Christine Kaufmann!" und umarmen mich kräftig. Mir sammelt sich dann immer Wasser in den Augen (was man hinter meiner Brille zum Glück nicht sieht). An sich bin ich nicht jemand, der schnell weint, nur bekomme ich in solchen Augenblicken den Ausgleich für viele schäbige Seiten des „Promi-Daseins". Es bedeutet nämlich, daß man etwas Menschliches auslöst. Daß man es geschafft hat, über die Medienhürde zu springen, hinein in das Herz von jemand anderem – und zwar als Mensch.

Die andere, unangenehme Seite ist nicht so schlimm, wie man denkt. Es ist nur etwas gewöhnungsbedürftig, daß Krankheit oder Hochzeitsmeldungen, mehr oder weniger aufwendig, in den Zeitungen beschrieben werden. Das wirklich Schwierige am „Star-Sein" sind eine Vereinsamung und die Gefahr, daß man anfängt, sich selbst so wahrzunehmen, wie man in den Medien beschrieben wird. Das betrifft natürlich auch das Aussehen, das Image, das Bild, das man von sich selbst schafft. Die Pflege der eigenen Schönheit, egal wie gut sie ist, sollte nie etwas mit diesem Bild zu tun haben. Das Bild ist kein realer Maßstab (deswegen wurde es ja auch erfunden). Jedes Bild, ob

Höhlenmalerei oder Paßbild, hält den Fluß des Lebens auf, fängt ihn nur für einen kurzen Moment ein – aber auch das gelingt ihm nicht wirklich. Leider findet die Orientierung der schönheitssuchenden Menschen über Bilder statt – in der Werbung oder im Film –, und das ist ganz einfach falsch.

Ich erlaube mir, mich bei diesem Thema als Expertin zu bezeichnen. Auch wenn ich kein Soziologie-Studium hinter mir habe. Vierzig Jahre im Showgeschäft – und dies mit ein paar blauen und doch kritischen Augen gesehen –

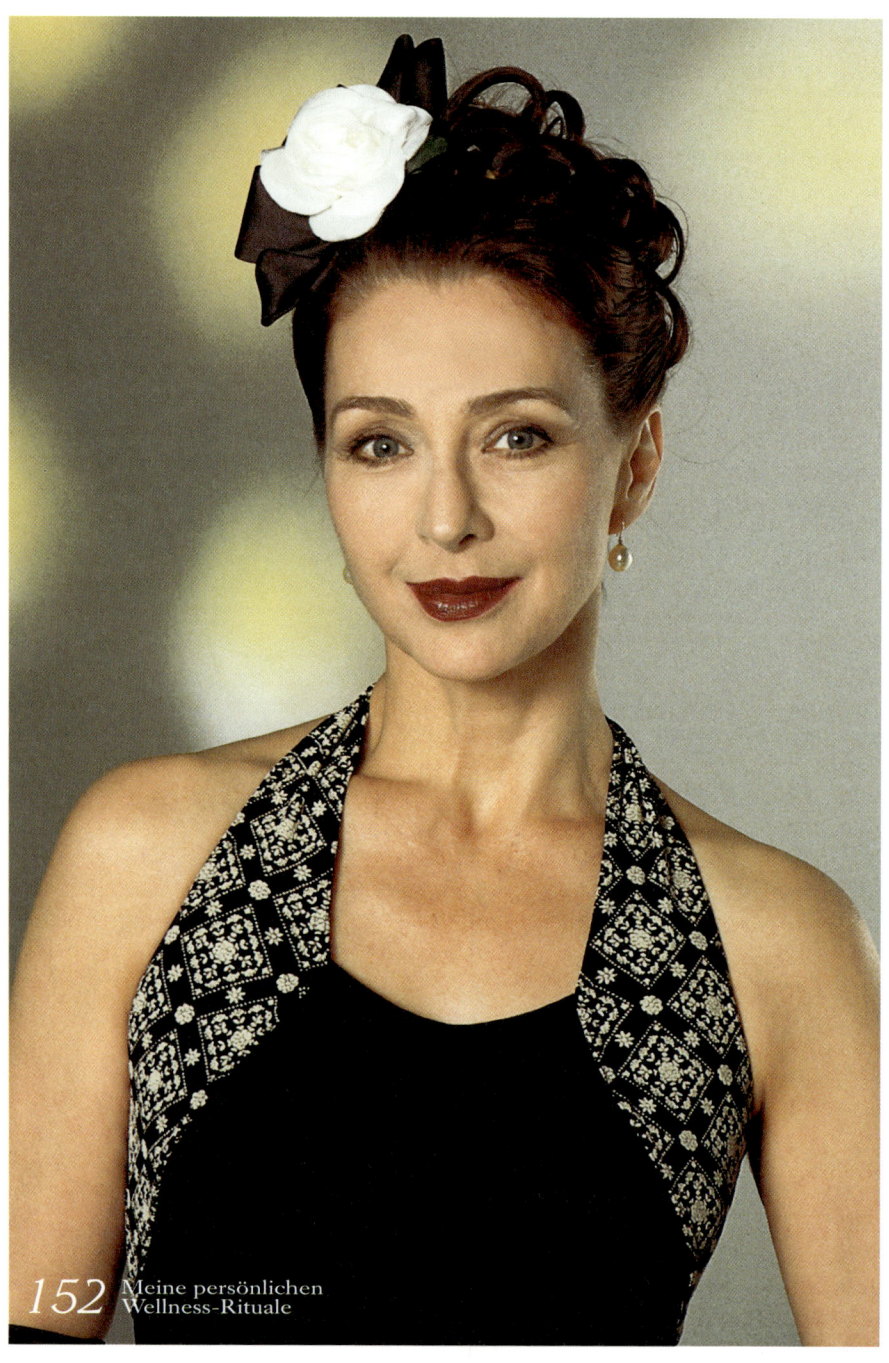

lassen einen zum unfreiwilligen Experten werden. Einer meiner besten Freunde, der Maler Karl Alfred, sagt, daß ich (und natürlich jede andere Schauspielerin) in diesem Beruf drei Aufgaben zu bewältigen habe: Ware, Verkäuferin und Kaufhausdetektivin in einem zu sein!

Für mich hat die Pflege meiner Ware – oder wenn man so will: meines Besitzes – in erster Linie das Ziel, daß sich mein Körper in einem guten Zustand befindet, weil sich über die intakte Einheit Gesundheit-Wohlfühlen-Schönheit mein Lebensunterhalt verdienen läßt. Diese Einheit von Schönheit und Gesundheit ernährt aber mehr Menschen als nur mich: Kinder, Kindeskinder, Vermieter, Lebensmittelhändler, Bioläden, alle profitieren mit von meinem guten Zustand. Doch daneben ist viel wichtiger, daß ich nur dann, wenn ich mich wohl fühle, wenn ich mich selbst als schön und gesund empfinde, auch auf die Menschen um mich herum dieses Wellness-Gefühl übertragen kann, daß ich etwas von meinen positiven Gefühlen abgeben kann.

Das gilt für alle anderen Menschen genauso. Man kann nur dann belebend auf seine Umwelt wirken, wenn man sich selbst hegt und pflegt. Nur sind bei dieser Pflege – im Gegensatz zum sich immer weiter verbreitenden äußerlichen Schönheitskult – die „Innereien" das Ziel. Man könnte sagen, der kluge Mensch brüstet sich mit einer intakten und gut funktionierenden Leber, nicht mit den äußerlichen Folgen – wie strahlenden Augen.

„Ach, meine Liebste, Ihre Leber scheint sich ja in einem großartigen Zustand zu befinden", könnte man beim Tee einer Bekannten als besonders wohlmeinendes Kompliment zuflüstern.

Lebenskrise als Chance

Als Person, deren Lebensunterhalt in hohem Maße von der „Wartung" der Leber abhängt, habe ich (aus purer Bequemlichkeit) eine Menge Wissen gesammelt, um mich zu einem verläßlichen Partner meines Körpers zu machen. Mit siebenundzwanzig Jahren fing ich an, eine Routine von Tanzübungen zu entwickeln. Dies brachte mich vom Ballett über Tai Chi und Yoga zum Studium des afrikanischen Tanzes. Eines der Resultate war, daß ich mit fünfundvierzig Jahren körperlich in besserer Form war als mit fünfundzwanzig.

Aber dann, tja, dann holte mich eine extreme Form von Lebenskrise ein. Ich glaube, man könnte mich als Härtefall bezeichnen. Und die Tatsache, daß ich mich wieder ausbalanciert habe, war auch ein Grund, mich nicht nur um meine Schönheit und Gesundheit zu kümmern, sondern mit meinen Büchern und Pflegeprodukten auch auf das Wellness-Gefühl anderer Frauen einzuwirken.

Gelegentlich gibt einem das Leben die Chance zu überprüfen, ob man auch wirklich etwas gelernt hat. Wie in einem Domino-Spiel fällt da ein Stein und läßt alles Folgende mit wahrnehmbaren Klängen unaufhaltbar nachrutschen. So sieht man es zumindest im nachhinein. Und das Nachhinein ist allein davon abhängig, was man gelernt hat.

Ich habe in den letzten Jahren so viele Verluste und Unfälle erlitten, daß ich sagen kann: Ich habe mich schlichtweg noch einmal auf die Welt gebracht. Ohne die Details zu beschreiben, möchte ich die Dinge auflisten, die zu einem völligen Zusammenbruch meines geistigen und körperlichen Ökosystems geführt haben. Die Rituale, die in diesem Kapitel folgen, sind das ganze Geheimnis meiner bodenständigen Wiedergeburt. Hier ein Teil meines Mal-

heurs: Kreuzbandriß im linken Bein, ein gutartiger Knoten in der Brust, der Tod zweier geliebter langjähriger Freunde, das Flüggewerden meiner Töchter (auch ein Filmstar kennt das Empty-Nest-Syndrom), ein Trümmerbruch der Nase, weil mir ein Fenster auf das Gesicht stürzte, sechs Monate später ein Splitterbruch im rechten Bein und insgesamt fünf Nachoperationen, weil ich zu sogenannten Kallusbildungen, also Knochenwucherungen, neige. Und dann noch der Verlust meiner Eltern.

Das alles in einem Zeitraum von nur wenigen Jahren. Ich nehme an, daß die meisten Menschen dies als Pechsträhne bezeichnen würden. Es mag sein, daß ich ein bißchen verrückt bin, doch ich habe in meinem ganzen Leben nicht soviel gelernt wie in dieser Zeit – und ich habe vor allem das Wichtigste gelernt: die Fähigkeit glücklich und dankbar zu sein.

Ich bin ein melancholischer Mensch, ich weiß, das klingt romantisch. Und es gibt ja auch viel Grund für Weltschmerz. Das zu erkennen ist nicht schwer. Doch die Welt läßt sich mit dieser Einstellung nicht verändern. Ebensowenig wie mit haltlosem positiven Denken und ewigem Lächeln.

Meine Erfahrung mit äußerlichen Disharmonien hat ihr Fundament in einer körperlichen Voraussetzung: Meine Haut zeigt alles. Ich nenne sie „Nachkriegshaut", denn sie ist so dünn, daß sie in ihrer Durchsichtigkeit nur das nötigste an Haut bietet. Eine Art durchsichtige Hülle. Dieser Umstand hat mich von jeher dazu gezwungen, vorsichtig und aufmerksam zu sein. Nach den Unfällen und Operationen, als ich mein gebrochenes Bein hütete, passierten zwei unerfreuliche Dinge. Mein Gesicht war sehr oft angeschwollen. Und zwar, wie ich meinte, ohne Grund, denn ich hatte ja nicht angefangen zu

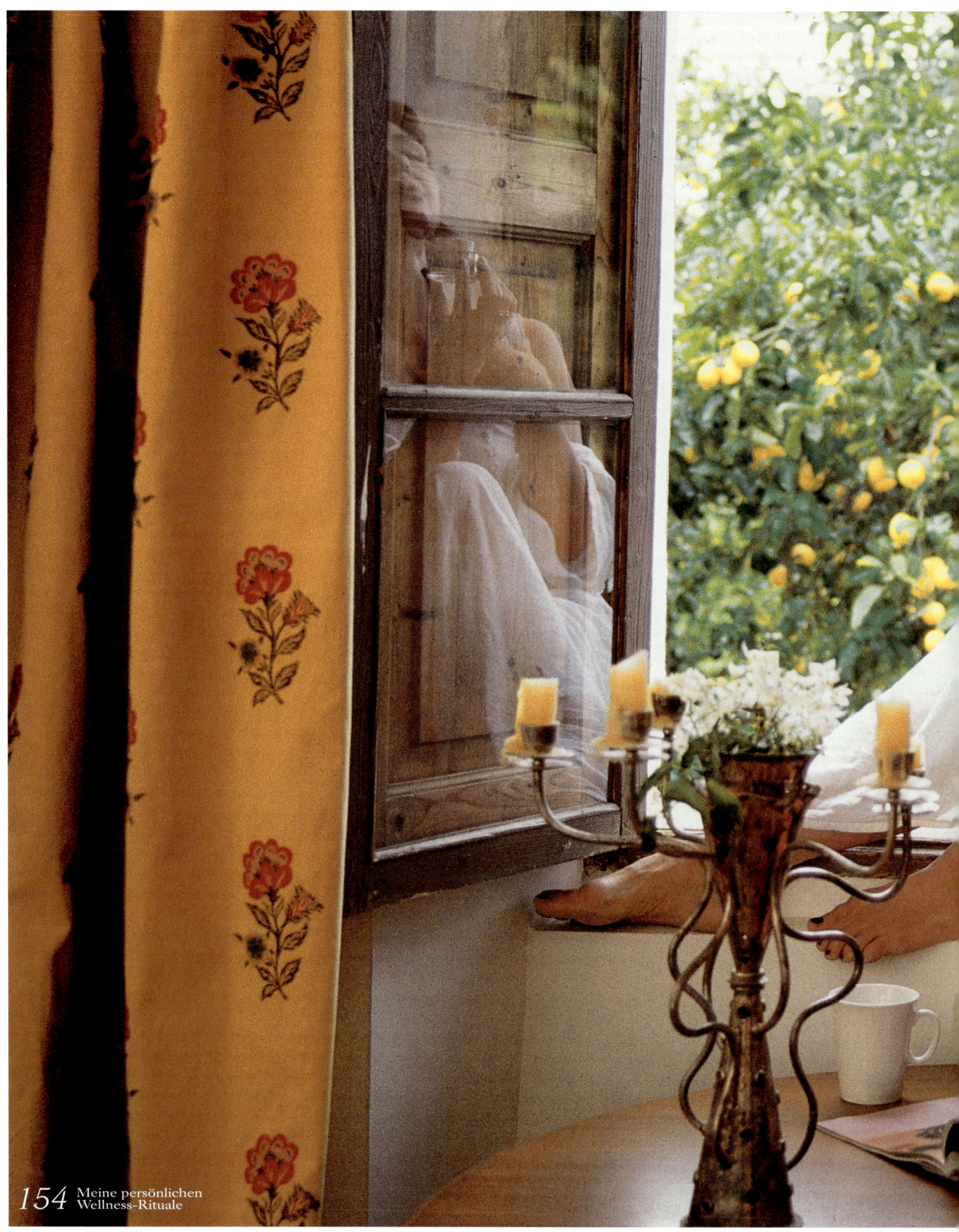

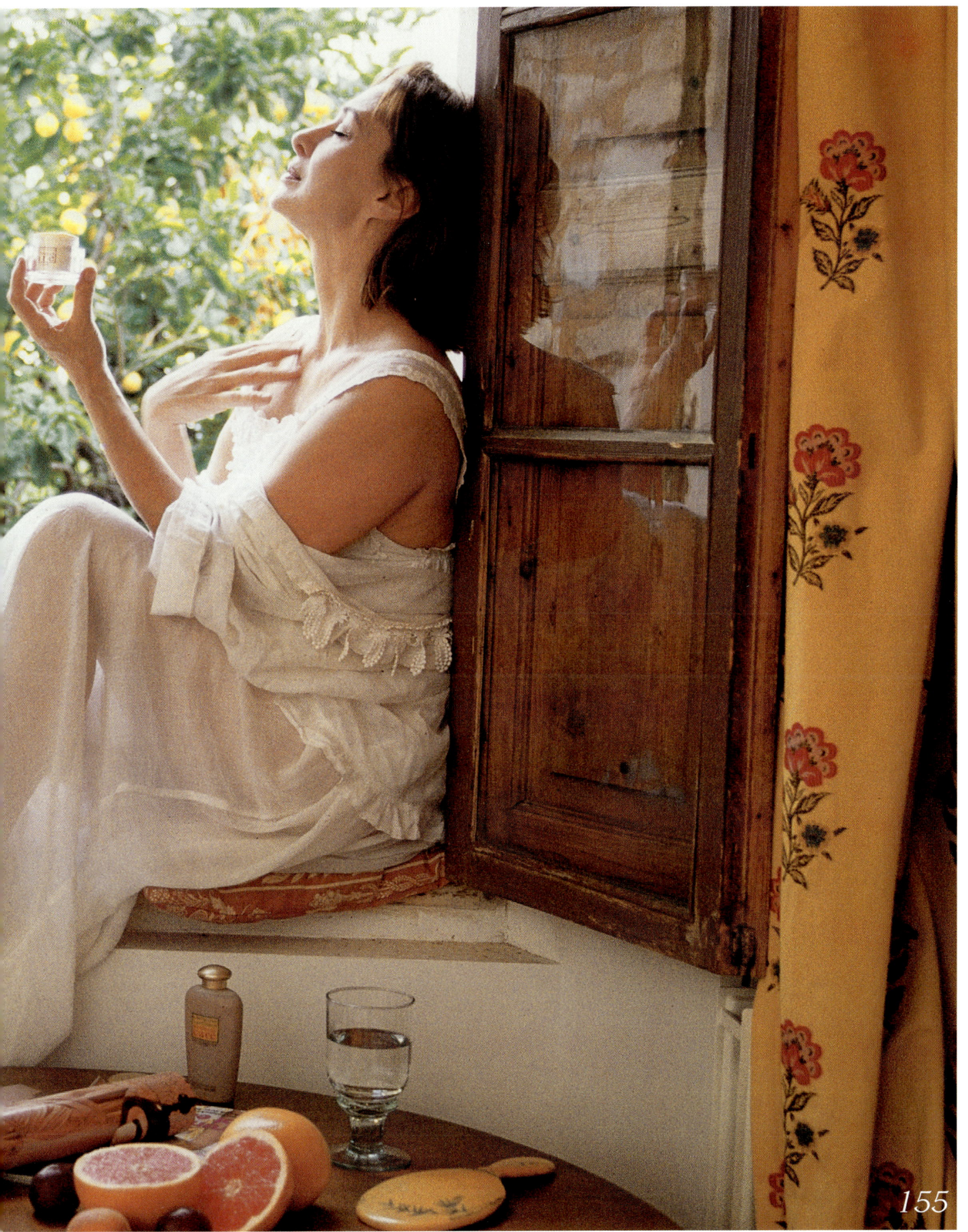

trinken. Und, aber das war zu erwarten gewesen, das rechte, gebrochene Bein verlor an Muskeln und gewann an Fett. Gerade das, was man sich mit neunundvierzig Jahren wünscht!

Der Arzt, der mich operiert hat, hat mein Bein buchstäblich gerettet. Der Unfall passierte nachts in einem einsamen Garten auf Mallorca, und ich lag Ewigkeiten allein im Gras: Erst nachdem ich – wie die Vereinten Nationen – mehrsprachig um Hilfe gerufen hatte, wurde ich nach etwa einer Stunde gefunden. Schließlich kam ich nach langem Hin und Her in die Klinik. Na ja, es war ein Splitterdrehbruch, und bei brütender Hitze war das höchst unerfreulich, doch alles ist wieder zusammengewachsen, und ich muß heute nicht humpeln.

Ein großes Manko dieses und fast aller Krankenhäuser ist, daß die Ärzte nicht trainiert sind, mit der Psyche ihrer Patienten, dem kranken Menschen umzugehen. Man bekommt keine Gebrauchsanweisung für sich selbst in diesem lädierten Zustand – und man bräuchte sie doch so dringend. Zum ersten Mal wurde ich mit meiner eigenen Sterblichkeit konfrontiert. Es dauert nur Sekunden, und auf einmal ist das, was man von sich selbst kennt, einfach nicht mehr da. Peng, ein Bein geht nicht mehr mit. Im wahrsten Sinne des Wortes.

Ich war immer zäh und stark. Doch Zerbrechlichkeiten sind auch bei einem solchen Charakter unerwartete Lehrmeister. Die Kraft und die Fähigkeit zu laufen werden auf einmal kostbar. Auch beim besten Willen und der wohlmeinendsten Betrachtung habe ich nicht das, was man schöne Beine nennt. Aber wenn Sie wüßten, wie schön und kostbar sie mir geworden sind! Sie bringen mich wieder überallhin.

Aber zurück zu meinem desolaten Zustand im Krankenhaus. Fatal ist, daß einem niemand erzählt, daß Narkosen natürlich auch eine Art Gift sind. Ein schönes Gift, zugegeben. Ich hätte keinen Zahn mehr im Mund ohne Betäubungsmittel, oder würden Sie sich ohne diese Hilfen schmerzhaften Zahnbehandlungen unterziehen?

Die Narkosen der operativen Eingriffe hatten sich im Krankenhaus so summiert, daß mein ganzer Elan dahin war. Ich war so matt, daß mir nichts mehr Freude machte. Mit mir war gar nichts anzufangen.

Bis ich mir in Ruhe überlegte, was ich als nächstes tun müßte, um wieder ich selbst zu werden. Ich machte mir eine Liste:
1. Ich muß mich entgiften und anschließend meine Darmflora sanieren.
2. Auf welche Speisen werde ich in nächster Zeit verzichten? (Vor allem Wein, Süßes und Weißbrot wollte ich meiden.)
3. Welche speziellen Mittel gibt es zur Wundheilung? Bekomme ich die?
4. Welche Übungen tun mir gut? (Daraus entwickelte ich dann die Bodybalance-Tänze.)
5. Ich muß mich akupunktieren lassen, um meine Sinne wieder zu beleben.

Ich mußte lernen, Geduld zu üben, was ich vorher überhaupt nicht konnte. Speziell hinsichtlich dieses charakterlichen Schwachpunktes haben sich die Unfalljahre als Vorteil erwiesen. Geduld und die Fähigkeit, positive Visionen von sich selbst zu haben, sind für jeden Heilungsprozeß wichtig. Das Erkennen und das Akzeptieren dieser schwierigen Situation, diese Erfahrung habe damals gemacht, hatten für mich eine magische Auswirkung. Ich habe gelernt, daß, sobald man sich von der Einteilung in Glück und Unglück, Schwarz und Weiß löst, ein ganz reales „Zwischenstadium" des Wissens entsteht, in welchem man erfährt, daß sich mit der richtigen Einstellung die meisten schrecklichen Dinge zum Vorteil verändern lassen.

Die richtige Umgebung

Entschuldigen Sie, wenn ich so abschweife, doch es ist mir wichtig, Ihnen die mentalen Umstände zu erklären, die mich dazu gebracht haben, so viel Wissen über Wellness, Schönheit und Gesundheit zu sammeln und weiterzugeben, damit Sie wissen, daß es sich in diesem ganz persönlichen Teil des Buches nicht nur um Schminktips handelt. Es geht darum, daß man das von der Natur zur Verfügung gestellte Gefäß mit Hilfe des Geistes wieder so formt, daß man seine Seele damit gut spazierenführen kann. Meine Rituale sind nicht kompliziert, doch vielleicht werfen sie ein Licht auf die Dinge, die mir wichtig sind und die aufgrund des heute alltäglichen Konsumrausches leider oft vergessen werden.

Mein wichtigstes Schönheitsmittel ist ein bestimmtes Gemälde, das mir sehr lieb ist und dessen Betrachtung mich beruhigt und entspannt. Wenn ich verreise (was ich beruflich immer noch häufiger tue, als mir lieb ist), vermisse ich dieses Bild am meisten, weil es der einzige Gegenstand ist, der nicht in meinen Koffer paßt. Und mehr als ein Koffer kommt nicht in Frage, denn ich finde, eine Frau muß so reisen, daß sie immer auch allein per pedes abreisen kann.

Das Bild habe ich gekauft, als ich mit der lädierten Nase und dem gebrochenen Bein auch noch ausgerechnet im Hochsommer mein dunkles, weil im Umbau befindliches Haus auf Mallorca hütete. Die Einstimmung auf dieses Bild hat bei mir eine Transzendenz bewirkt. Das ist wohl das, was man sich im Idealfall bei einer Meditation erhoffen kann. Meine Gedanken, die mir meist wie wilde Pferde durch den Kopf jagen, sind nur durch wenige Dinge zu bändigen. Dieses Bild bringt mich dazu. Wenn ich es betrachte, und das tue ich, wenn ich auf Mallorca bin, jeden Tag mindestens eine halbe Stunde, vergesse ich das Denken, und es tritt eine friedliche Ruhe in mein Gehirn. Das war bei der Heilung meiner Brüche lebenswichtig. Sich nicht auf das Jammern einzulassen, sich ruhig zu verhalten, während auf der Zellebene Wunder vollbracht werden, ist für mich eine Art des Betens.

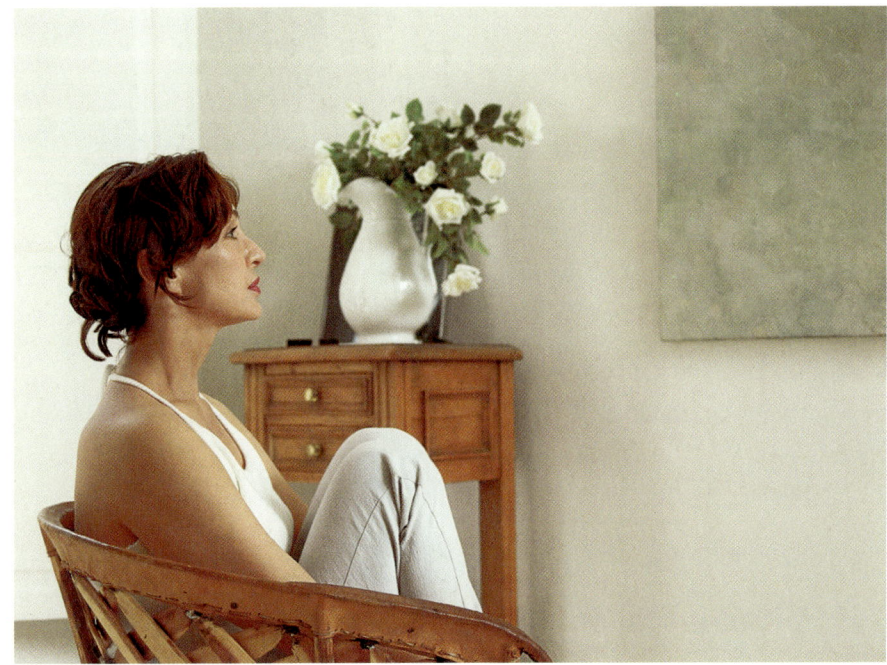

Meine Wohnstätten sind sparsam möbliert. Ich bin eine Nomadin (nicht immer ganz freiwillig), und wie alle Nomaden besitze ich nur wenige Dinge, die sich schlecht transportieren lassen. Menschen, denen Umziehen fremd ist und die diese Art von Unstetigkeit sogar als verurteilenswert oder auch verachtungswürdig empfinden, können sich nicht vorstellen, was mir mein Besitz bedeutet. Jedes Teil hat eine besondere Geschichte, nichts liegt einfach nur herum, bei jedem Umzug bekommen meine Besitztümer aufs neue einen Heiratsantrag.

So gibt es zum Beispiel kleine Figuren, die ich auf einem Markt in Ghana gekauft habe. Immer wenn ich sie betrachte, spüre ich den warmen Staub unter meinen Füßen – wie damals, als ich mit dem Händler um ihren Preis feilschte. Die Figuren sind federleicht und zeigen Dorffrauen bei der Arbeit. Leider hat der Hund meiner Tochter Allegra die Frau mit den Kokosnüssen gefressen. Ich habe geweint, als ich das gesehen habe, weil mir die wenigen Andenken an bestimmte Erlebnisse so unersetzlich kostbar sind.

Die Farben meiner Wahl – Erdtöne und helle, freundlich strahlende Farben – haben sich nie geändert. Es gab keine Phase in meinem Leben, in der ich meine Wände plötzlich karminrot strich. Ich werde sogar richtig krank in starkfarbigen, eintönigen Räumen.

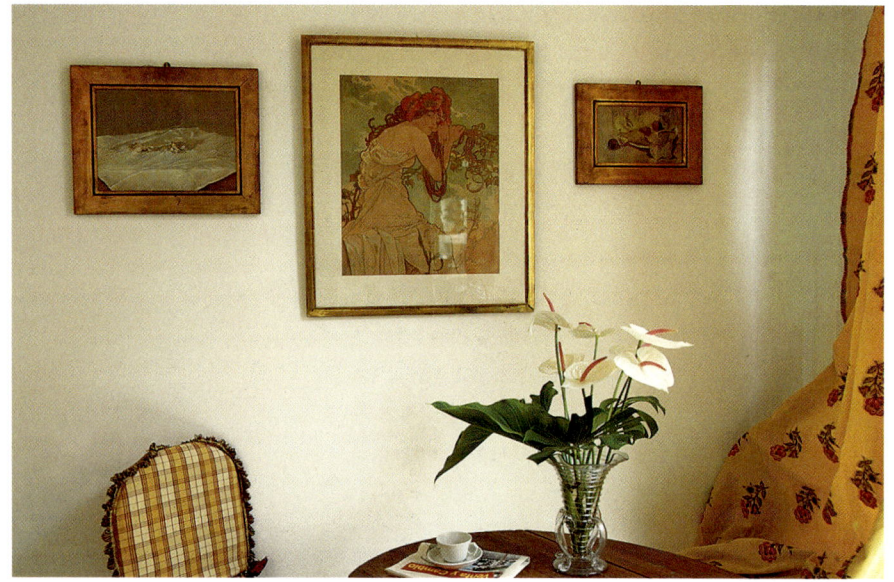

Das ist eine Lehre, die mich auch mein beruflich bedingtes Wanderleben machen ließ: Eintönige Farben lassen irgend etwas in den Menschen verkümmern. Das wirkt sich auf den Körper so aus, wie wenn man nur Pudding zu essen bekäme.

Ich liebe kleine abstrakte Ölbilder, zum Beispiel die von Chris Pink, die auch ganz hervorragend zu meinen afrikanischen Statuen passen. Früher habe ich mich nie für abstrakte Kunst begeistern können, erst jetzt habe ich festgestellt, daß ihre Wirkung wohl etwas Wortloses in einem nährt. Mich jedenfalls macht die Betrachtung dieser Bilder zufriedener und stärker.

Kleine Lampen geben wunderbares Licht. Wohnungen sollte man daher am besten mit verschiedenen kleineren Lichtquellen erhellen. Einförmiges Licht ist anstrengend für die Augen. Auch Neonlicht im Büro sollte man bekämpfen, Sie können zum Beispiel auf ihren Schreibtisch zusätzlich eine kleine Lampe mit einem mehrfarbigen Schirm stellen.

Schönheit: Wissen ist Macht

Basisempfehlungen für Pflegerituale

Wer sich mit Schönheitspflege beschäftigt und sich auf diesem Gebiet auskennt, dem wird oft – in der Regel von trägen und neidischen Mitmenschen – vorgeworfen, er hätte nichts anderes im Kopf und sei oberflächlich. Mir zum Beispiel widerfährt das häufig. Doch das Gegenteil ist richtig: Wer sich auskennt, entwickelt eine gewisse Routine, die ohne Geld- und Zeitverschwendung das Optimale erreicht. Wenn man einmal soweit ist, kann man das Thema Schönheitspflege getrost zu den Akten legen. Das Wissen hat sich verselbständigt und geht Ihnen in Fleisch und Blut über wie das morgendliche Zähneputzen.

Das Motto meiner täglichen Wellness-Rituale heißt deshalb auch: Zeit verwenden – nicht verschwenden!

In meiner Morgenkosmetik verbinde ich drei Behandlungsarten aus unterschiedlichen Kulturkreisen zeitsparend und effektiv: Akupressur, Aromatherapie und Pflege mit nährenden Cremes. Für alles in allem brauche ich nicht länger als 35 Minuten.

Ähnlich reduziert ist auch die Produktauswahl, die ich dafür verwende. Fürs Gesicht: ein reinigendes Öl, eine milde Seife, eine Feuchtigkeitscreme für den Tag und eine Fettcreme für die Nacht. Für den Körper: ein schäumendes, ölhaltiges Waschmittel, das ich mit aromatherapeutischen Essenzen mische. Sie sollten für sich selbst ausprobieren, welcher Duft Ihnen guttut. Dann benötige ich noch Rubbelhandschuhe und eine Fett- und Feuchtigkeitslotion.

❖ Machen Sie sich bewußt, daß die kosmetische Behandlung durch innere Abläufe, im Zusammenspiel mit den Kräften der Natur, ihre wichtigsten Impulse erhält. Erst dann können die auf die Haut aufgetragenen Mittel ihre Wirksamkeit entfalten.

❖ Sie müssen sich die Zukunft als Ziel vorstellen und nicht die Vergangenheit und Ihre Jugend glorifizieren. Machen Sie sich ein schönes Bild von sich selbst. Auch mit siebzig – gerade mit siebzig. Sagen Sie sich mit zwanzig, ich werde mit dreißig erfahrener sein, mehr interessante Geschichten erlebt und gehört haben. Meine Augen werden, wie meine Bewegungen, souveräner sein als jetzt.

Zwischen dreißig und vierzig lernt man, sicherer die Wahl zu treffen. Man kann besser allein sein, hat aber auch dauerhafte Freundschaften geschlossen, vielleicht Kinder großgezogen und seinen eigenen Stil gefunden.

Ich bin jetzt Mitte fünfzig. In dieser Zeit lernt man zu schätzen, was man für sich selber gelernt hat und wie gut der Körper es einem dankt. Man kann endlich weise mit dem Wissen umgehen, und das läßt einen die Dinge mit mehr Humor sehen. Man ist nicht mehr so leicht aus der Fassung zu bringen. Man ist mit den Freunden älter geworden, die Beziehungen haben an Substanz gewonnen. Die Arbeit fällt einem leichter, man läßt sich weniger gefallen und kann mit gutem Gewissen sagen: „Danke, den Fehler hab' ich schon mal gemacht, ich brauche ihn nicht noch einmal ..."

Meine Vorstellung von mir mit Mitte sechzig ist überhaupt nicht negativ. Rein äußerlich möchte ich in erster Linie beweglich bleiben. Einen langen grauen Zopf will ich haben und schönen ethnischen Schmuck tragen. Meinen eigenen Garten pflegen (auch wenn er noch so klein ist), gelegentlich Reisen unternehmen und vor allem meine Freunde genießen.

❖ Das wichtigste Ziel der Schönheitspflege ist Beweglichkeit. Daher sind die Übungen der Atem-Acht (siehe Seite 121) und andere Gymnastik als Vorstufe fürs „Make-up" unerläßlich.

❖ Seien Sie bei der Wahl Ihrer Mittel nicht an der falschen Stelle sparsam. Weder mit Zeit noch mit Geld.

❖ Gerade bei der Applikation von Cremes ist es wichtig zu wissen, in welche Richtung man jene Stoffe zuführt, die Ihrer Geist-Körper-Einheit entsprechen. Ich habe mich seit Jahren mit diesem Thema beschäftigt und viele, vor allem englische und französische Bücher dazu gelesen und mich mit Experten unterhalten. Es fiel mir schwer, aus der Vielfalt meiner Informationen die wichtigsten Tips für Sie auszuwählen. Die Ratschläge sind in diesem Buch destilliert, doch der beste und zuverlässigste Partner für Sie, sind Sie selbst. Das bedeutet auch, daß man lernen muß, wann man die Meinungen der Experten beherzigen, sich an ihren Ratschlägen orientieren sollte und wann man sich besser nicht ihrem Urteil unterwirft. In Bezug auf die tägliche Pflege können Sie, wenn Sie sich von Vorurteilen, Ängsten und falschen Hoffnungen frei gemacht haben, damit rechnen, daß Sie erfühlen, welchen Weg Sie bei Ihrer Pflege einschlagen sollten.

Nur an sich selbst spürt man, welcher Duft der richtige ist, wie lange und zu welcher Musik man gerne tanzt, um sich fit zu halten, in welche Richtung und wo die Creme aufzutragen ist.

Und ich empfehle deshalb jedem eindringlich, zumindest einmal einen Shiatsu-Kurs zu belegen. Gerade Partnerschaften, die durchs Leben gehen (auch Kinder oder Freunde), erfahren andere Dimensionen der Gesundung, wenn man sich auf einer fürsorglichen Ebene trifft, auf der man durch die Berührung des anderen auch über den eigenen Körper etwas lernt.

Luft-Champagner atmen

In einer Welt voll käuflicher Schönheit und Gesundheitsmittel wird das Wesentliche leicht vergessen. Und nicht nur das: Es verdichtet sich beim Konsumenten – aufgrund der überall stattfindenden Gehirnwäsche – wohl der Eindruck, daß Dinge, die nichts kosten, auch wertlos sein müssen. Das Gegenteil ist wahr. Trotz des gigantischen Angebots an Mittelchen für die schnelle Schönheit ist das Wichtigste noch immer ein Geschenk des Himmels: Es ist die Luft zum Atmen!

Ohne Luft geht gar nichts. Das weiß jeder, doch nur die wenigsten verwenden dieses Wissen. Atmen ist immer noch umsonst, auch wenn es bereits – absurderweise – Kosmetik gibt, die den „Sauerstoffgehalt" der Haut erhöht. Spazierengehen ist effektiver und kostet nichts!

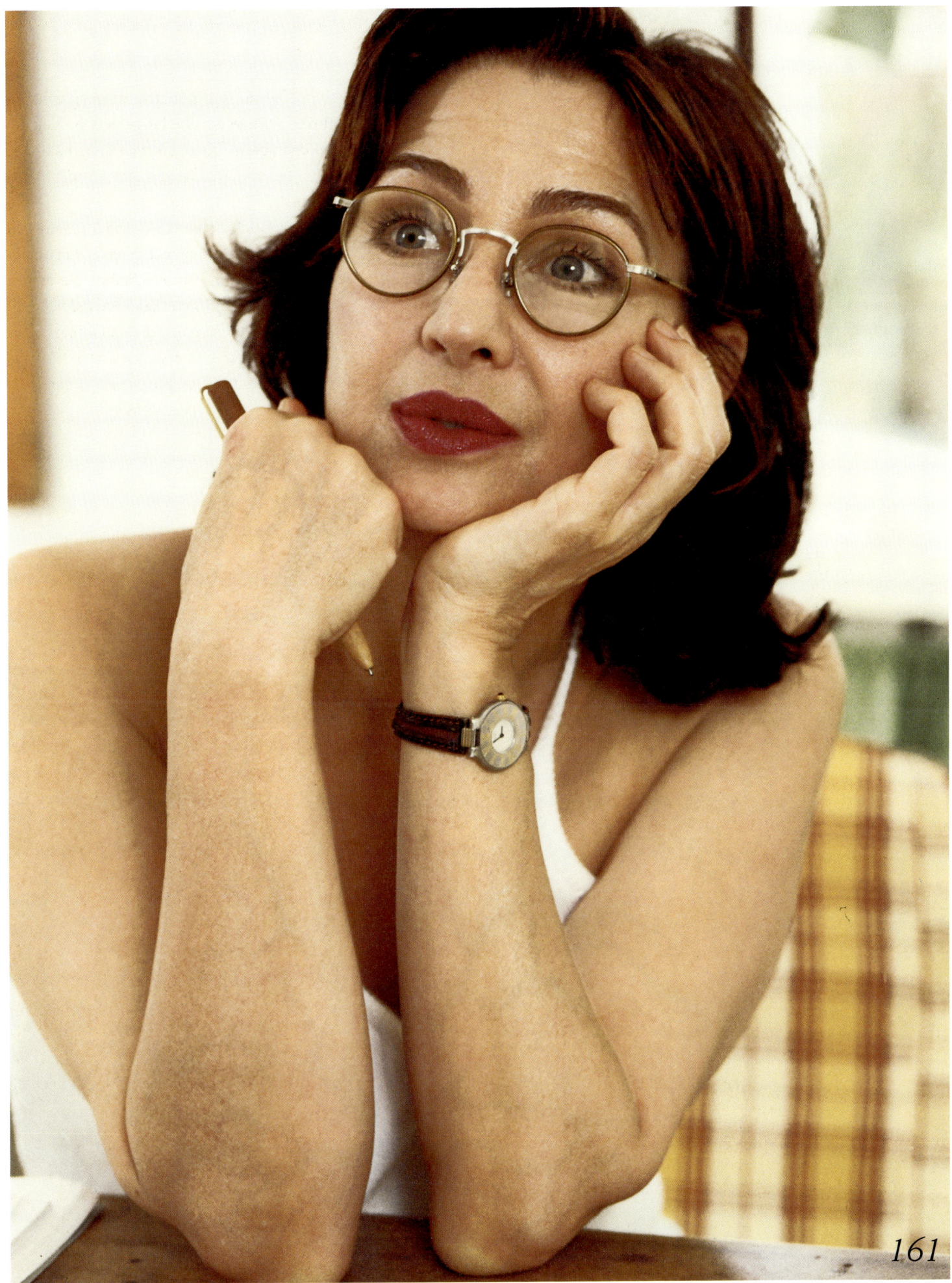

Und noch hat der zivilisierte Mensch das Atmen nicht ganz verlernt. Leider werden das bewußte Atmen und die Atemlehre in unserer Kultur heute meist „yogifiziert" verkauft. Damit erschwert sich das wirkliche Verständnis dafür, was mit dem Atmen alles geheilt, kuriert und verjüngt werden kann.

Die Atemlosigkeit unserer Zeit hat übrigens gute Gründe. Sie hängt mit der Entwicklung des Komforts zusammen und hat sich sozusagen als Begleiterscheinung der Lebenserleichterungen ergeben, auf die wohl keiner verzichten möchte – Transportmittel aller Art, Waschmaschinen, Aufzüge.

Jeder Mensch, der schon einmal im vierten Stock ohne Aufzug gelebt hat, bemerkt drei Dinge: Man lernt, sich Zettel zu machen, hat straffe Schenkel und atmet mehrmals am Tag tief durch. Unweigerlich fehlt nach einem Jahr jegliches Verständnis dafür, warum Person X beim gemeinsamen Treppensteigen schon im zweiten Stock zu keuchen beginnt.

Um sich die weiteren Folgen des flachen Atmens vor Augen zu führen, braucht man sich nur das Wohnen im obersten Stock eines Hochhauses vorzustellen – und das verhaltene Atmen im Aufzug in der Gegenwart von Fremden. Immer schön flach und ja niemanden ansehen, Spannung auf dem Solarplexus! Und tief aufatmen, wenn der andere endlich aussteigt!

Das sind typische Situationen aus dem modernen Alltag. Natürlich wünscht sich kein vernünftiger Mensch die Zeit ohne Waschmaschine, ohne Aufzüge und ohne moderne Zahnheilkunde zurück – gerade deshalb muß man sich mit den Folgen der modernen Atemlosigkeit auseinandersetzen.

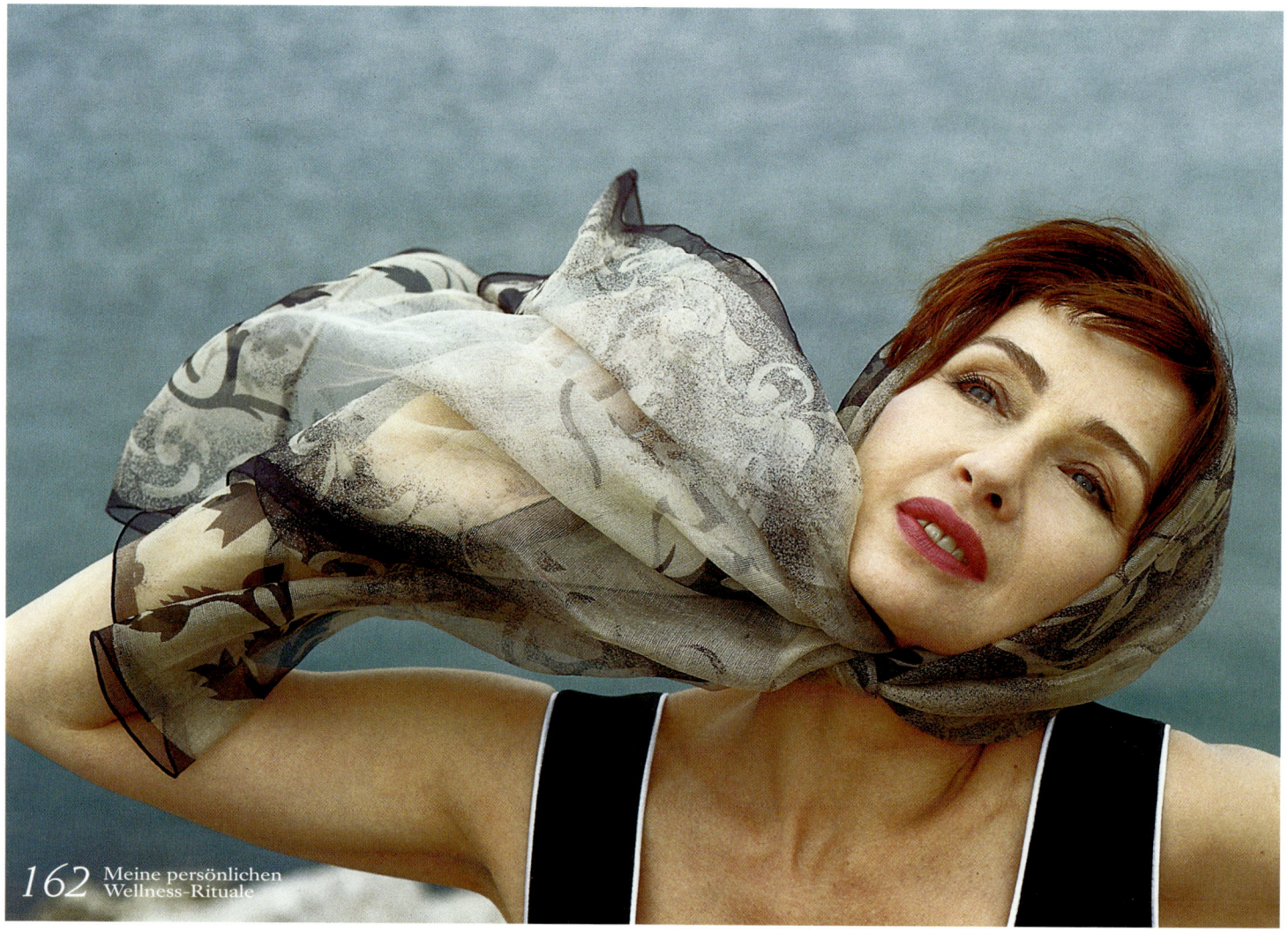

Das bewußte Atmen ist ein innerer Schild gegen viele Disharmonien. Allem voran bewirkt es jedoch das, was man altmodischerweise „gute Laune" nennt oder neudeutsch „gut drauf sein".

Gefühl und Atmen sind die allererste Lebensverbindung: ein Wechselspiel von Eroberung und Hingabe. Um sich dieses Auf und Ab, das Hin und Her der Gefühle vorzustellen, braucht man sich nur das eigene Atemverhalten in den verschiedenen Stadien von Leidenschaft, Angst oder Erleichterung zu vergegenwärtigen. Je glücklicher man ist, desto tiefer geht der Atem. Der Umgang mit den verschiedenen Emotionen ist bei Menschen derart unterschiedlich, daß bei den einen tiefes Einatmen mit Liebe verbunden ist, andere werden dann extrem kurzatmig. Bei Wut ist es genauso: Ich kann, wenn ich richtig wütend bin, tief durchatmen, anderen bleibt regelrecht die Luft weg.

Den Tag mit einem bestimmten Plan, einem Gebet oder einer Meditation zu beginnen, ohne dies mit einer bewußten Atmung zu verbinden, ist, als ob man sich die Zähne ohne Zahnpasta putzt. Nicht nur sind die Atemübungen (siehe Seite 120) ein Wegbereiter für eine spannende, energiegeladene Harmonie, sie machen es auch möglich, sich gegen die kleinen und lästigen Ärgernisse des Alltags zu wappnen: Tiefes Durchatmen hilft gegen Wut bei rüpelhaftem Verhalten anderer Autofahrer, man kann sich entspannen. Auch bei Diskussionen kann man sich durchs Atmen Kraft holen, um nicht piepsig zu klingen. Jede Konfrontation ist in erster Linie mit der Fähigkeit zu beheben, sich Kraft aus der Luft zu holen. Und diese Luft ist für jeden verfügbar. Sie ist ein Himmelsgeschenk.

Die Kunst des Schlafens

Die Einstimmung für den nächsten Tag beginnt am Abend zuvor. Obwohl auch ich, wenn ich unterwegs bin, schwerst fernsehsüchtig bin, kann ich nur zur Dosierung dieses Vergnügens ermahnen. Auf jeden Fall sollte man sich nach dem Fernsehen noch einmal kurz abduschen. Das hat mir Franz Kohl, mein Heilpraktiker in München, empfohlen. Auch nach langen Flügen empfiehlt sich eine Dusche. Das fließende Wasser setzt negative Ionen frei, die dann den wichtigen „Luft-Champagner" enthalten.

Die Zeit vor dem Einschlafen ist am besten mit einem Buch zu füllen. Ich liebe alte Märchenbücher, auch dann, wenn meine Enkelinnen nicht bei mir sind. Die Bilder lassen mich in eine „Bindewelt" gleiten – zwischen Hotelzimmer und meinen Träumen. Fotos meiner Kinder begleiten mich ständig, ebenso natürlich meine Lieblingsdüfte.

Auch das von mir selbst entwickelte Kissen ist für mich ein Stück transportable Heimat. Die normale mitteleuropäische Kissenform ist zum Schlafen nicht wirklich geeignet. Schlafstörungen und eine gewisse „Kreuzlahmheit" am Morgen kommen schließlich nicht von ungefähr (siehe auch S. 11).

Ich schlafe seit 30 Jahren auf Futons. In Los Angeles, wo ich damals lebte, gab es ein japanisches Stadtviertel, in dem man diese speziellen Matratzen bereits kaufen konnte, als in Deutschland noch kaum jemand das Wort Futon kannte. Leider sind die besten in der Regel auch die teuersten.

Wenn man wirklich gut zu sich sein möchte, kann man etwas tun, was mir meine Freunde Comte und Comtesse Du Bary im Rahmen eines Besuchs beigebracht haben. Als ich sie in ihr Zimmer führte und ihnen ihre

Schlafgelegenheit zeigte, rümpfte er ein wenig die Nase und meinte: „Ich habe blaues Blut und kann auf so etwas Hartem nicht schlafen!" Diese Aussage brachte mich kurzerhand dazu, einen zweiten Futon über den bereits auf der Bettstatt liegenden zu legen. Es war phantastisch. Graf und Gräfin konnten schlafen, und ich konnte es kaum erwarten, daß sie abreisten, obwohl die beiden die reizendsten und witzigsten Gäste der Welt sind. Aber auch ich wollte das Schlafen auf zwei Futons ausprobieren – und es ist der Himmel auf Erden.

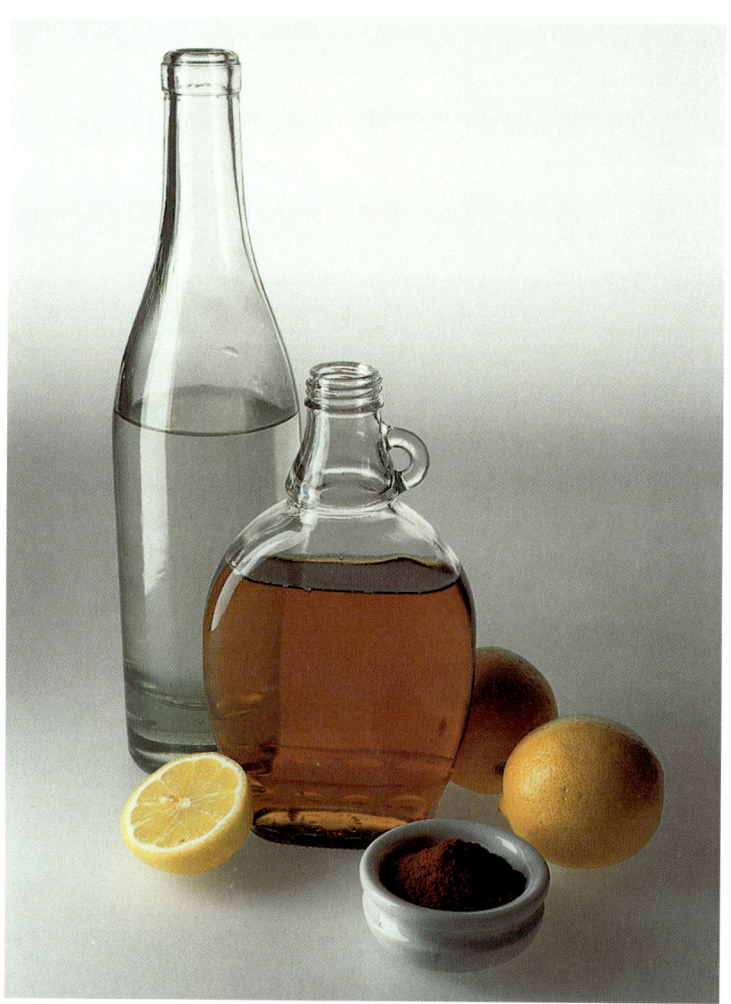

Den Tag richtig beginnen

Am Morgen beginnt der Tag, egal wo ich mich befinde, mit einem Luft- und Lichtbad. Meine Zimmer sind hell, ich verabscheue dunkle Vorhänge.

Bevor ich mein himmlisches Bett verlasse, massiere ich mir die Kopfhaut mit meinen Aromaessenzen. Am schönsten ist es, wenn ich das zuerst bei meinem Mann mache und er anschließend bei mir.

Man gibt je einen Tropfen Öl auf die höchste Stelle des Kopfes und massiert in kleinen Kreisen einmal Richtung Stirn und dann zu den Ohren.

Wann immer es möglich ist, trinke ich zu einem heißen Morgengetränk auch meinen besonderen Cocktail aus einer frisch gepreßten Zitrone, einem Eßlöffel Ahornsirup und einer Messerspitze Cayennepfeffer. Das Gemisch wird mit einem Löffel kräftig verrührt und mit Quellwasser aufgegossen. Es erfrischt herrlich und entschlackt den Körper und die Seele.

Aber viel wichtiger als Essen und Trinken ist für mich die Musik am Morgen. Mein Reisegepäck enthält immer einen kleinen, transportablen CD-Spieler. Ohne Musik und mein morgendliches „Bodytuning" bleibt mein Kreislauf im Keller, mein Blutdruck sinkt auf Werte zwischen 60 und 90 – und ich bekomme schlechte Laune.

Schlechte Laune verabscheue ich, am meisten an mir selbst. Das Tanzen am Morgen gibt mir die Möglichkeit, unter allen Umständen aus dem „Ich" ins „Selbst" zu schlüpfen.

Tanzend in den Morgen

In dem Kapitel „Die Klugheit der Sinne" habe ich versucht, Ihnen etwas zu beschreiben, was sich eigentlich nur natürlich „erfahren" läßt. Vergleichen läßt sich meine hoffentlich nicht ganz vergebliche Mühe nur mit dem Versuch, Kindern etwas beizubringen. Ich kann Ihnen nur den Schlüssel geben, aufsperren müssen Sie die Tür schon selbst ...

Der Erfahrungsraum ist Ihr ganz persönlicher. Was den Sprung vom Ich zum Es ausmacht (Sie erinnern sich an mein Beispiel mit dem Atmen: Sie beginnen, bewußt zu atmen, bis der Atem die Kontrolle übernimmt und durch Sie atmet), spiegelt sich im Körper in tausend kleinen und großen Erlebnissen. Wenn man zum Beispiel Filme über Surfer sieht, wie sie ganz klein, in eine große Welle gehüllt, in den Gewalten der Natur reiten, und dann hört, was die waghalsigen Wellenreiter über ihre Erfahrungen berichten, bekommt man eine Ahnung davon, was passieren kann, wenn sich der Mensch erobernd hingibt.

Das gleiche passiert beim Tanzen im Sinn des Bodybalancing – wenn auch nach außen hin weniger spektakulär. Ich gehe jeden Morgen das ganze beschriebene Programm durch und füge je nach Lust und Laune einige Bewegungen hinzu, die von allein kommen, oder weitere Tanz- oder Dehnübungen.

Beim Film wird man meist erbarmungslos früh aus den Federn geholt. Ob um sechs oder acht Uhr morgens, ich stehe immer entsprechend früher auf, um eine halbe Stunde zu tanzen. Ein Vorteil, abgesehen von der guten Laune, ist, daß die Haut gut durchblutet wird. Falls man durch spätes Essen Probleme mit Lymphstauungen hat (und das ist bei Dreharbeiten ständig der Fall, weil das Mittagessen meistens flachfällt), hilft Tanzen immer.

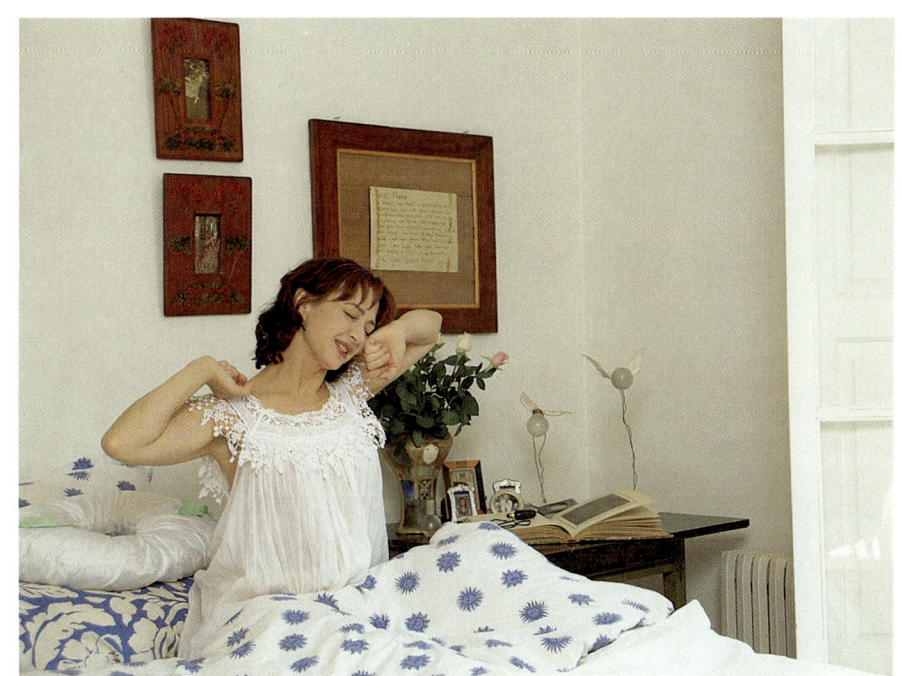

Die Zeit richtig nutzen

Waschen und Beleben werden von mir „in einem Waschgang" erledigt. Zu meinen wichtigsten kosmetischen Begleitern gehören ein Paar Rubbelhandschuhe, eine Olivenölseife und ein Fläschchen mit einer aromatherapeutischen Essenz.

Die Mischung dieser Essenz wechselt, sie richtet sich ganz nach der Tagesform meiner Nase, das heißt: Ich „höre" auf sie! Zur Zeit bevorzuge ich Essenzen aus Rosenholz, Orangenblüten, Rosen, Sandelholz und Zypresse.

Zum Reinigen des Gesichtes verwende ich ein mildes Öl, anschließend trage ich eine Fett- und Feuchtigkeitscreme mit Lichtschutzfaktor sowie eine Fettsalbe auf. Außerdem verwende ich eine Vitamin-C-haltige Lotion.

Mein ausführliches Waschritual habe ich im nächsten Kapitel (siehe Seite 169) beschrieben und auch im „SOS-Quick-Fix"-Programm (siehe Seite 167). Ich will hier aber noch etwas Persönliches anmerken, was mir sehr wichtig ist: Ich vermeide es, zuviel Wasser zu benutzen. Erstens brauchen wir auf der Erde noch länger dieses kostbare Naß, und außerdem trocknet zuviel Waschen die Haut aus. Das heißt, daß ich mir oft auch einfach nur die Essenzen auf meine Rubbelhandschuhe träufle und quasi trocken entlang der Lymphbahnen Gesicht und Körper massiere.

Danach wasche ich nur die Stellen, die man auf englisch „the smelly parts" nennt.

Ich möchte hier noch einmal mein dringlichstes Anliegen unterstreichen. Verwenden Sie keine Mittel, die die Umwelt belasten. Egal, ob Sie Geschirr, Wäsche oder sich selbst waschen. Dieses Wasser kommt eines Tages wieder zu Ihnen zurück. Der Planet Erde ist unsere Heimat, der einzige Wohnort in unserer Galaxie. Gerade Frauen können in ihrem Haushalt sehr viel bewirken, schon beim Kauf der Waren. Auch jene Firmen, die das Lieblingsspielzeug der Frauen (nämlich die Kosmetik) so „schön" verpacken, daß es bald keine schöne Welt mehr gibt, in der man sich schönmachen kann, würden ihre Verpackungsphilosophie ändern, wenn wir, die Konsumenten, es nur nachdrücklich genug verlangten. Die meisten Kosmetikunternehmen werden sicher auf ihre aufwendige Verpackung verzichten, wenn die Käuferinnen signalisieren, daß sie nicht willens sind, länger auf den schönen Schein hereinzufallen. Machen Sie Ihre Aussage. Lasen Sie die Verpackung im Laden zurück, mit der Bemerkung, daß Sie der Zukunft Ihrer und anderer Kinder zuliebe darauf verzichten.

Massieren Sie in Pfeilrichtung; so wird die Lymphe entstaut.

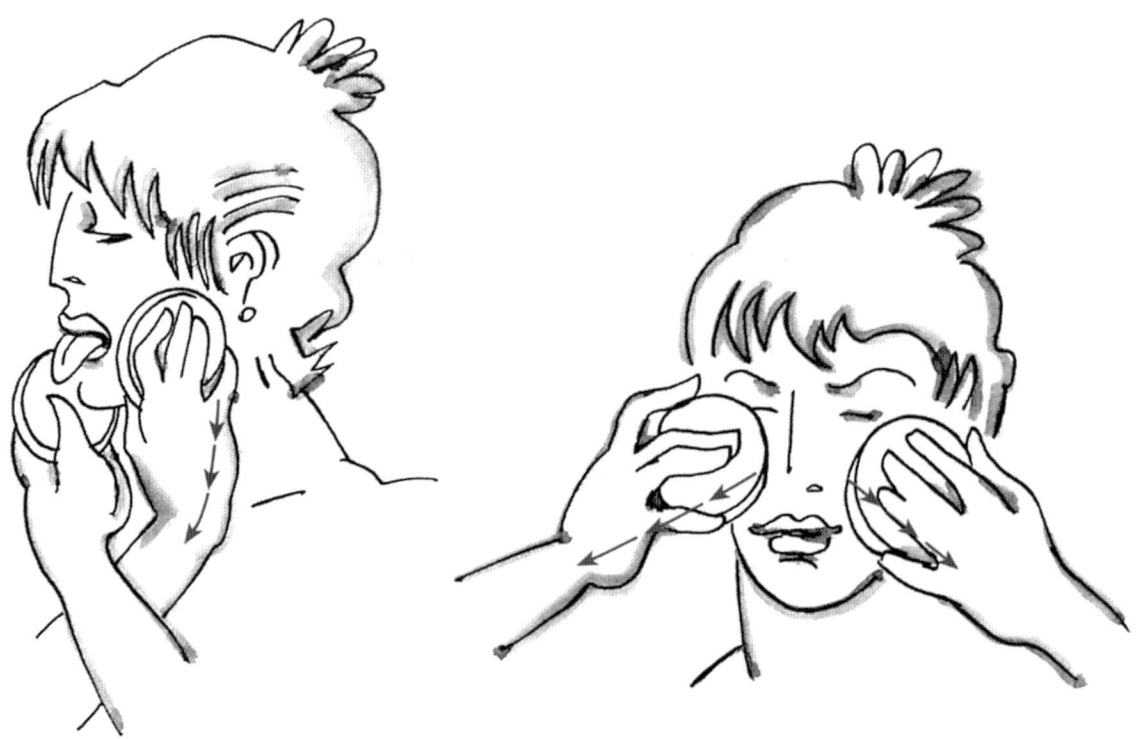

SOS-Quick-Fix

Sie werden, wenn Sie sich an meine Tips aus diesem Buch halten, sicher die Ursache Ihres ganz persönlichen Schönheitsproblems beheben und damit einem scheinbar genetisch unausweichlichen Schicksal entrinnen. Doch bis die vorbeugenden Maßnahmen greifen, gibt es einige Tricks, mit denen man die Symptome lindern kann. Diese praktischen Soforthilfemaßnahmen nenne ich für mich SOS-Quick-Fix.

Die Maßnahmen, die ich in den folgenden Absätzen beschreibe, helfen gegen alle Schönheitsprobleme des Gesichtes, ganz egal, welche Ursache dahintersteckt.

1. Spielen Sie Musik, die Sie in eine ausgeglichene Stimmung versetzt. Ich bevorzuge sanfte afrikanische Klänge (ohne E-Gitarren oder ähnliches). Belebend finde ich auch Wiener Walzer. Ich habe die Wirkung von Musik schon in dem Kapitel über Ton und Töne (siehe Seite 58) beschrieben: Töne haben eine heilende Wirkung, und da Schönheitsprobleme immer ein Zeichen der inneren, organischen Disharmonie sind, wäre es ein erster Schritt, sie mit schöner Musik als feinstofflicher Nahrung auszugleichen.

2. Füllen Sie ein Waschbecken mit heißem, aber noch berührbarem Wasser und fügen Sie ein paar Tropfen einer aromatherapeutischen Essenz zu (gut ist zum Beispiel Rosen- oder Sandelholz, Lavendel oder Geranie). Nehmen Sie nun ein mittelgroßes Handtuch und tauchen Sie es ins Wasser. Lassen Sie es gut naß werden und wringen Sie es aus. Legen Sie das Tuch auf Gesicht und Hals und massieren Sie sich mit sanftem Druck. Durch dieses Ritual erreichen Sie gleich auf mehreren Ebenen eine Entstauung und damit eine Abschwellung der betroffenen Gesichtspartien: (a) Sie atmen aromatherapeutische Dämpfe ein, (b) Sie massieren die Stauungen ab, (c) die Wärme fördert die Durchblutung und läßt Stauungen abfließen, (d) Sie

lernen, sich liebevoll um sich selbst zu kümmern und Ihre eigenen Fähigkeiten zu stärken.

3. Weil Wasser kostbar ist, wird jetzt ein Massagehandschuh in das gleiche aromatisierte Wasser getaucht. Massieren Sie mit einigen Tropfen Waschflüssigkeit Ihren ganzen Körper. Duschen Sie anschließend zuerst warm und dann kalt. Die ganze Sache dauert nur etwa zehn Minuten und vereinigt Aromatherapie mit Akupressur und dem normalen Waschen. Sie sehen, auch Körperpflege ist eine Kunst!

4. Cremen Sie Körper und Gesicht mit einer Fett- und Feuchtigkeitsemulsion ein, in die Sie einige Tropfen Ihrer aromatherapeutischen Essenz geben. Die Haut ist vom Scheitel bis zur Sohle eine Einheit, ein Organ und sollte nicht partiell behandelt werden. Eine Creme, die auf die ganze Haut aufgetragen wird, ist wirksamer als eine, die nur das Gesicht behandelt. So wie man einen Rasen ja auch als Ganzes sprengt. Die Applikation der Creme oder der Lotion sollte immer unter Berücksichtigung der Lymphbahnen erfolgen. Um die Augen sollte die Creme allerdings immer nur eingetupft werden, weil die Haut dort so empfindlich ist.

5. Wischen Sie sich abschließend mit einem feuchten Waschlappen oder einem feuchten Schwamm ab, der mit ein paar Tropfen der aromatherapeutischen Essenz getränkt ist, und machen Sie sich nach Gusto mit Make-up zurecht. Die letzte Versorgung mit duftenden Essenzen gewährleistet eine Behandlung, die den ganzen Tag anhält (dadurch, daß sich die Düfte in Ihrer Kleidung fangen).

Alles in allem dauert diese Schönheitspflege weder länger als die normale Körperpflege, noch ist sie teurer. Und doch schließen Sie damit auch das Feinstoffliche auf bodenständige Art in Ihr tägliches Wellness-Ritual ein.

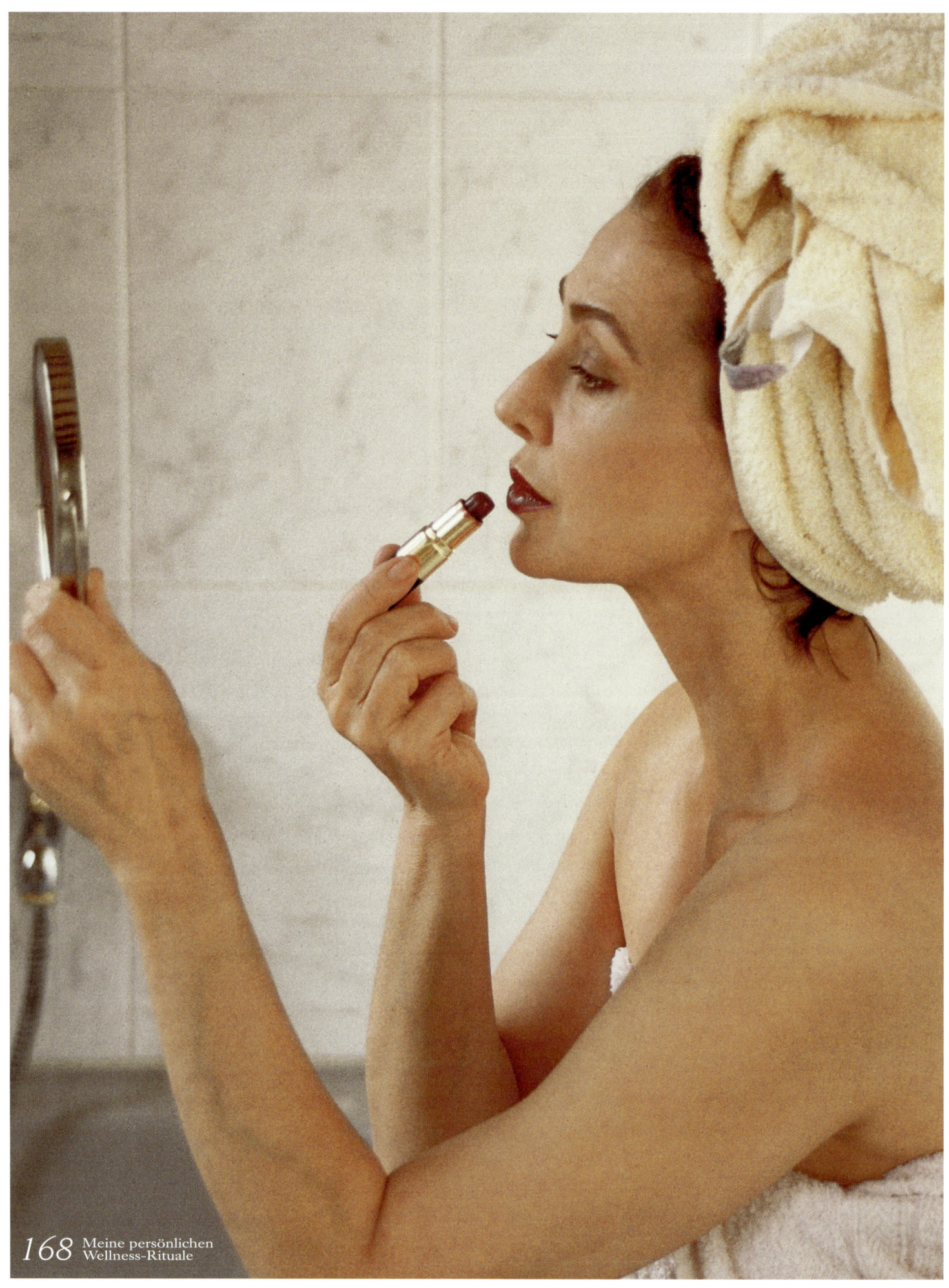

Meine persönliche Schönheits-pflege

I n meinem Alter finde ich den Anspruch, „natürlich und ungeschminkt" schön zu sein, illusorisch. Das können höchstens ganz große Schönheiten – und zu denen gehöre ich nicht. Ich gebe aber zu, daß manche Frauen – auch meines Alters – einen Stil haben, der Make-up überflüssig macht. Zum Beispiel Frauen mit sehr dunklen Augen und weißen Haaren. Aber wenn man „zarte" Farben hat, so finde ich eine kleine kosmetische Hilfe nicht verwerflich, vor allem solange ich noch mit Farben spielen kann.

Das soll jetzt nicht heißen, daß ich Angst vor dem Alter und der Veränderung meines Aussehens habe. Im Gegenteil, seit meiner frühesten Jugend habe ich mir angewöhnt, die Zukunft positiv zu belegen. Ich bin jetzt über fünfzig und habe meinen Alterslook bereits in petto.

Mein Make-up ist keines im üblichen Sinne. Seit 15 Jahren verwende ich ein System, das Wasser und Seife als Basis hat – eine Idee, die von vielen Kosmetikerinnen verabscheut wird. Meiner Haut hat es gutgetan, und obwohl ich die Produkte verschiedener Firmen gemischt habe, änderte sich das Prinzip nicht. Heute verwende ich verständlicherweise nur noch die Produkte meiner eigenen Pflegeserie Wellness Care.

Eine sehr gute Seife ist die sogenannte „Savon de Marseille", sie besteht aus pflanzlichen Ölen. In Frankreich kann man die großen Seifenstücke in jeder Apotheke kaufen. Wenn ich die französische Seife nicht bekam, dann benutzte ich die Seifen von amerikanischen Firmen, die ihre Produkte mittlerweile auch in Deutschland vertreiben und die mit dem Wasser-Seife-Prinzip arbeiten. Sie bieten ausgezeichnete, sehr exotisch klingende Seifen an, die nur leider wahnsinnig teuer sind (50 bis 70 Mark pro Stück!).

Durch jahrelanges Ausprobieren habe ich meine eigenen Schönheits- und Wellness-Rituale entwickelt. Ich beschreibe Ihnen hier, wie ich das klassische Wasser-Seife-Prinzip für mich abgewandelt habe. Keine Kosmetikfirma hat das gern, trotzdem bin ich der Meinung, daß man sich nichts einreden lassen sollte. Finden Sie heraus, was für Sie gut ist und mit welchen Pflege-Ritualen Sie sich wohl fühlen.

1. Ich beginne meine Gesichtspflege damit, daß ich Hände, Hals und Gesicht mit einem Öl (auch ein gutes Sesamöl tut es) einreibe. (Die Augen aussparen und mit einem speziellen Make-up-Entferner reinigen.)

2. Das Waschbecken wird mit heißem Wasser gefüllt, in das ich exakt zwei Tropfen meiner aromatherapeutischen Essenz gebe. Ich benetze die Seife mit Wasser und schäume mein Gesicht damit ein (wie früher die Männer mit der Rasierseife). Bei dieser Gelegenheit mache ich meine kleine Lymphdrainage. Das heißt, ich erledige drei Dinge auf einmal: aromatherapeutische Behandlung, Reinigung, Massage.

3. Das so behandelte Gesicht spüle ich mit dem heißen Wasser ungefähr dreißigmal ab. Diese Erhitzung hat mehrere positive Folgen – deswegen finde ich das System auch so genial. 1. Die Haut wird durchblutet, also entgiftet, und durch die Anregung der Zellteilung erneuert. 2. Die Haut wird auf natürliche Weise gepeelt, sie wird gründlich gereinigt, Pickel können sich öffnen und entfleuchen.

4. Unter kaltem laufendem Wasser gebe ich mir dann ein paar leichte Ohrfeigen, das strafft das Gewebe. (Bitte tun Sie das nicht, wenn sie zu Äderchen neigen.)

5. Von den meisten Firmen gibt es normalerweise separate Feuchtigkeits- und Fettcremes. Ich benutze statt dessen ein für mich zusammengemischtes Produkt mit für meinen Hauttyp entsprechenden Nährstoffen. Nicht nur im Sommer trage ich zusätzlich einen Sonnenschutz auf.

6. Jetzt kommt das für mich Unerläßliche (es läßt sich einfach durch nichts ersetzen): Statt eines Make-ups verwende ich eine „Schüttellotion"; sie strafft die Haut und verfeinert optisch die Poren. Lassen Sie sich beraten, es gibt hervorragende Produkte. Unter den Augen klopfe ich sanft eine Abdeckcreme auf und gebe über das ganze Gesicht einen Hauch Puder, denn Puder ist das einzige, was die weibliche Haut ab einem gewissen Alter samtig erscheinen läßt. Außerdem liebe ich den Geruch. Die überflüssige Menge kann man mit einer Puderbürste oder einem festen Pinsel abstreichen (in Richtung Ohren).

Damit ist die Grundierung fertig. Sie ist Pflege und Make-up zugleich. Ich verwende abschließend gern Puderrouge an der höchsten Stelle meiner Wangenknochen, um sie zu betonen. Die Wimpern tusche ich grundsätzlich mit einer möglichst naturnahen Tusche. Die altmodische Spucktusche wäre am besten, sie ist nur kaum noch zu bekommen.

Dunkles Make-up um die Augen steht mir nicht. Die kräftigen Brauen machen das auch überflüssig. Meine Lider sind noch halbwegs straff. Ich vermute, es hilft, regelmäßig Augengymnastik (Augenrollen) zu machen.

Der Yoga-Löwe (siehe Seite 13) ist für die Straffung des Gesichtes sehr effektiv, er ist übrigens das einzige, was ich in diesem Bereich für sinnvoll halte. Die Übung läßt einen zwar etwas seltsam aussehen, so daß man sie am besten nicht vor jedem macht, doch der Effekt ist phantastisch. Das Dekolleté und die Kinnlinie lassen sich damit (in Kombination mit der richtigen Schlafweise) sehr lange „körpernah" halten.

Länger als einen Tag

Um die natürliche Schönheit zu unterstreichen, finde ich ein geschicktes Langzeit-Make-up toll. Eine der genialsten Erfindungen im Make-up-Bereich ist das Tätowieren. Es hat in verschiedenen Kulturen weltweit eine alte Tradition. Allerdings ist die moderne Variante, das sogenannte Langzeit-Make-up (das raffinierte Unterstreichen der natürlichen Konturen), leider oft in den Händen von Pfuschern. Deswegen sollte man sich, bevor man Augenbrauen, Lidstrich oder Lippen korrigieren läßt, sicher sein, daß man hinterher nicht etwas im Gesicht hat, über das man sich jeden Morgen aufs neue ärgert.

Ich habe mit der Betonung meiner Augenbrauen schlechte Erfahrungen gemacht. Gottlob hat mir Horst Kirchberger, der bekannte Münchner Visagist, diese „Markierungen" entfernt, indem er sie „übertätowiert" hat. Das war leider eine für mich typische Geschichte, und ich schreibe sie auf, um Sie daran zu erinnern, daß es immer besser ist, schon vorher nachzudenken und nicht erst hinterher.

Also: Ich habe eigentlich schöne Augenbrauen. Sie sind dicht und gut geschwungen. Vor einigen Jahren war mein Haar einmal wieder besonders lang (es wächst bei mir ungewöhnlich schnell). Ich hatte meine „Frida Kahlo"-Phase, trug viel schönen ethnischen Schmuck und pflegte eine dramatische Aufmachung. Frida Kahlo war eine mexikanische Malerin, die in leuchtenden Farben immer sich selbst porträtierte und dabei vor allem ihre kräftigen Augenbrauen betonte. Ich war von ihren Bildern begeistert und meinte, auch ich könnte die Augenbrauen mehr betonen – und ließ sie mir tätowieren. Dies, so wurde mir erzählt, wäre in einem Jahr wieder verschwunden.

Jahre später hatte ich diese Brauen immer noch! Aber nachdem ich in der Zwischenzeit mein Haar geschnitten hatte, wollte ich auch wieder feinere Brauen. Horst Kirchberger half und überdeckte die Einstiche mit einem Hautton, und jetzt sieht es wieder manierlich aus. Die Moral von der Geschicht'?

Erstens: genau überlegen, und zweitens: nicht zu einem x-beliebigen Institut gehen.

Ich habe bessere Erfahrungen mit einer Betonung des oberen Wimpernrandes gemacht. Das Tätowieren dort betont das Auge auf natürliche Weise und läßt vor allem das Färben der Wimpern überflüssig werden.

Für Frauen, die sich zu grauen Haaren entschlossen haben, kann jedoch eine Betonung der Augenbrauen ideal sein. Diese Art von Langzeit-Make-up ist für sie besser als alles andere. Die Augenbrauen geben einem Gesicht immer Kontur und verhindern, daß man „verwaschen" aussieht. Ob Sie zu brauner oder noch dunklerer Farbe greifen wollen, sollten Sie vorher sorgfältig und in Ruhe prüfen und auf jeden Fall mit einem Augenbrauenstift zuerst einmal ausprobieren.

Ein zweiter Anziehungspunkt im Gesicht ist der Mund, und bei gepflegten, möglichst echten Zähnen ist seine leichte Betonung wirklich von Vorteil.

Ein Langzeit-Make-up korrigiert Unregelmäßigkeiten aller Art – nicht nur im Gesicht. Das Wichtigste, was sich mit dieser Dauerfärbung erreichen läßt, ist die Korrektur von Problemen, die weit über die normale kosmetische Verschönerung hinausgehen: Nicht nur lassen sich Narben mildern oder sogar unsichtbar machen, es ist sogar möglich, nach einer Brustoperation die Brustwarze neu zu schaffen. Sie sehen, diese Art von Make-up ist eine Investition, die sich durchaus lohnen kann.

S.172/173
Schönheitswissen
konzentriert: Produkte
aus meiner Pflegeserie
Wellness Care.

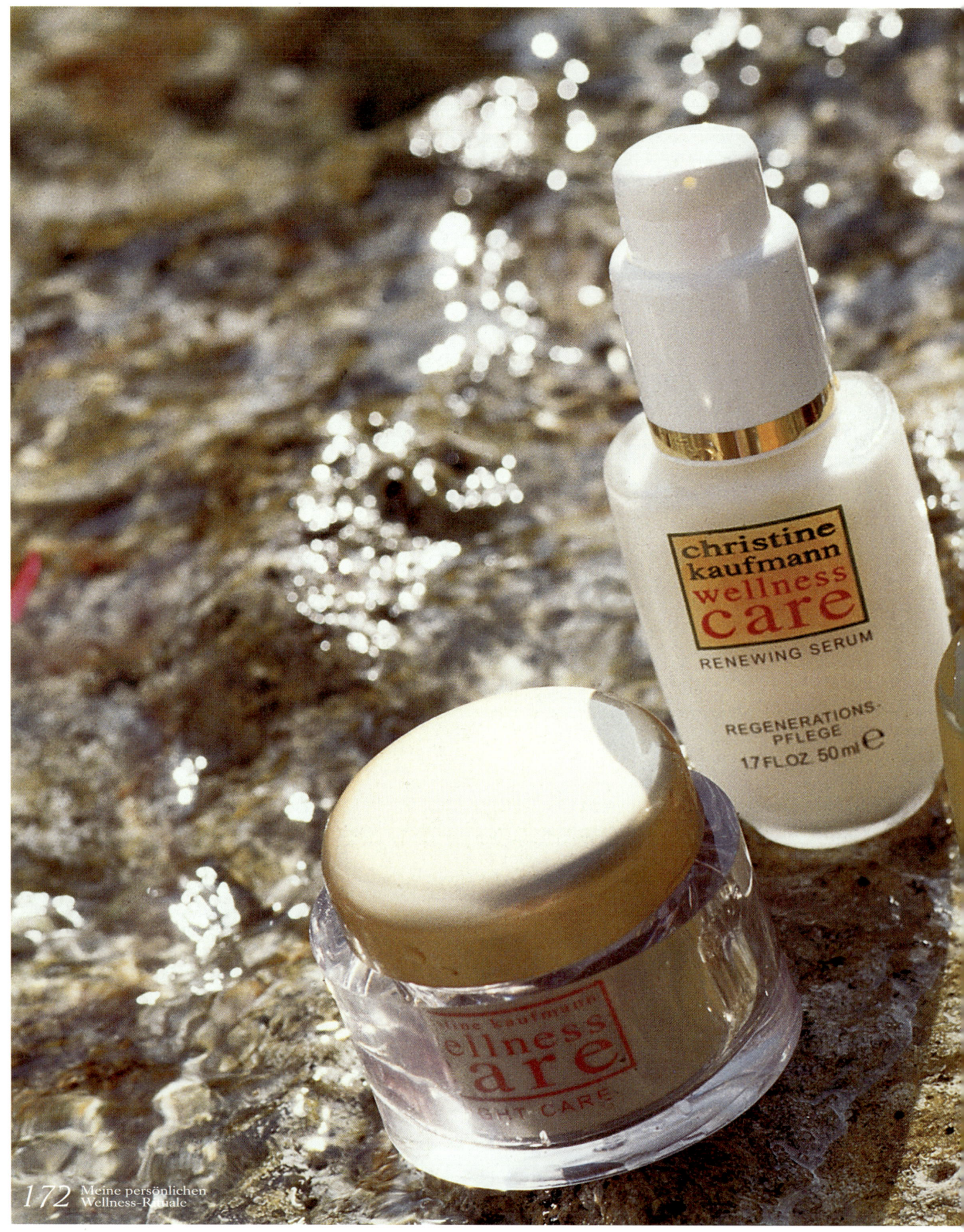

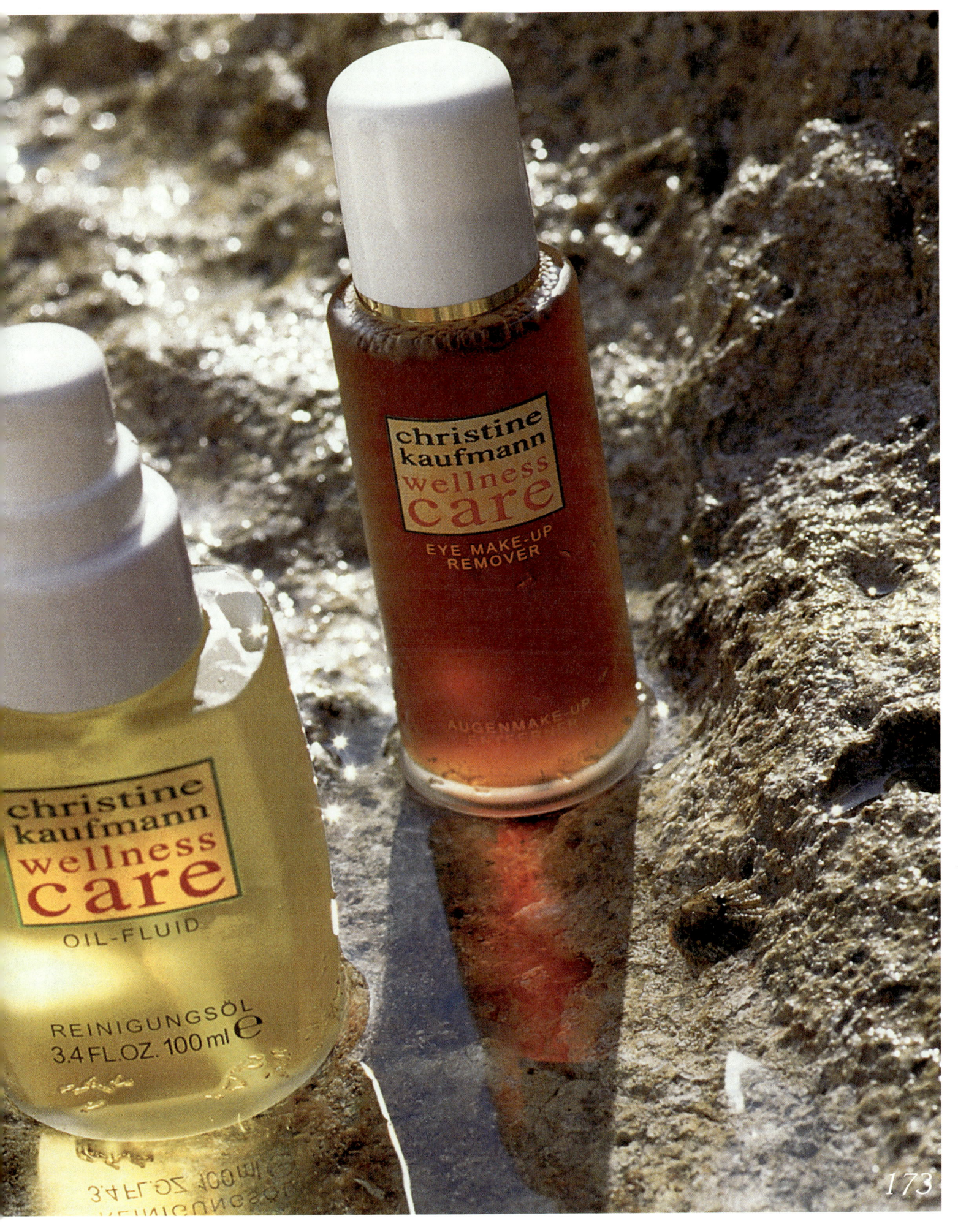

Der ganz persönliche Duft

Was Sie durch die Fotos in diesem Buch nicht wahrnehmen können, ist mein Parfüm. Es ist wohl irgendwie schicksalhaft – Stichwort „Rosen-Resli" –, aber ich liebe Rosen und ihren verführerischen Duft. Es gibt ihn in so unendlich vielen verschiedenen Nuancen und Abstimmungen. Meine Mischungen sind immer etwas schwer, das paßt zu meinem Charakter.

Verwenden auch Sie keine „allgemeingültigen" Düfte, wählen Sie sorgfältig Ihren persönlichen Lieblingsgeruch aus. Es geht hier nicht um irgendeine kleine Unwichtigkeit, sondern um ihre ureigene Duftnote. Ich benutze schon länger keine fertigen oder synthetischen Düfte mehr (ich esse ja auch keine Plastiktüten), denn es gibt Untersuchungen, die darauf hinweisen, daß gewisse synthetische Geruchsstoffe zu organischen Disharmonien, also Krankheiten, führen können.

Wobei allerdings auch nicht alle im Bioladen echt sind. Informieren Sie sich genau, ob die Essenzen aus ungespritzen Blumen gewonnen wurden. Nur wenn Sie organische Produkte kaufen, unterstützen Sie deren Produktion. Auch hier haben Sie einen Einfluß auf den ökologischen Zustand unserer Heimat.

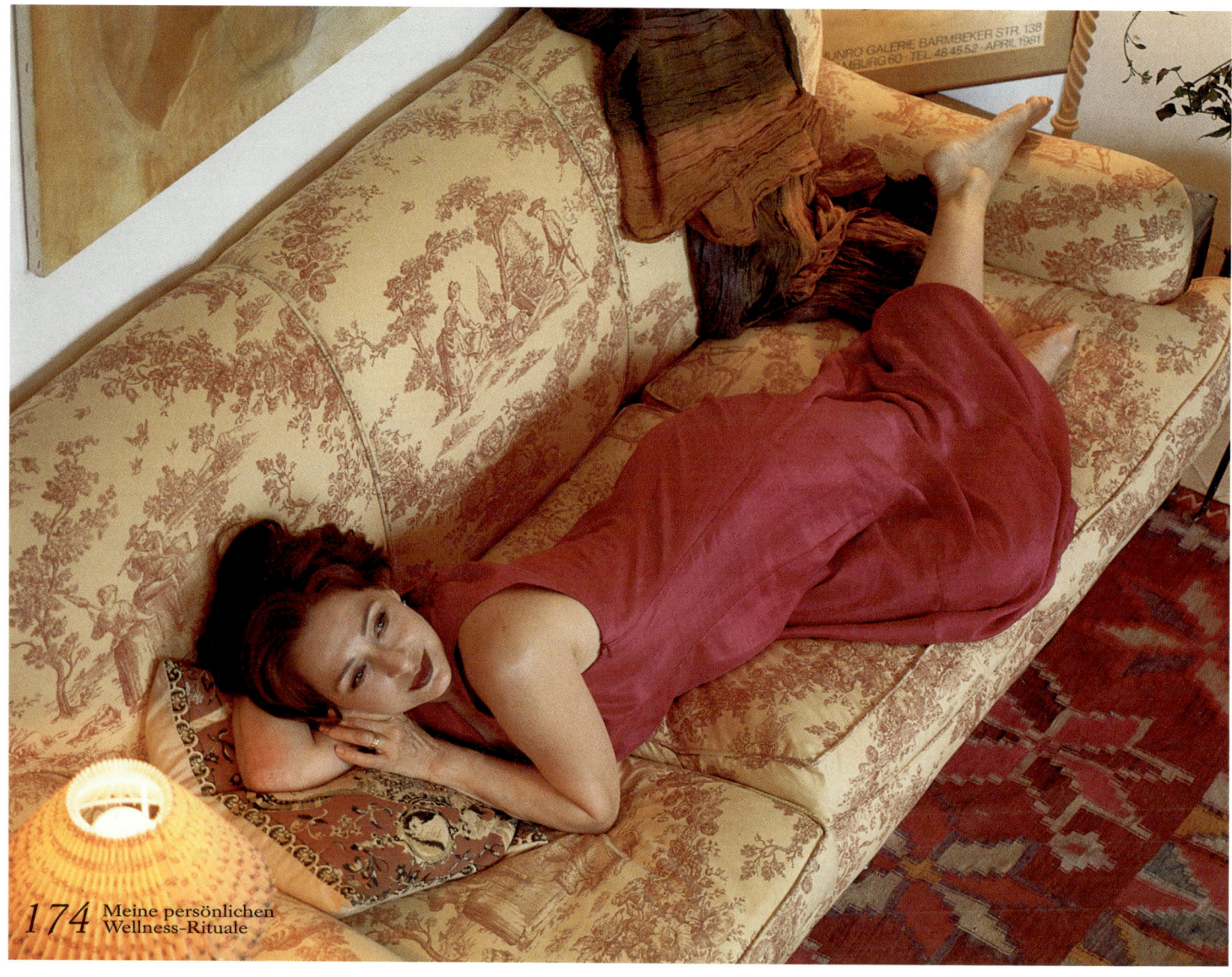

Auf Reisen

Die von mir in diesem Buch aufgestellten Ernährungsrichtlinien halte ich selbst mit dem allergrößten Vergnügen ein. Schließlich ist Kochen eine meiner ergiebigsten Meditationsformen. Sie können sich jedoch vorstellen, wie wenig Gelegenheit ich dazu habe. Jemand, dessen Hauptarbeit daran geknüpft ist, auf Reisen zu sein, der in seltsamen Gegenden unterwegs ist und in noch seltsameren Hotelzimmern wohnen muß, kommt nur selten zum Schwingen des Kochlöffels.

Zum Beispiel auf Theatertourneen. Für mich ist Theater die einzige Art der Schauspielerei, die mir wirklich Freude bereitet, besonders wenn ich mit einem Stück auf Tournee gehe. Nie ist man so intensiv mit dem Publikum verbunden, nie kann man dessen Freude so unmittelbar erleben. Es klingt kitschig, aber es ist so: Im Theater findet ein großer emotionaler Austausch statt. Im Idealfall wird eine große Menge Freude hin- und herverströmt.

Aber der große Nachteil dieser Arbeit ist für mich die ganze Situation um das Essen. Ich hatte immer vor, Fatima, die gute Seele meines Hauses in Tanger, mitzunehmen und sie für unsere Theater-Truppe kochen zu lassen. Leider ist das bis jetzt ein Traum geblieben. Nach jeder Tournee komme ich zwar belebt und angeregt zurück, doch meine Haut ist trocken, und die Augen brennen fast immer. Das, was einem – auch wenn es noch so gut schmeckt – als normales Essen serviert wird, ist eben oft bar jeden Nährwertes. Salate sind nie wirklich frisch, es wird Essig statt (wie es gesünder wäre) Zitrone verwendet. Das vegetarische Essen ist häufig wertlos, da gerade dieses sehr sorgfältig gekocht oder gedünstet werden muß.

Vor allem in diesen – ernährungstechnisch schwierigen – Tourneezeiten behelfe ich mir mit einer sorgfältigen Auswahl von Vitaminen. Die Dosierung ist dabei nicht immer ganz einfach, schließlich schwanken die persönlichen Bedürfnisse zum Teil ganz erheblich – auch mit der Jahreszeit. Es gibt aber bereits Firmen, die dem Rechnung tragen und spezielle Winter- beziehungsweise Sommer-Vitaminkombinationen anbieten.

Immer wieder hört man, daß zusätzliche Vitamine überflüssig sind, solange man sich „normal" ernährt. Aber was bitte heißt „normale Ernährung"? Ist normal das, was ein Teil der Jugend regelmäßig zu sich nimmt? Cola, Hamburger und Pommes? Leider ist der Ernährungsstandard bei uns ziemlich erbärmlich. Hier sehe ich auch Handlungsbedarf für unser Gesundheitsministerium. Was sich die Regierung in Sachen Vorbeugen – also Informieren über gesunde, schmackhafte Ernährung – leistet beziehungsweise nicht leistet, ist ein Skandal.

Solange „normale" Ernährung so aussieht wie heute, bleibe ich lieber bei meinen Vitaminen. Allerdings schraube ich meinen täglichen Vitamin- und Mineralstofftabletten-Cocktail auf ein Minimum herunter, wenn ich mich selbst bekoche. Ich nehme sie trotzdem ziemlich regelmäßig – aber nicht unbedingt täglich. Ich habe das Gefühl, daß mir die Vitamine und Mineralstoffe einen Extra-Schwung verpassen. Im Winter trinke ich zusätzlich (vor allem unterwegs) frischen Zitronensaft.

Ein Abend mit Freunden

Warum um Gottes willen, denken Sie vielleicht, sollte man nach einem arbeitsreichen Tag auch noch Leute einladen? Ganz einfach, weil es kaum etwas Gesünderes und Bekömmlicheres gibt, als sich durch Kochen (der eßbaren Meditation) aus dem negativen Streß in die positive Kreativität zu begeben.

Aber: Essen am Abend muß trotzdem die Ausnahme sein!

Essen, den Tisch decken, sich mit lieben Freunden treffen, das ist immer noch das, was uns am einfachsten und gleichzeitig am kultiviertesten genießen läßt.

Für mich ist das ein so hochgeschätztes Vergnügen, daß ich, während ich in Wien am Theater in der Josefstadt engagiert war (meine Wohnung lag direkt neben dem Theater), folgendes Kunststückchen fertigbrachte: Direkt nach dem Theaterstück (etwa 20 Minuten nach dem Schlußapplaus) lud ich Freunde zum Essen ein, und zwar zu einem Menü mit drei Gängen. Von mir gekocht!

Solche Zaubereien sind lediglich eine Frage der Planung. In diesem Fall deckte ich den Tisch, bevor ich das Haus verließ und bereitete alle Speisen vor, soweit es ging. In der Pause huschte ich mit Kleid und Krinoline in meine Wohnung, setzte das Essen auf den Herd, das dann während des letzten Aktes seelenruhig vor sich hin köchelte, um dann, als ich abgeschminkt aus der Theatergarderobe kam, serviert zu werden. Nun ist so etwas zwar auch für mich eine Ausnahme, und während Dreharbeiten wäre dergleichen auch völlig unmöglich, doch es war ein gutes Training, die Koordination solcher Geselligkeiten aus dem Effeff zu lernen.

Um sich selbst und das Essen (und das alles ohne Streß) vorzubereiten, braucht man nur zwei Dinge als Basis: Freude daran zu haben – und einen guten Zeitplan. Als erstes muß so ein Menü im Ablauf geplant sein, es hat keinen Sinn, ein aufwendiges Soufflé servieren zu wollen oder eine flambierte Nachspeise, wenn man sich nicht konzentrieren kann.

Meine Abfolge der Vorbereitungen sieht so aus:
1. Menü planen und Essen am Vortag besorgen,
2. Blumen, Wein und Musik sorgfältig bereitlegen,
3. Kleidung auf dem Bett ausbreiten,
4. Nahrungsmittel, Schüsseln und Töpfe übersichtlich in der Küche aufstellen.

Jetzt kann es losgehen:
1. Baden oder duschen Sie ausgiebig, geben Sie belebende aromatische Öle ins Wasser, spielen Sie Gute-Laune-Musik. Wickeln Sie die frisch gewaschenen Haare in ein Handtuch, damit kein Haar in die Suppe fällt. Geben Sie eine Ampulle mit besonders wirksamen Nährstoffen auf die Haut.
2. Jetzt wird das Essen vorbereitet: Schneiden und würzen sie die Zutaten, geben Sie sie in den Topf oder den Backofen. Wählen Sie ein Menü aus, bei dem Sie alles zügig und sicher zubereiten können. Kurz bevor die Gäste kommen, stel-

len Sie den Hauptgang aufs Feuer.

3. Wenn alles vorbereitet in der Küche steht, ziehe ich mich an. Gelegentlich lege ich mir dann noch eine Gesichtsmaske auf, sie kann einziehen, während ich den Tisch decke.

Das Tischdecken ist eine vernachlässigte Kunst, die – wie überhaupt das Kochen als weibliche Kunst – nicht so kultiviert wird, wie es eigentlich sinnvoll wäre. Sicher weil einem selbst die Idee des Weibchens am Herd nicht „schmeckt". Aber nur, weil man nicht immer kochen möchte, muß das nicht bedeuten, daß man die Kunst des Kochens und die Kunst, ein Gastgeber zu sein, verlernt. Schönes Geschirr muß nicht teuer sein, und einen Tisch mit Kerzen und Blumen zu versehen macht das Essen erst wirklich zu einem bekömmlichen Ritual, was es sein kann und ja auch sein soll. Wenn Sie keine Blumen haben, läßt sich der Tisch auch mit Blättern originell dekorieren. Die schönsten Kerzen sind für mich ganz schlichte. Decken Sie den Tisch mit Gefühl, Sie müssen nicht versuchen, sich etwas Kompliziertes oder noch nie Dagewesenes auszudenken. Für mich ist das Ritual des Tischdeckens meditativ und auch erholsam.

4. Sobald der Tisch fertig ist, schminke ich mich, bis dahin sind auch die Haare getrocknet. (Sie denken vielleicht nicht daran, aber für die Haare ist Fönen nicht besonders gesund.)

5. Der Tisch ist gedeckt, ich selbst – in einem einfachen Kleid, doch je nach Lust und Laune mit meinem Lieblingsschmuck festlich zurechtgemacht – kann mich nun mit meinem Terrier Grisu amüsieren und dabei völlig entspannen.

6. Zehn Minuten bevor die Gäste kommen, mache ich die Vorspeise fertig und stelle den Hauptgang auf den Herd. Dann warte ich voller Vorfreude auf meine Gäste.

Noch ein Wort zum Thema „Make-up und Essen". Dicke Schichten sind natürlich überhaupt nicht angebracht, Sie müssen das Essen ja noch mit Ihren Sinnen wahrnehmen können. Das gleiche gilt für Lippenstift, der mit dem Essen verschwindet. Der beste Trick ist (wenn man sich nicht ohnehin für ein Langzeit-Make-up entschieden hat), die Lippen mit einem speziellen Filzstift einzufärben. Darüber gebe ich nur noch etwas losen Puder, der alles fixiert.

Was ich ebenfalls wichtig finde, ist die Koordination von Tisch und Kleidung. Schwarze Kleider sind natürlich immer elegant, doch gerade im Sommer, wenn man Farben trägt, ist es schade, wenn man den Tisch und sich selbst nicht farblich verbindet.

Alles in allem ist die Eßkultur, vor allem bei uns, wo so viel Überfluß herrscht, sträflich vernachlässigt. Ab einem gewissen Alter gibt es kaum ein besseres Kommunikationsforum. (Sie merken schon, ich empfinde das Älterwerden immer noch als positiv.) Das gemeinsame Kochen mit Freunden empfinde ich wirklich als Luxus. Viel mehr als ein exklusives Dinner in einem Dreihundert-Sterne-Restaurant, wo mir vor lauter Vornehmheit die Suppe im Hals steckenbleibt. Doch mir scheint, daß sich auch da neue Atmosphären bilden. Es wird entspannter gegessen, und das Elegante wird nonchalanter gehandhabt. Und unter uns gesagt, das ist es ja auch, was wirkliche Eleganz ausmacht.

Ein Wort zum Schluß

Wenn ich mit diesem Buch ein Anliegen hatte, dann ist es dies:

Wie man durch Wissen entspannt wird. Daß kosmetische Handlungen keine Aufgaben sind, die sich nur keuchend bewältigen lassen. Die Dinge leichtzunehmen, ohne dabei leichtfertig zu sein, scheint mir ein gutes Ziel fürs Leben und für die aus der Harmonie gebildete Schönheit.

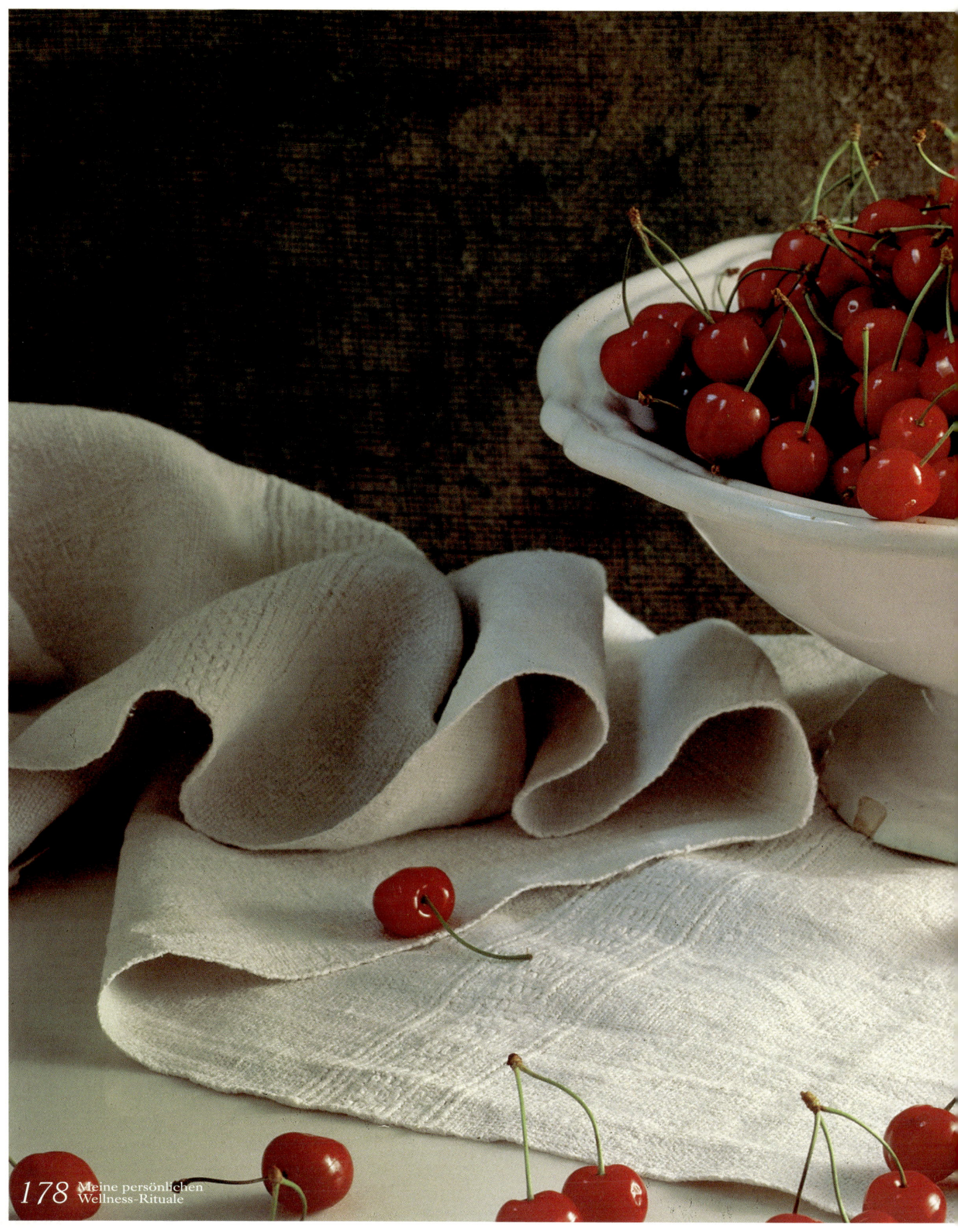

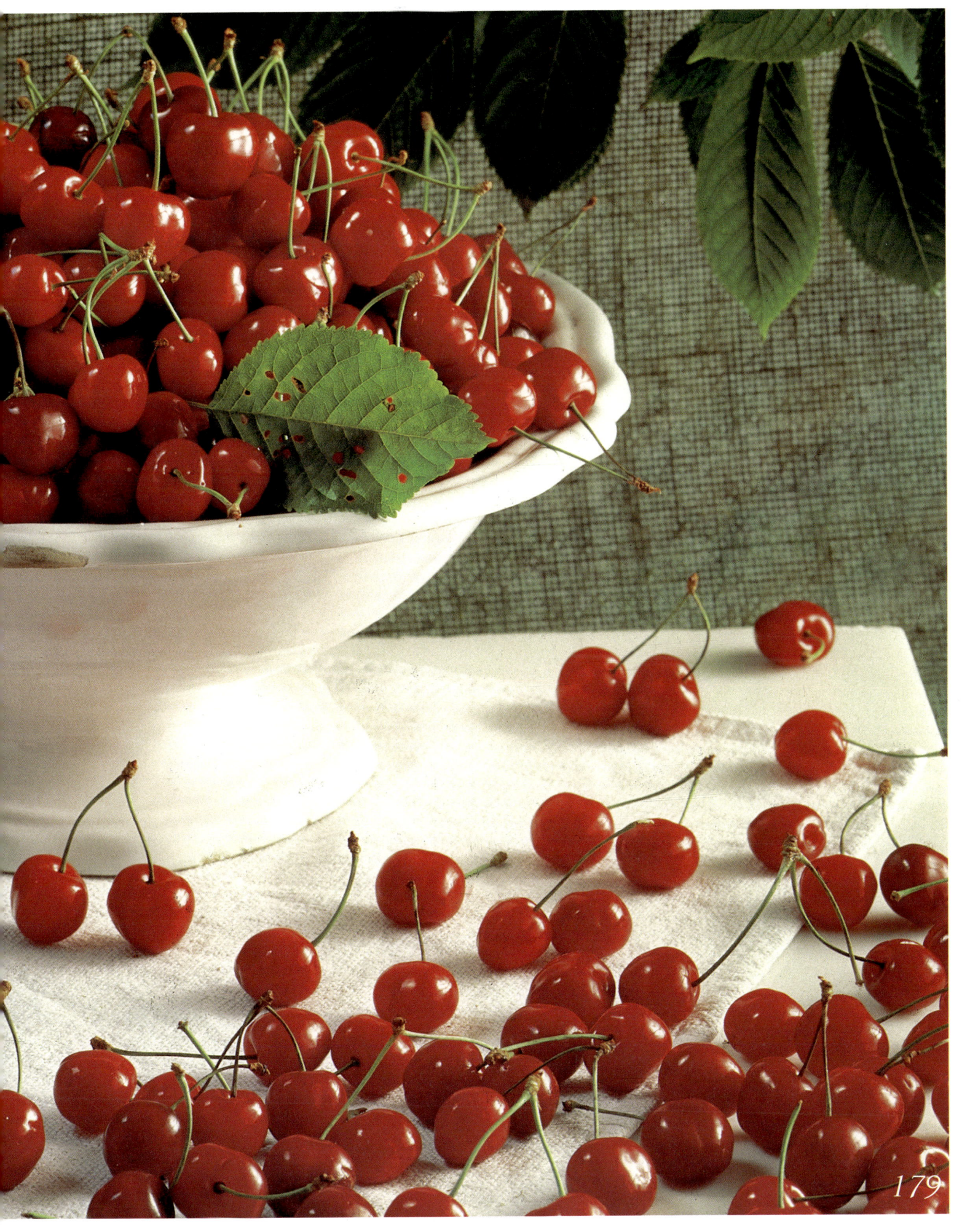

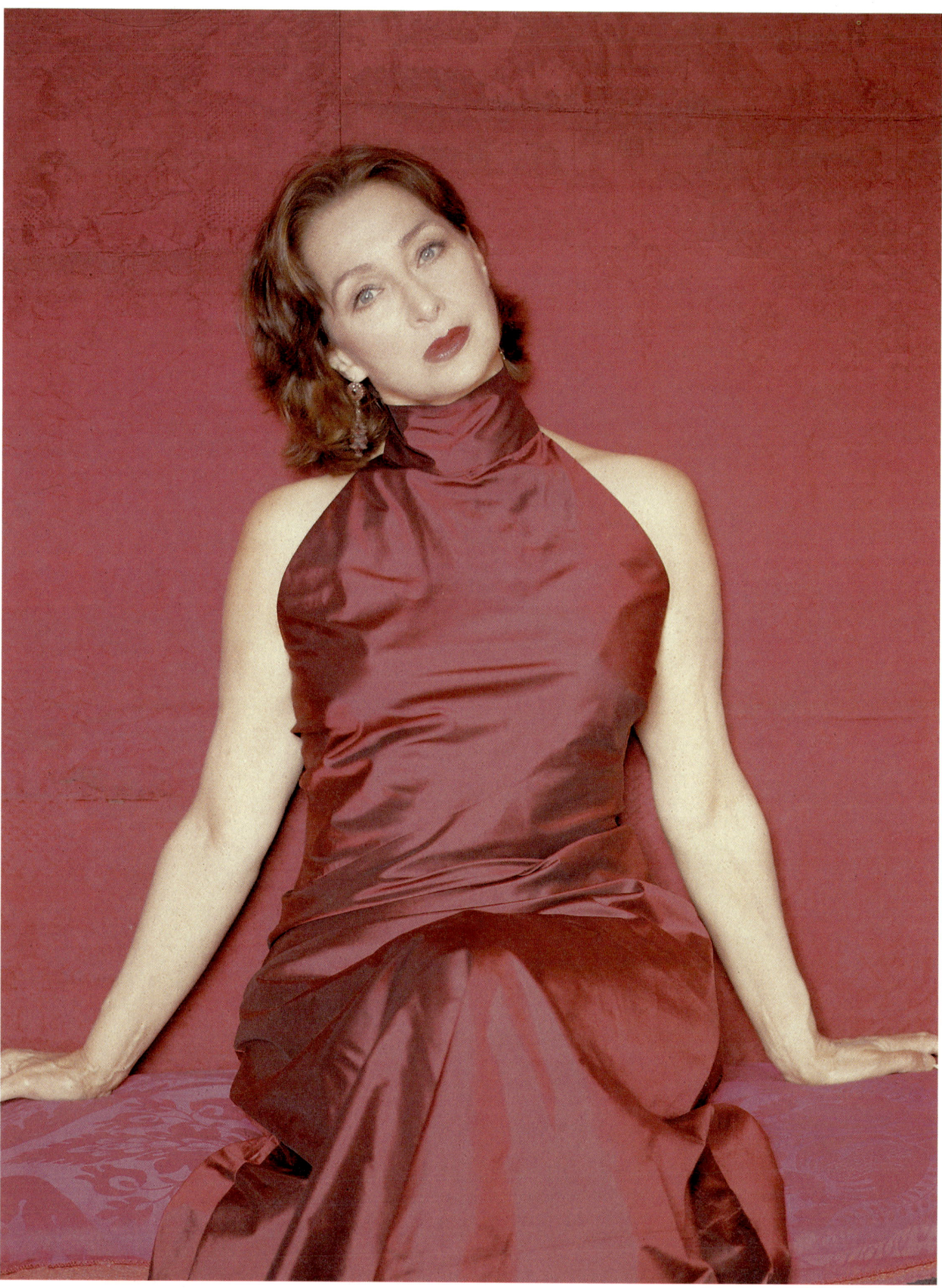

Christine Kaufmann wellness care

„Soviel Natur wie möglich!"
- Das ist meine Idee von Pflege

„wellness care" ist keine gewöhnliche Kosmetik. Die optimal aufeinander abgestimmten Bestandteile meiner ersten Pflegelinie sind kleine Schönheitshelfer. Sie vermitteln das Gefühl des Sich-Wohlfühlens (wellness) und des Beschütztseins (care).

Ich habe dieses Pflegesystem ursprünglich für mich selbst entwickelt und verwende dieses seit vielen Jahren. Auf lange Sicht betrachtet war es für mich das Einfachste, eine eigene Kosmetiklinie zu schaffen, als die Cremes ständig selbst anzufertigen. Die Geheimnisse dieser Pflege und ihrer hochwertigen Ingredienzen verrate ich gerne.

Falls Sie sich für weitere Informationen rund um „wellness care" interessieren, rufen Sie einfach kostenlos bei H·O·T, dem multimedialen Handelshaus an. Unter 0800 234 5789 verbindet man Sie gerne mit meinem persönlichen Beauty-Team, das Ihnen auch unter www.hot.de alle Fragen beantwortet.

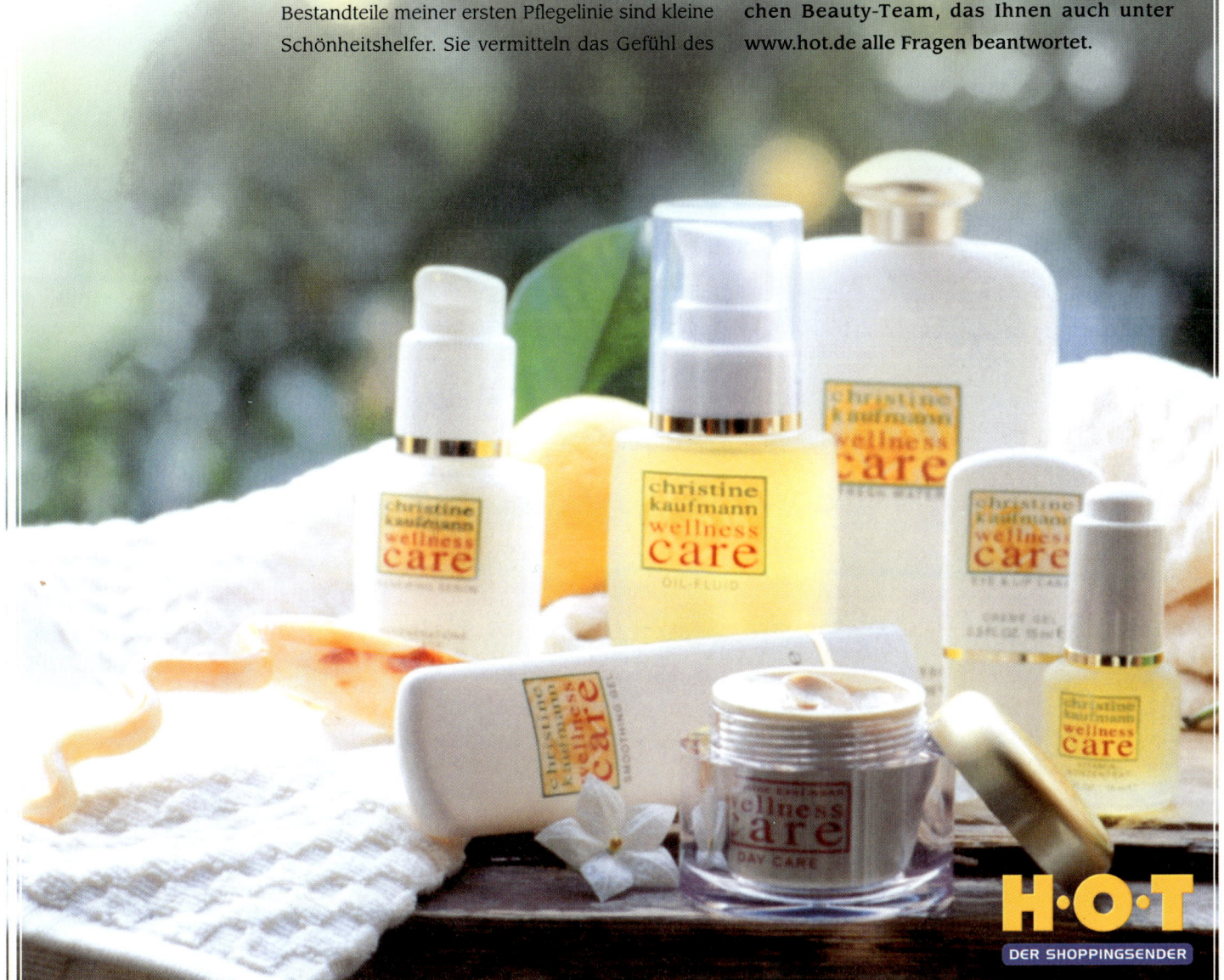

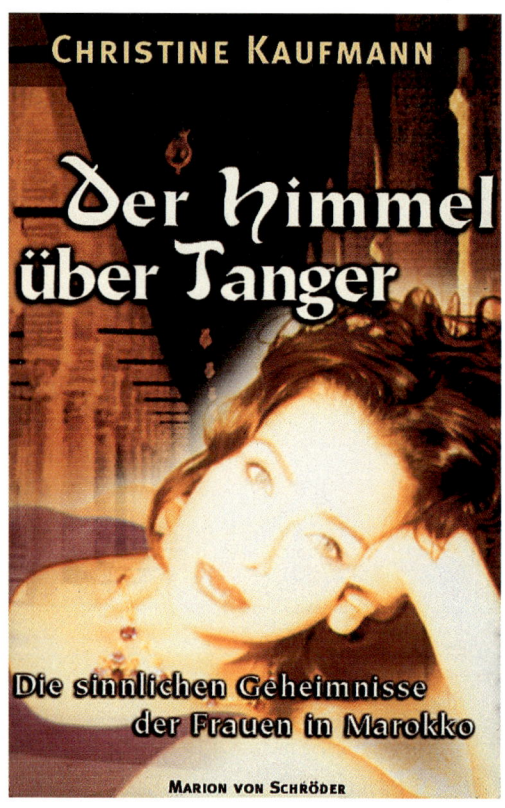

Christine Kaufmann

Der Himmel über Tanger

Die sinnlichen Geheimnisse der Frauen in Marokko

136 Seiten, gebunden mit Schutzumschlag

Marokko hat auf Westeuropäer schon immer eine besondere Faszination ausgeübt. Auch Christine Kaufmann wurde mit dem *Virus de Tanger* infiziert und ist ihm erlegen: »Man kommt für eine Woche und bleibt für den Rest seines Lebens. Oder bleibt, wie in meinem Fall, für eine Zeit, die mir wie ein ganzes Leben erscheint. Schon in der ersten Nacht stand ein Komet am Himmel. Es war Kismet, nicht Zufall, daß ich dort die wichtigste Phase meines Lebens verbrachte.«

Die orientalische Kultur, diese Welt der fließenden Zärtlichkeiten und gehüteten Schätze verändert ihr Lebensgefühl von Grund auf: Die Düfte und Genüsse der Kasbah, die verführerischen Kleider, die intensiven Begegnungen mit Frauen, die zu Freundinnen werden, offenbaren ihr eine nie gekannte Schönheit.

»Spannende Geschichten zu erzählen ist in dieser Kultur immer noch ein wichtiges Element des Verzauberns.« In ihrem mitreißenden Erfahrungsbericht unternimmt Christine Kaufmann einen unkonventionellen Versuch, sich einer fremden Kultur zu öffnen und enthüllt die Essenz der orientalischen Sinnlichkeit.

»Hinreißend geschrieben im Stil orientalischer Märchenerzähler.«
WELT AM SONNTAG

»Ein fröhlich-spontanes Handbuch für (Lese-)touristen.«
SÜDDEUTSCHE ZEITUNG

Bildnachweis

Der Marion von Schröder Verlag
ist ein Unternehmen der
Econ Ullstein List Verlag GmbH & Co. KG.

ISBN 3-547-75275-2

Hinweis
Das vorliegende Buch ist sorgfältig erarbeitet worden. Dennoch erfolgen alle Angaben ohne Gewähr.
Die Autorin des Buches ist keine Medizinerin.
Weder Autorin, Verlag noch der Vertreiber können
für eventuelle Nachteile oder Schäden, die aus den
im Buch gemachten praktischen Hinweisen resul-
tieren, eine Haftung übernehmen.

2. Auflage 2000
© 2000 Econ Ullstein List Verlag GmbH & Co. KG,
München
Auszüge aus diesem Buch sind bereits
in den Büchern *Körperharmonie* und
Meine Schönheitsgeheimnisse erschienen.

Buchgestaltung: Büro Jorge Schmidt, München
Layout: Tabea Dietrich
Zeichnungen: Klaus Zey
Satz: Franzis print & media GmbH, München
Druck und Bindung: Offizin Andersen Nexö,
Leipzig

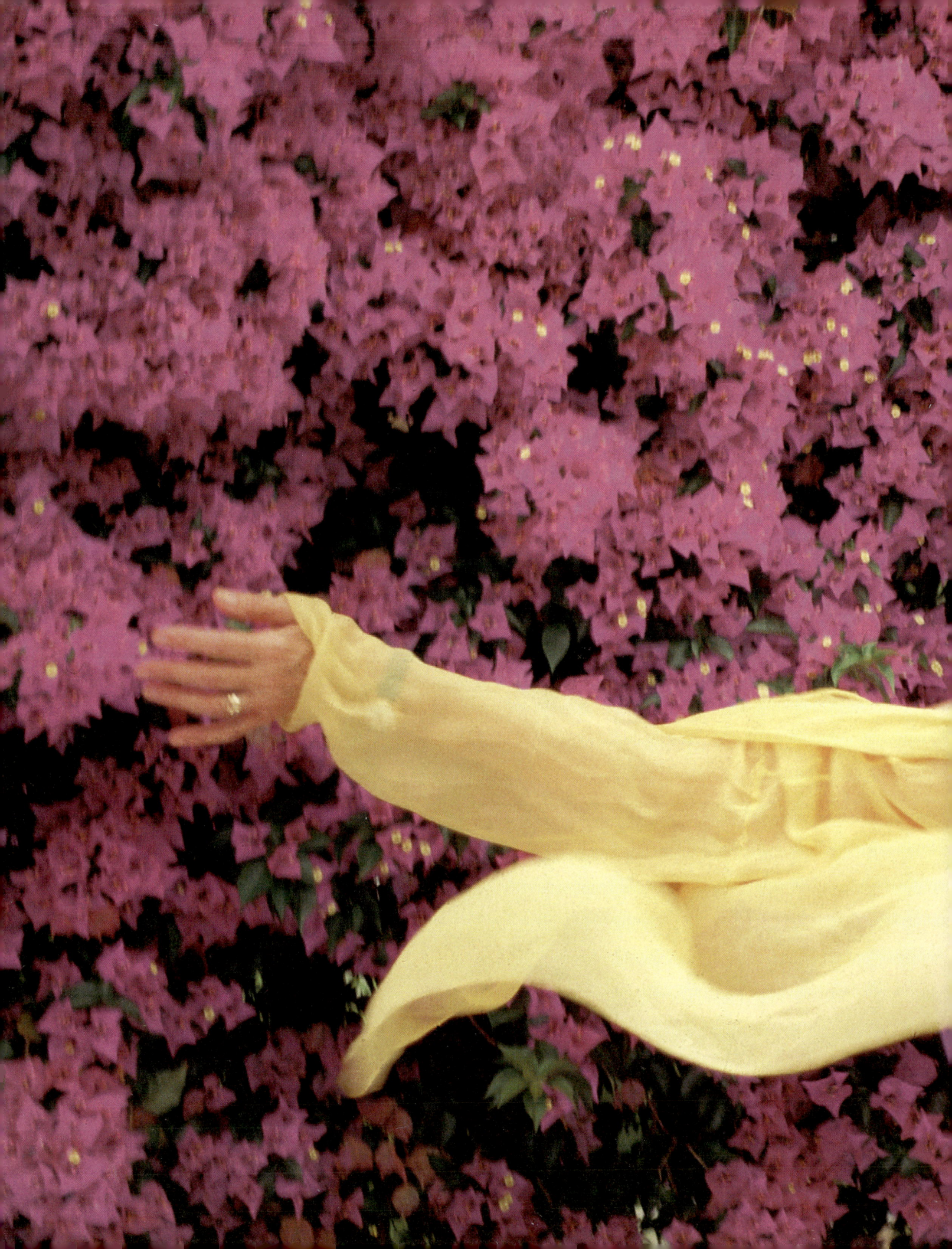